U0388585

 专家介绍

张湘龙

　　毕业于黑龙江中医药大学，中国针灸推拿协会会员，从事临床研究、治疗、培训工作10余年，擅长小儿消化及呼吸系统疾病的诊断与治疗。现任哈尔滨大生儿童健康服务中心特邀指导专家、黑龙江省中医药科学院（原黑龙江省祖国医药研究所）小儿推拿科负责人、黑龙江省中医药科学院曲线社区卫生服务中心小儿推拿科负责人、黑龙江省中医药科学院自闭症科教研基地小儿推拿科负责人、哈尔滨大德中医特需特邀推拿专家。

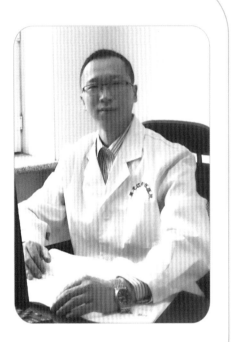

前言

　　小儿推拿是以中医辨证理论为基础，通过穴位点按推拿的方式，调节脏腑、疏通经络、调和气血、平衡阴阳来改善儿童体质、提高机体免疫力的一种保健、治疗方式。小儿推拿是纯绿色疗法，可替代部分化学药品，减轻化学药品的毒副作用，增强孩子机体的自然抗病能力，预防病毒侵蚀和滋生，达到有病治病、无病保健的目的。随着人们健康理念的更新，很多家长都开始信任和采用纯绿色疗法——小儿推拿，目前，该疗法已成为国际上儿童保健、治病的重要方法之一。

　　小儿推拿治疗法不用药物，仅用双手就可使婴幼儿的小病小痛迅速消除。小儿推拿以它简便的方法和神奇的疗效，越来越受到重视。本书介绍的推拿穴位与方法，不但在临床中最为常用，而且便于自学和掌握。书中介绍的推拿手法，均配以直观的图片和简要的说明，可以按图操作。除此之外，本书还附有操作视频，有助于读者在家自学。该书简要地介绍了婴幼儿常见病的主要症状，便于在推拿治疗中对症治疗。无论是否有医学基础都可对照症状做出判断，并通过自己的双手为宝宝进行推拿治疗，避免在宝宝患病时，造成手忙脚乱、不知所措的状况。作为父母，不但应该学习和掌握一些育儿知识，更应该学习一些简单的、行之有效的小儿推拿方法，来解决孩子的一些小病小痛。

　　小儿推拿的对象一般是指6岁以下的宝宝，特别是3岁以下的婴幼儿。其治疗范围比较广泛，如泄泻、呕吐、疳积、便秘、脱肛、发热、咳喘、惊风、遗尿、肌性斜颈、斜视、小儿瘫痪等症。

　　本书特邀哈尔滨大生儿童健康服务中心指导专家、黑龙江省中医药科学院（原黑龙江省祖国医药研究所）小儿推拿科负责人——张湘龙老师，针对0~1岁婴儿常见病，向各位家长介绍在家中可以简单操作的小儿推拿法，这些推拿法也同样适用于2~6岁的孩子。希望此书内容能够帮助孩子提高自身免疫力，达到未病先防和辅助治疗的效果。

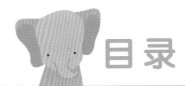

目录

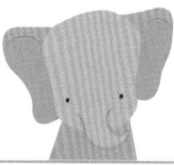

宝宝的穴位

　　儿童穴位治疗的原理和成人穴位治疗的原理一样，都是以刺激穴位和疏通经络作为防病治病、保健的基础，通过在各种穴位施以不同的推拿手法，调节腑脏、气血，来达到强身健体的作用。但由于宝宝容易哭闹、反抗，而且在生病状况下更容易情绪不稳定，若强行脱衣推拿容易加重宝宝的病情。因此人们在长期的医学实践中，探索和总结出以头部和四肢为主的小儿推拿特定方法。

　　有些儿童经络穴位在应用方面和成人推拿有相同之处，比如太阳穴、人中穴、关元穴、足三里穴等。也有与成人推拿截然不同的地方，比如成人推攒竹穴，儿童推坎宫穴。

　　儿童推拿的特定穴位，大部分分布在"肌肉纹理、结节、缝会宛陷"部位，有着各种各样的形态，如孔穴点状：小天心、一窝风、二扇门、精宁穴等；从点到点的线状：三关、天河水、六腑、坎宫等；人体的某一部位呈面状：腹部、胁肋等。

　　儿童穴位的命名依据有三类：一是根据经络的名称命名，如心经、脾经、大肠经、肾经等；二是根据解剖部位命名，如四横纹、掌小横纹、天柱等；三是根据人体部位命名，如五指节、脐、腹、脊等。了解这些穴位命名的依据，有助于家长掌握这些特定穴位的定位及操作手法。

　　儿童穴位推拿中最主要的5条关键经络全都在宝宝的五指上，这是宝宝与生俱来的巨大财富，故有"宝宝百脉汇于双掌"的说法。宝宝的5个手指分别对应着脾、肝、心、肺、肾，通过推拿宝宝的5个手指就可以调理五脏，还可以防治疾病。

指尖上的健康

宝宝出生后，父母都希望宝宝能健康成长。小儿推拿就是通过刺激体表的穴位，通过经络的调节作用，进而疏通气血、平衡阴阳，达到调整机体、增强体质、防病治病的目的。

●父母是宝宝最好的医生

刺激穴位或反射区可促进身体气血的运行，还可改善皮肤吸收营养的能力和肌肉张力，使筋骨不易受伤，有助于身体放松。另外，人的手与手指都具备舒缓疲倦和疼痛的能力，特别是手指，它是人类感觉器官中最发达的部位，父母用手指给宝宝进行推拿是最合适不过的。

●通过推拿了解宝宝的健康状况

父母通过推拿来刺激宝宝的穴位及反射区，轻则出现酸、麻、胀的感觉，重则会出现发软、疼痛的感觉，这是通过推拿作用于相对应的经络、血管和神经所发生的综合反应。因此形成了一般人"痛则不通、通则不痛"的治疗印象。此外，穴位及反射区表皮的冷热粗细、硬块肿痛和色泽等，都可成为父母了解宝宝内脏健康的参考。

小儿推拿的介质

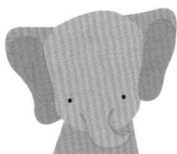

　　宝宝的肌肤较为柔嫩，父母进行推拿时需要在孩子的手上或身上涂抹适量油、粉末、水，用以润滑皮肤，增强疗效，这些液体或粉末被称为推拿介质。常用的推拿介质有以下几种。

　　（1）抚触油：具有润滑作用，可保护宝宝皮肤。各种病症的患儿都可常年适用，是临床上最常用的一种介质。

　　（2）爽身粉：具有润肤、吸水的作用。

　　（3）凉水：即干净的食用凉水，具有润滑皮肤、清热的作用，一般用于外感发热的患儿。

　　（4）薄荷水：具有润滑皮肤、清热解表的作用，多用于夏季外感风热的患儿。

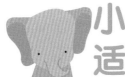

小儿推拿的
适应证和禁忌证

　　小儿推拿属于外治疗法，简单、舒适、有效，相对安全，无不良反应，因此应用广泛，疗效显著，易于接受。但是，父母给宝宝推拿之前也需要掌握一些推拿的适应证和禁忌证，以免盲目推拿给宝宝造成不必要的伤害。

● 适应证

（1）呼吸系统疾病，如宝宝感冒、咳嗽、支气管哮喘等。

（2）消化系统疾病，如宝宝腹泻、腹痛、呕吐、疳积等。

（3）泌尿系统疾病，如宝宝遗尿、膀胱湿热等。

（4）其他系统疾病，如惊风、夜啼、小儿麻痹症等。

● 禁忌证

（1）急性传染病，如水痘、肝炎、肺结核、猩红热等。

（2）各种恶性肿瘤的局部，极度虚弱的危重病及严重的心脏病、肝脏病、肾脏病等。

（3）各种皮肤病患处及皮肤破损处，如烧伤、烫伤等。

（4）出血性疾病。

（5）骨与关节结核、化脓性关节炎、骨折早期等。

（6）诊断不明、不知其治疗原则的疾病。

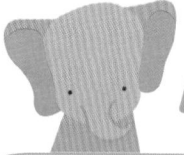

小儿推拿的注意事项

● 推拿前

小儿状态：小儿过饥或过饱时，均不利于推拿疗法发挥作用。因此，在小儿哭闹之时，要先安抚好小儿的情绪再进行推拿，以达到更好的效果。

环境选择：首先需要营造一个安静、温暖（室温28℃左右）且舒适的环境。应选择避风、避强光、噪音小的地方。

清洁手部：推拿前父母要摘下戒指、手镯、手表等，洗净双手，剪短指甲，指甲一定要用指甲锉锉平，以免操作时误伤小宝宝。

其他：冬季为宝宝做推拿前，父母应该先搓暖自己的双手。

● 推拿中

小儿推拿手法的操作顺序：一般先头面部，次上肢，再胸腹腰背，最后下肢；也可先重点，后一般；或先主穴，后配穴。"拿、掐、捏、捣"等强刺激手法，除急救以外，一般放在最后操作，以免小儿哭闹不安，影响治疗的进行。

姿势适当：在施行手法时要注意小儿的体位姿势，原则上以使小儿舒适为宜，能消除其恐惧感，同时还要便于操作。

力道平稳：小儿推拿手法的基本要求是均匀、柔和、轻快、持久。力道不应忽轻忽重，宜平稳缓慢进行。推拿动作不一定要墨守成规按步骤来，应灵活应用，只要让小儿感到舒适即可。

推拿时间：一般情况下，小儿推拿一次总的时间为10~20分钟。但是由于病情和小儿年龄的不同，在推拿次数和时间上也有一定的差别。年龄大、病情重，推拿次数多，时间相对长；反之，次数少，时间短。如果小儿的状况无法持续到20分钟，即使5分钟也没关系，应以小儿状态来决定时间长短，不能盲目强求。

其他：推拿过程中可依照小儿的喜好进行，如小儿只喜好你在肩膀部推拿，那就只按肩膀即可，不用勉强推拿其他部位，否则会让他更排斥。

● 推拿后

注意适量补水：推拿完让孩子喝300~500毫升的温开水，可促进新陈代谢，有排毒的效果。

注意保暖：推拿后要注意避风，忌食生冷。父母不可立刻用冷水给孩子洗手、洗脚，若要将孩子身上的介质清洁干净，应当使用温水，并且双脚要注意保暖。

避免剧烈运动：推拿后应让孩子适当静养休息，不可进行剧烈运动，以利于经络平稳运行，达到较好的推拿效果。

小儿推拿基本穴位

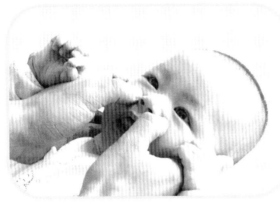

● 揉迎香穴

位置：迎香穴位于鼻翼两侧

推拿：将拇指指腹直接垂直按压在迎香穴上，以顺时针的方向揉1~3分钟，再以逆时针的方向揉1~3分钟，力度由轻至重，每天2次。

功效主治：揉迎香穴具有祛风通窍的作用。主治宝宝感冒、鼻出血、口喎或慢性鼻炎等引起的鼻塞、流涕、呼吸不畅等病症。

揉迎香穴

● 清胃经

位置：胃经位于拇指掌侧第一节。

推拿：一手托住孩子的手掌，用另一手拇指螺纹面自孩子腕部推至拇指根部，称为清胃经。推100~300次。

功效主治：和胃降逆泻胃火。主治呕吐、嗳气、烦渴善饥、消化不良、食欲不振等病症。

清胃经

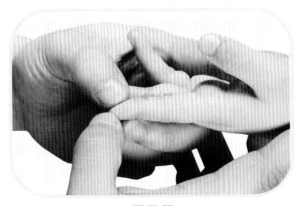

● 平肝经

位置：肝经位于食指末节螺纹面。

推拿：一手托住孩子的手掌，用另一手拇指螺纹面由食指指根推向指尖，称为平肝经。推100~300次。

功效主治：平肝经具有熄风镇惊、养心安神的作用。主治抽搐、烦躁不安、夜啼、癫痫等病症。

平肝经

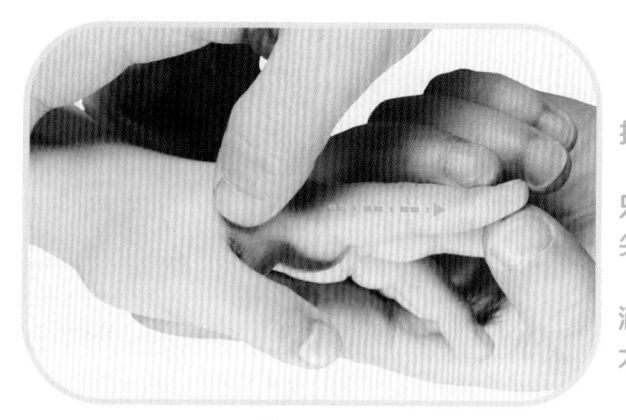

清大肠经

● 清大肠经

位置： 大肠经位于食指桡侧缘，自食指尖至虎口，呈一直线。

推拿： 一手托住孩子的手掌，用另一只手拇指螺纹面从孩子的食指指根推向指尖，称为清大肠经。推100~300次。

功效主治： 清大肠经具有清利肠腑、消食导滞的作用。主治虚寒腹泻、脱肛、大便秘结等病症。

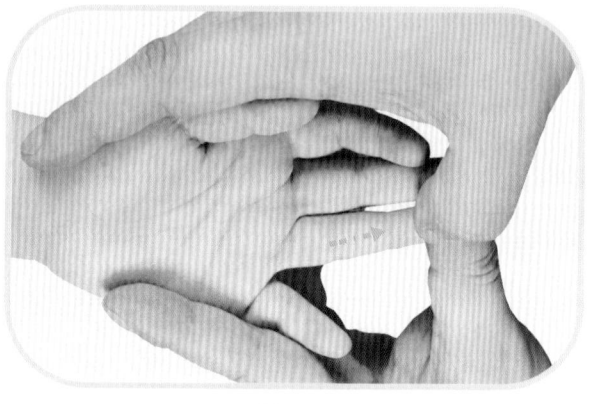

清肺经

● 清肺经

位置： 肺经位于无名指末节螺纹面。

推拿： 一手托住孩子的手掌，另一手拇指指腹由孩子的无名指指根推向指尖，称为清肺经。推100~300次。用相同手法操作另一手肺经。

功效主治： 清肺经具有宣肺理气、清热止咳的作用。主治咳嗽气喘、虚寒怕冷、感冒发热、痰鸣、脱肛等病症。

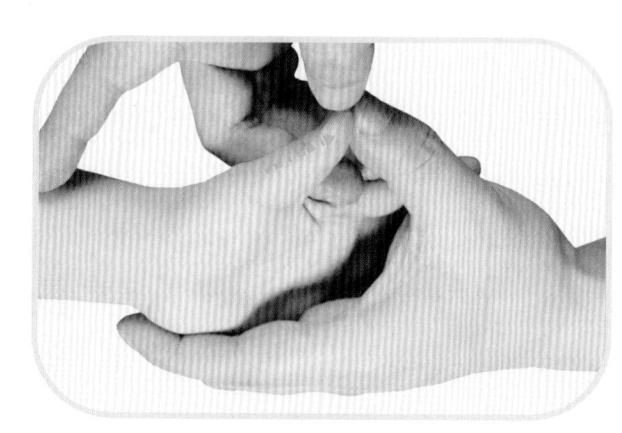

清脾经

● 清脾经

位置： 脾经位于拇指桡侧缘或拇指末节螺纹面。

推拿： 将拇指屈曲，循拇指桡侧缘由孩子的指根向指尖方向直推，称为清脾经。推100~300次。用相同手法操作另一手脾经。

功效主治： 清脾经能清热利湿、化痰止呕，主要用于体内湿热重的孩子。因为孩子脾胃发育还不完善，所以清脾经一般很少用，这点家长们要注意。

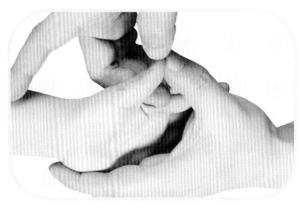

补脾经

● 补脾经

位置：脾经位于拇指桡侧缘或拇指末节螺纹面。

推拿：将拇指屈曲，循拇指桡侧缘由指尖向指根方向直推，称为补脾经。推100~300次。用相同手法操作另一手脾经。

功效主治：补脾经能够健脾和胃、补益气血，主要用于脾胃虚弱的孩子，所以当孩子出现消化不良、食欲不振、吃饭少的时候可以用。

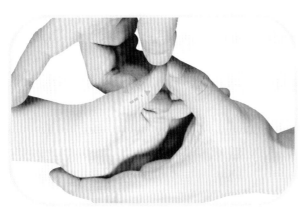

清补脾经

● 清补脾经

位置：脾经位于拇指桡侧缘或拇指末节螺纹面。

推拿：将拇指屈曲，循拇指桡侧缘由孩子的指尖推向指根，再由指根推向指尖，称为清补脾经。推100~300次。用相同手法操作另一手脾经。

功效主治：清补脾经也比较常用，经常用这种手法，可以刺激脾脏功能，有清有补，不伤正气。

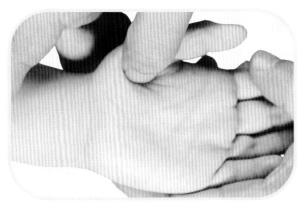

揉板门穴

● 揉板门穴

位置：板门穴位于手掌大鱼际表面（双手拇指近侧，在手掌肌肉隆起处）。

推拿：用拇指指腹揉孩子大鱼际，称为揉板门或运板门，以顺时针方向揉100~300次；再用推法自指根推向横纹100~300次；最后用推法自横纹推向指根100~300次。

功效主治：揉板门穴具有健脾和胃、消食化积的作用。主治食积、腹胀、呕吐、泄泻、食欲不振、气喘等病症。

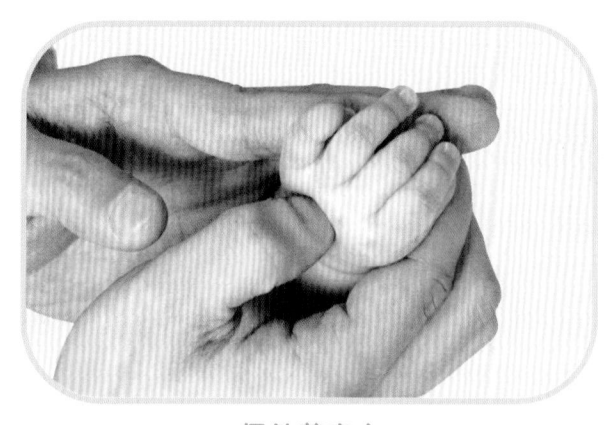

揉外劳宫穴

●揉外劳宫穴

位置：外劳宫穴位于手背侧，中指与食指连线处。

推拿：一手持孩子的手，另一只手拇指指腹按压在外劳宫上，以顺时针的方向揉100~300次；再用拇指指尖掐按外劳宫穴3~5次。

功效主治：揉外劳宫穴具有温阳散寒、健脾养胃的作用。主治外感风寒、腑脏积寒、腹胀、腹痛、腹泻等病症。

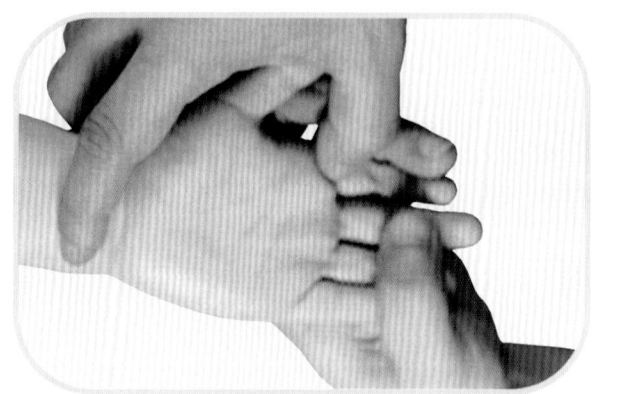

掐揉掌小横纹

●掐揉掌小横纹

位置：掌小横纹位于掌面，各个手指关节的掌根处。

推拿：用拇指从宝宝食指横纹掐揉至小指横纹，再用拇指从小指横纹推向食指横纹，操作30~50次。

功效主治：掐揉掌小横纹具有宽胸宣肺、化痰止咳的作用。主治痰热咳喘、口舌生疮、顿咳流涎等病症。

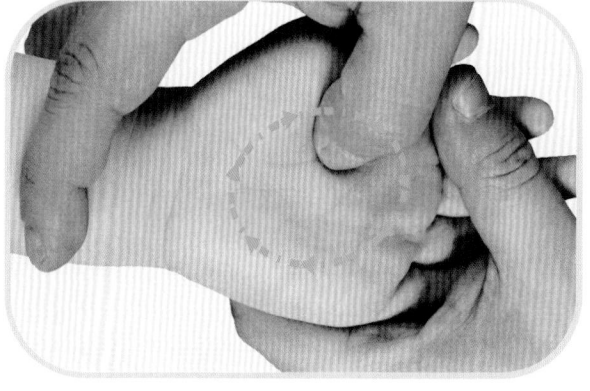

运八卦

●运八卦

位置：八卦位于手掌面，以掌心为圆心，从圆心至中指指根横纹的2/3处为半径所做的圆周。

推拿：将拇指指腹按压在掌心上，以顺时针方向运揉100~300次。

功效主治：运八卦具有宽胸利膈、降气平喘的作用。主治咳嗽、胸闷、呃逆、呕吐、泄泻、腹胀等病症。

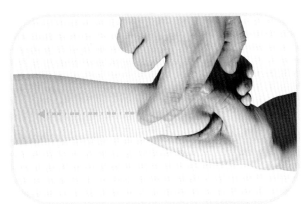

清天河水

● 清天河水

位置：天河水位于前臂正中，自腕横纹至肘横纹，呈一直线。

推拿：用食指、中指指腹从孩子的手腕推向手肘，称清天河水，推100~300次。

功效主治：清天河水具有清热解表、泻火除烦的作用。主治外感发热、五心烦热、口燥咽干、唇舌生疮等病症。

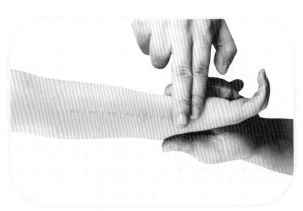

推六腑

● 推六腑

位置：六腑位于前臂尺侧，阴池至肘，呈一直线。

推拿：用食指、中指指腹自肘推向腕，称推六腑，推100~300次。用相同手法操作另一手六腑。

功效主治：推六腑具有清热解毒、消肿止痛的作用。主治发热多汗、惊风、口疮、面肿、咽痛、便秘、木舌、腮腺炎等实热病症。

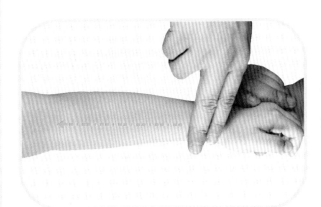

推三关

● 推三关

位置：三关位于前臂桡侧，阳池至曲池，呈一直线。

推拿：用食指、中指指腹从孩子腕横纹推向肘横纹，推100~300次。

功效主治：推三关具有温阳散寒、发汗解表的作用。主治发热、恶寒、无汗和气血虚弱、病后体虚、阳虚肢冷、疹出不透及感冒风寒等虚寒病症。

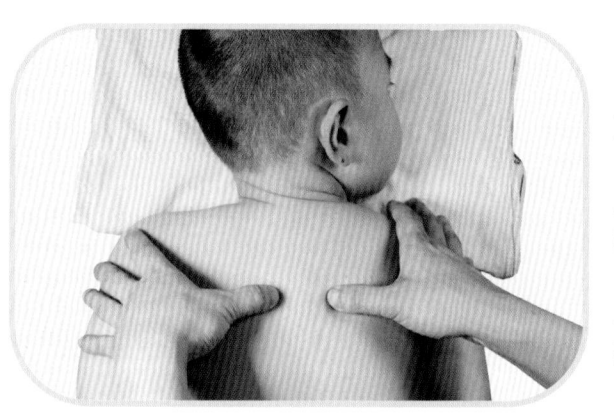

揉肺腧穴

● 揉肺腧穴

位置：肺腧穴位于背部，当第三胸椎棘突下，旁开1.5寸。

推拿：用拇指指端点按肺腧穴，先以顺时针的方向揉按，再以逆时针的方向揉按。常规揉按50~100次。

功效主治：小儿发热、小儿咳嗽、流鼻涕等外感病症及痰鸣、咳喘、胸闷、胸痛等。

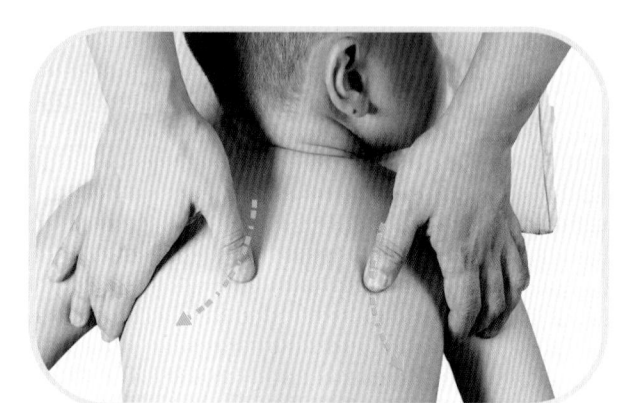

分推肩胛骨

● 分推肩胛骨

位置：位于胸廓的后面，从肩井穴开始，沿肩胛骨内侧缘呈"八"字线。肩胛骨介于第2~7肋之间。

推拿：采用"八字形分推法"，从肩井穴开始，沿着肩胛骨内侧缘，从上往下、往两侧做分推。手指要稍微用些力，这样推能够刺激肩井穴、风门穴、肺腧穴等治疗咳嗽的大穴。每次不少于100次，比较严重的问题如气管炎、肺炎等需要多推10分钟。

功效主治：小儿咳嗽、寒咳、热咳、支气管炎、肺炎、哮喘等，都可以用这个手法。尤其是在咳嗽刚刚开始时，如果家长能够及时使用，效果很不错。

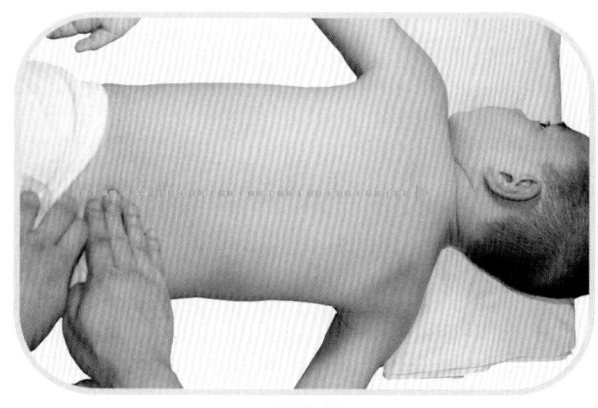

捏脊柱

● 捏脊柱

位置：脊柱位于大椎至龟尾之间，呈一直线。

推拿：合并食指、中指，用两指指腹自下而上直推脊柱100~300次；用拇指和食、中两指相对，捏提脊柱两侧的皮肤，双手交替捻动，向前推进3~5遍。

功效主治：捏脊柱具有解表通络、补气益血的作用。主治惊风、失眠、疳积、厌食、腹泻、便秘、腹痛、夜啼、烦躁、发热、遗尿、脱肛等病症。

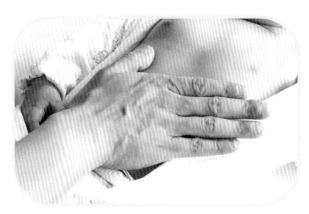

揉神阙穴

●揉神阙穴

位置：神阙穴位于腹中部，脐中央。

推拿：将手掌放在神阙穴上，手掌不要紧贴皮肤，在皮肤表面做顺时针回旋性的摩动100~200次。

功效主治：揉神阙穴具有温阳散寒、消食导滞的作用。主治腹痛、久泄、脱肛、痢疾、水肿、便秘、小便不禁、消化不良、疳积、腹胀等病症。父母经常推拿宝宝的神阙穴，还能治疗宝宝惊风。

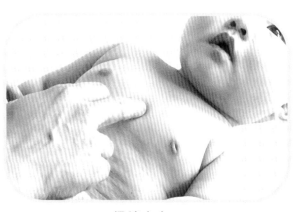

揉膻中穴

●揉膻中穴

位置：膻中穴位于胸部，两乳头连线的中点。

推拿：用双手拇指指腹从膻中穴向两边分推至乳头处30~50次；合并食指、中指，两指指腹按在膻中穴上，以顺时针的方向揉按50~100次，力度适中。

功效主治：揉膻中穴具有理气止痛、生津增液的作用。主治胸闷、吐逆、痰喘、咳嗽、支气管哮喘等病症。

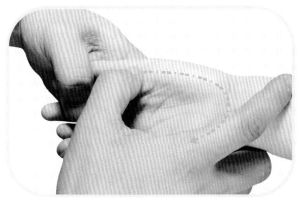

运水入土

●运水入土

位置：手掌面，拇指根至小指根，沿手掌边缘呈一条弧形曲线。

推拿：自小指指根沿手掌边缘经小天心（大小鱼际交界处凹陷中）推至拇指指根，称为运水入土。重复操作100~300次。

功效主治：健脾胃、助运化、润肠通便。常用于由于脾胃虚弱导致的完谷不化、腹泻、痢疾、便秘等症。

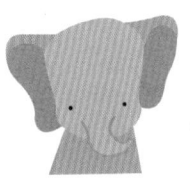

小儿常见病推拿方法

——感冒——

四季均有发生，尤其以秋、冬季节最常见，多因气候突变，遭受风寒侵袭，卫表失和，肺气不宣所致。

临床表现：恶寒发热，头疼体疼，鼻塞流涕，咳嗽喷嚏，食欲不振，呕吐，有汗或者无汗，便秘等。

治则：解表，散寒，清热。

●发热轻（37.5~39.0℃）

治法：平肝经（图1）100次；清肺经（图2）100次；清天河水（图3）150次；推三关（图4）150次。

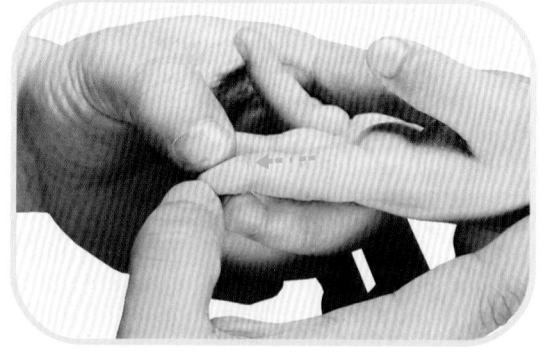

图1

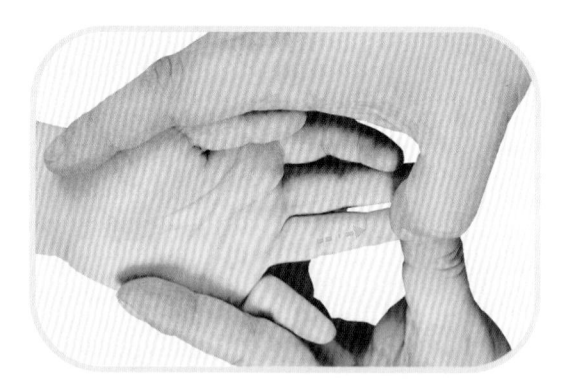

图2

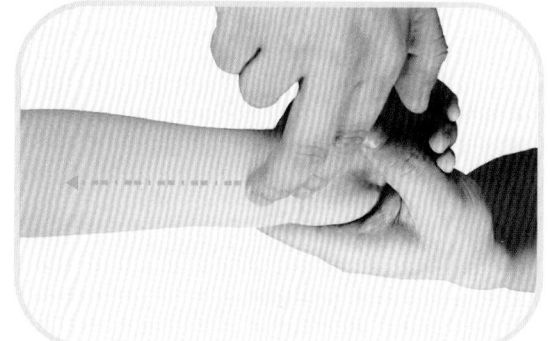

图3

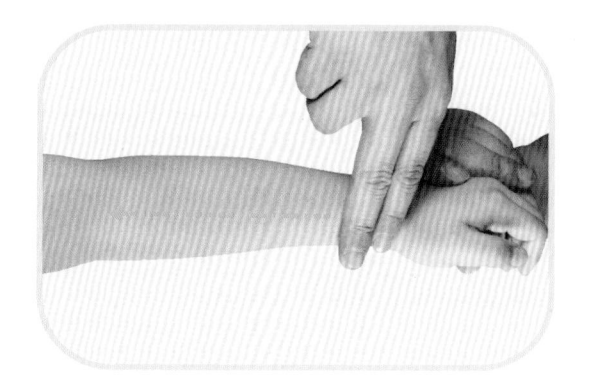

图4

● 发热重（39.0~40.0℃）

治法：平肝经（图1）200次；清肺经（图2）200次；清天河水（图3）200次；推三关（图4）200次；推六腑（图5）100次。

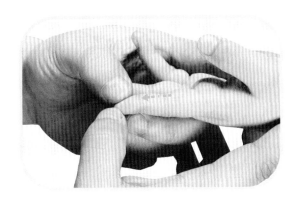

图1

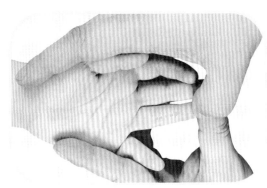

图2

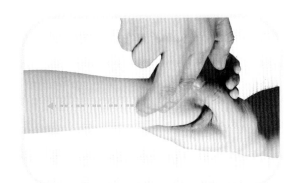

图3

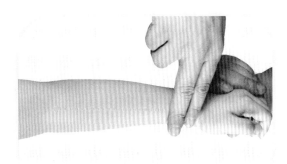

图4

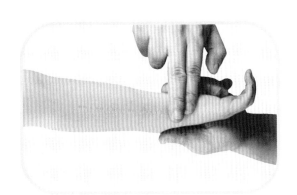

图5

治法：鼻塞加揉迎香穴（图1）100次；呕吐加揉清胃经（图2）100次；咳嗽加揉膻中穴（图3）100次。

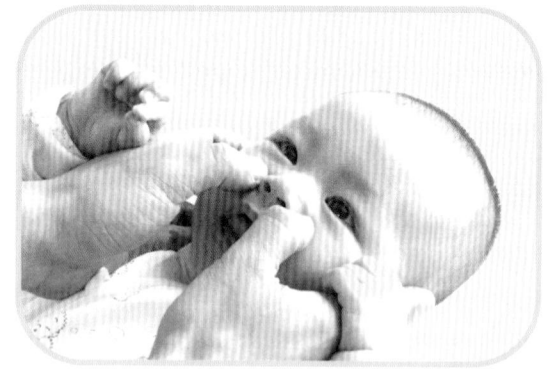

图1

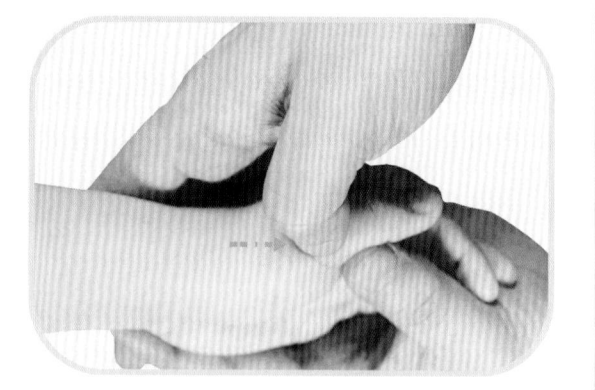

图2

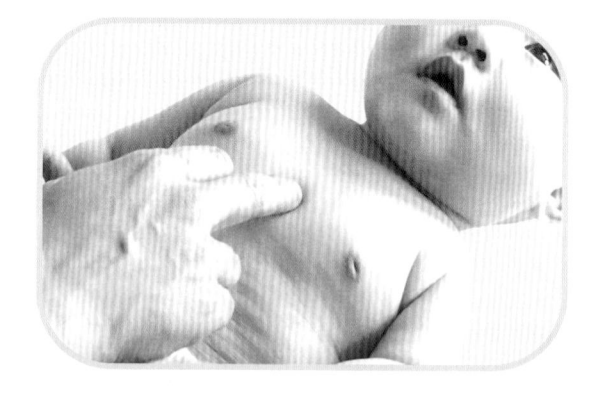

图3

呕吐

小儿呕吐，病因非一，总因为脏腑气血失和，胃失和降，反而上逆，或干呕或吐食，久则脾胃正气虚损，导致营养不良，而生他变，必须审证求因，及时治疗。小儿呕吐，寒热虚实皆有。此外，食积胃肠、胃阴不足、跌仆受惊等各种刺激致肌肉痉挛使胃气不得和降，皆可致呕吐。

●伤食呕吐

临床表现：乳儿喂乳过量，或过食甜腻食物以及难消化食物。食物滞积于中脘，每见食乳中间忽然呕吐，或见喷溢状呕吐，往往无呕恶之声，故有时不名呕而称吐乳吐食。

治则：消积，降逆止吐。

治法：揉板门穴（图1）100次；运八卦（图2）100次；清胃经（图3）100次；清补脾经（图4）200次。

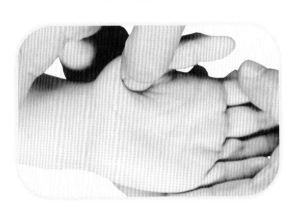

图1

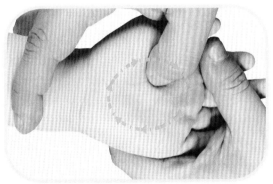

图2

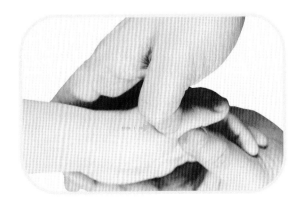

图3

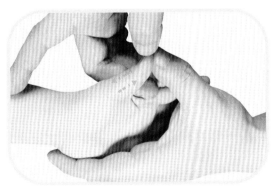

图4

●胃热呕吐

临床表现：烦躁口渴，腹内热，恶心，食入即吐，吐物酸腐，大便臭秽或见秘结，唇赤，舌质红，苔黄，脉象滑数有力。

治则：清胃，和中，降逆。

治法：清胃经（图1）100次；平肝经（图2）100次；清天河水（图3）100次；运八卦（图4）100次。

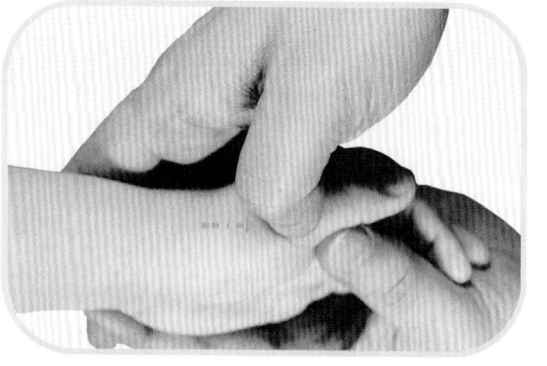

图1

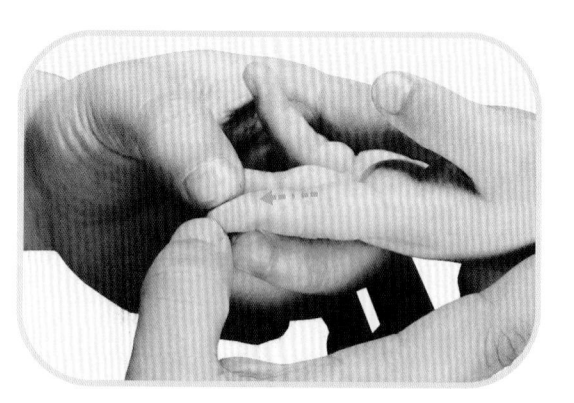

图2

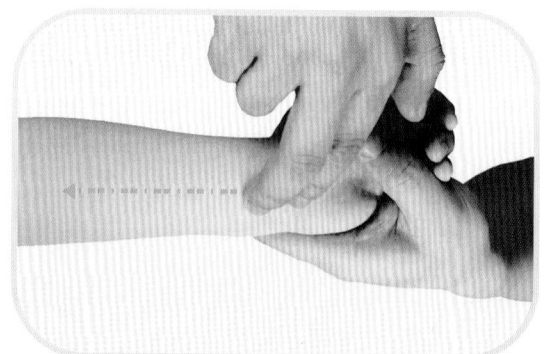

图3

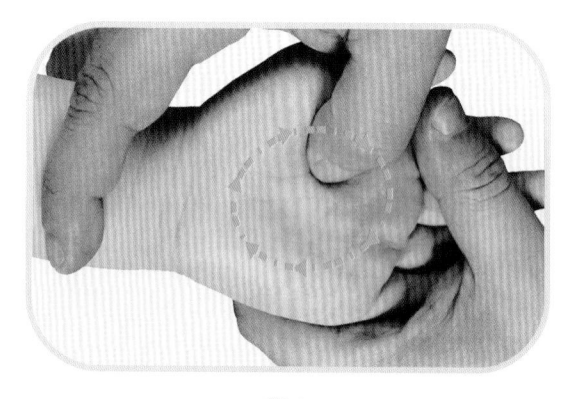

图4

治法：腹痛加揉板门穴（图1）100次；便秘加清大肠经（图2）100次。

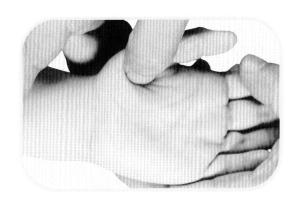

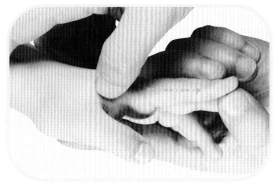

图1　　　　　　　　　　图2

厌食

　　临床上，厌食产生的原因一般为乳食不节伤及脾胃，或禀赋不足致脾胃虚弱等。

　　临床表现：厌食或拒食，食之无味，面色无华或萎黄，形体偏瘦，大便不成形，或次数多，或夹不消化食物。

　　治则：健脾和胃，消食化积。

　　治法：补脾经（图1）100次；清胃经（图2）100次；清大肠经（图3）100次；运八卦（图4）100次；捏脊柱（图5）5遍。

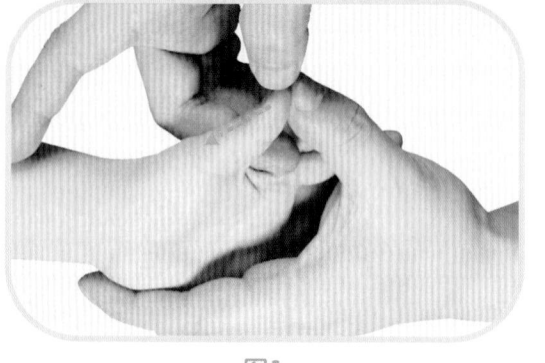

图1

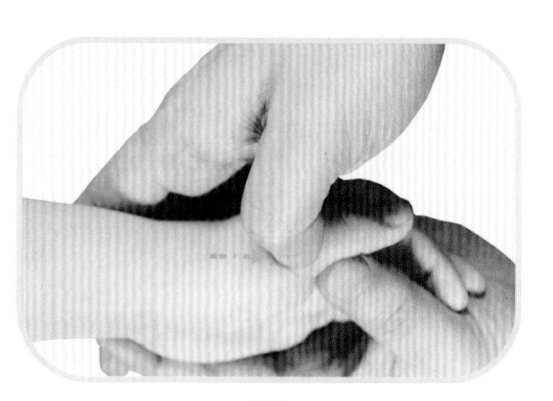

图2

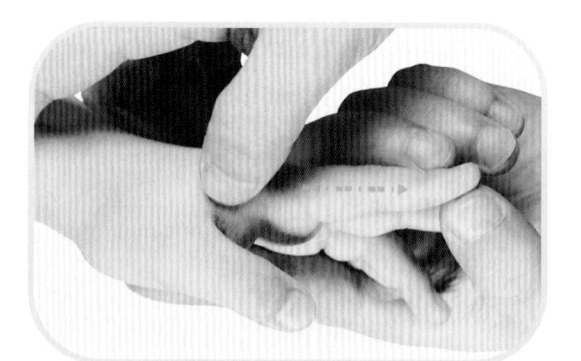

图3

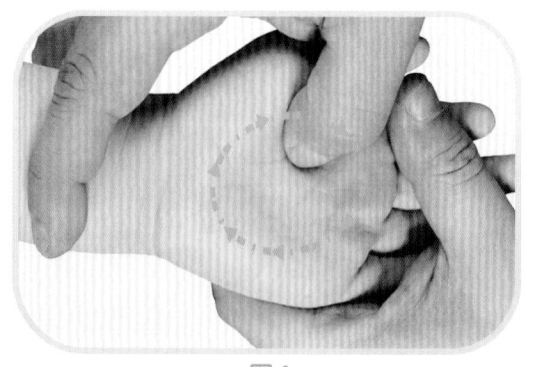

图4

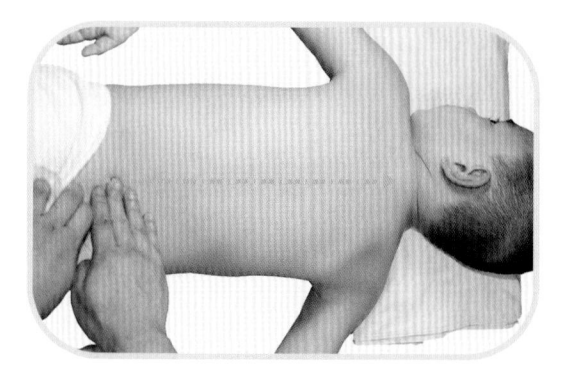

图5

疳积

本病主要由于母乳不足或喂养不当所致。长期生病，如腹泻、慢性痢疾、结核病等也是致病原因之一。

　　临床表现：面色青黄，肌肉消瘦，皮毛干枯，肚大坚硬，青筋暴露，懒进饮食、大便臭秽（长期营养不良），小便浑浊。

　　治则：消导攻积，补脾健胃。

　　治法：补脾经（图1）100次；运八卦（图2）100次；清大肠经（图3）100次；掐揉掌小横纹（图4）100次。

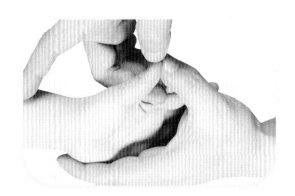

图1

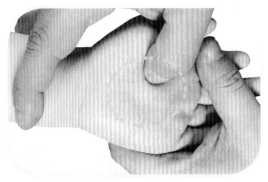

图2

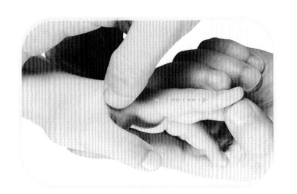

图3

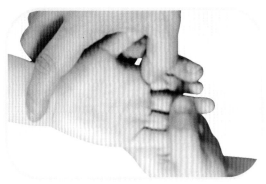

图4

便秘

多因喝水太少，肠中积热，没有养成按时排便的习惯，或因肠道阴津不足导致大肠失润而引起。

临床变现：大便秘结，排便费力，几日一行，重者肛裂出血或脱肛。

治则：健脾行气，清泄里热。

治法：清补脾经（图1）100次；清大肠经（图2）100次；运水入土（图3）50次；清胃经（图4）100次；揉神阙穴（即肚脐）（图5）100~200次。

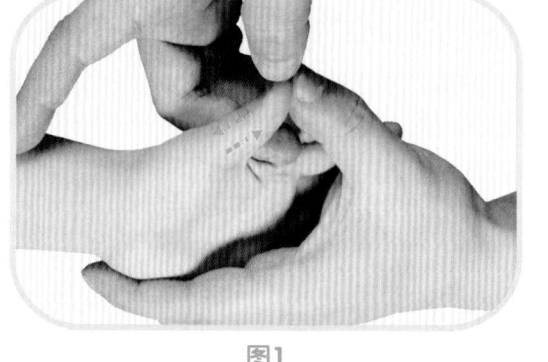

图1

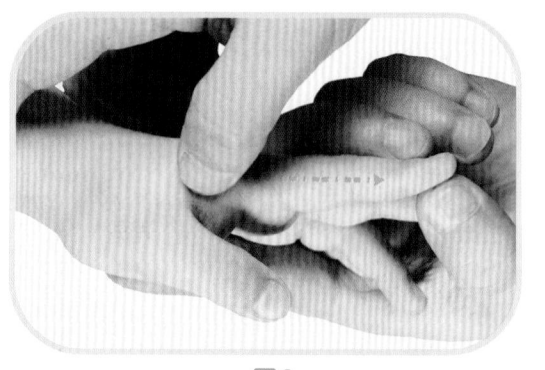

图2

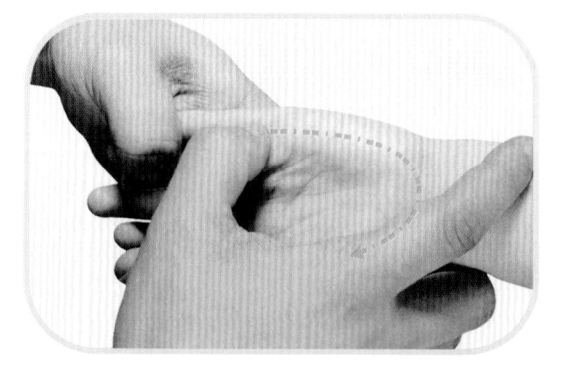

图3

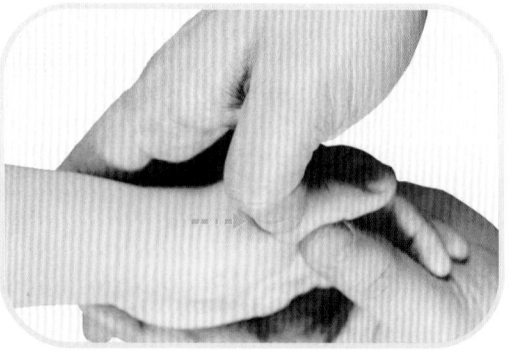

图4

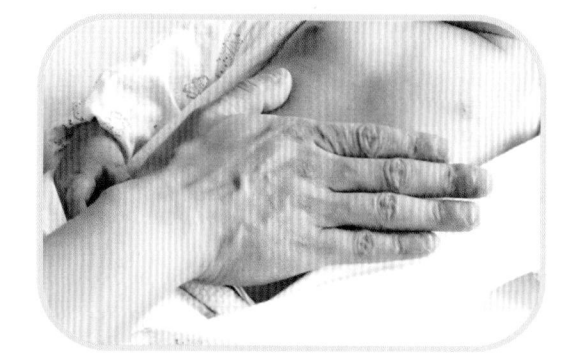

图5

腹泻

本病多发于夏、秋季，主要由于消化道细菌感染或饮食不当所致。中医认为病因病机有：乳食过饱，恣食肥甘，损伤脾胃，内因肠胃积热，外感不正之气以致运化失职，过食生冷；或腹部受寒以致寒邪凝结中焦，脾失运化所致，体质素弱，饮食不节而患泄泻；或久泄伤脾，脾虚失健。

●脾虚泻

临床表现：食后泄，消化不良，大便溏泄，色淡黄。重则完谷不化，腹泻不渴，面黄肌瘦，不思饮食等。

治则：健脾止泻。

治法：清补脾经（图1）100次；揉外劳宫穴（图2）100次。

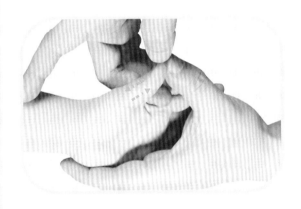
图1

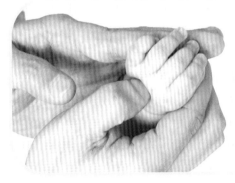
图2

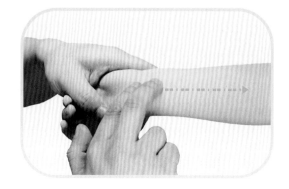

图 3

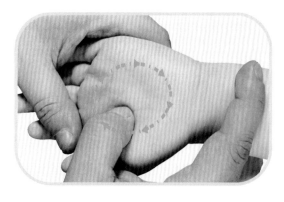

图 1

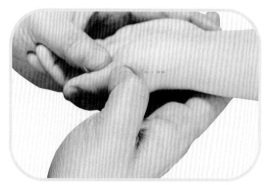

图 2

○ ● 伤食方

患儿表现：口嗳腐气，口泛酸腐，腹胀痛拒按，泻后痛减，
少食乳泻，大便或黄白，挟乳块或食物残渣，大便臭秽难闻，
乃有的泻痢，或呕吐伴作。

治法：健脾助消化，止泻。

手法：清胃经（图1）100次；运八卦（图2）100次；清天河水（图3）
100次。

●热泻

临床表现：泻时暴注下迫，大便色黄赤，泻多黄水，有热臭，口渴烦躁，腹痛身热，溲少而黄，肛门灼热。

治则：清热止泻。

治法：清大肠经（图1）100次；清脾经（图2）100次；清胃经（图3）100次；运八卦（图4）100次。

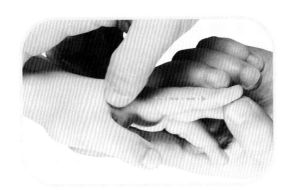

图1

图2

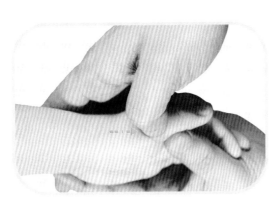

图3

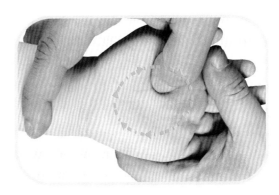

图4

—— 夜惊症 ——

幼儿在夜间睡眠中忽然惊醒，表现出惊恐状态，叫作夜惊症。本病多由于幼儿大脑受刺激和精神紧张，造成夜间噩梦而致。

临床表现：它与急、慢惊风有根本的不同。白天没有惊恐现象，夜间多忽然惊起，狂呼乱叫或大哭而醒，求助拥抱母亲，若不急速治疗，常能引起抽风，脉象与体温正常。

治则：清心泻火，安神益智。

治法：平肝经（图1）100次；清补脾经（图2）100次；清天河水（图3）100次；运八卦（图4）100次。

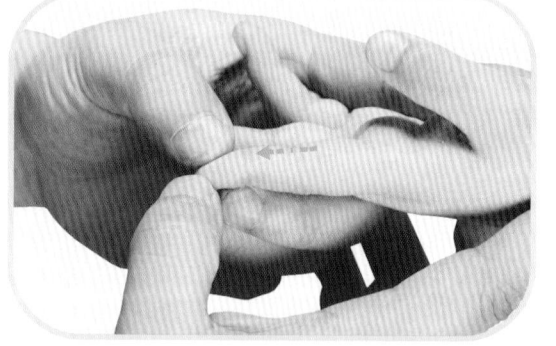

图1

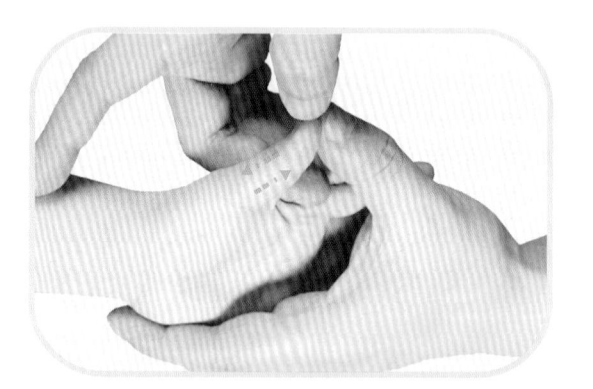

图2

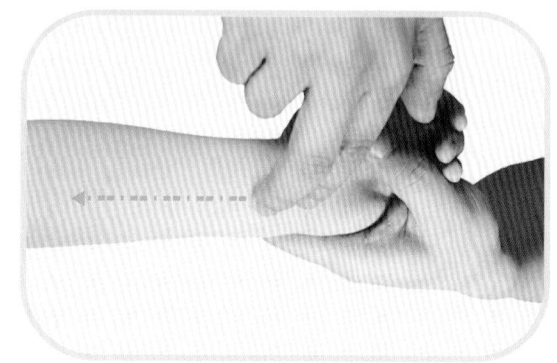

图3

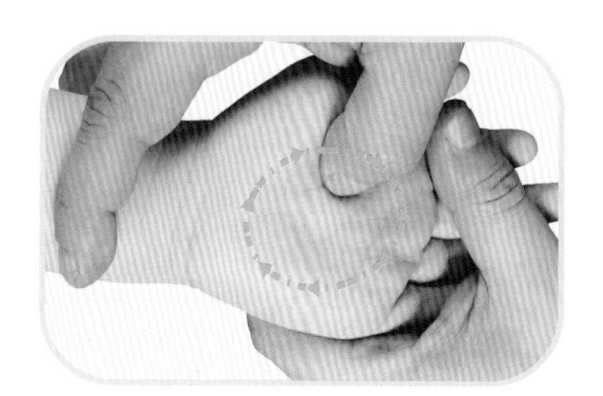

图4

夜啼症

夜啼症病因与婴儿夜间神经兴奋，生活中受惊吓，接生时剪脐带不洁，患儿母亲在怀孕期间性情暴躁或食刺激性食物等有关。

临床表现：夜间啼哭，可因哺乳而暂停，白天安静一些，若因哭而引起抽风，则预后不良，多数哭到一定时日而自愈，脉象与体温都正常，也有因哭而引起消化不良、面色苍白或微青、消瘦等症状者。

治则：平肝，清热，安神。

治法：平肝经（图1）100次；清天河水（图2）100次；揉外劳宫穴（图3）100次。

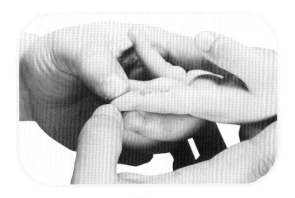

图1

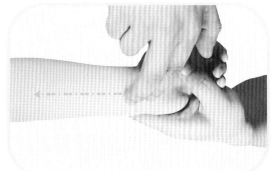

图2

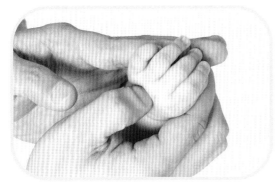

图3

新生儿吐乳

多因喂养不当，乳食无节，或受寒引起。先天性幽门发育不良引起的呕吐不在此讨论。

临床表现：主要看呕吐物，如呕吐物酸腐、口中气热、腹胀、烦躁，多属热；如呕吐物味轻、面色青白、四肢不温，多属寒。

治则：有热，清热和胃止吐；有寒，温中散寒止吐。

治法：清补脾经（图1）100次；清大肠经（图2）100次；清胃经（图3）100次；运八卦（图4）100次；清天河水（图5）100次。

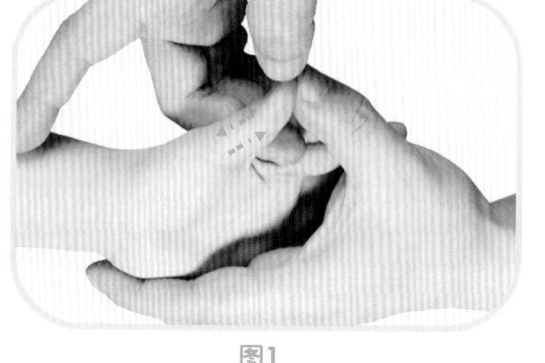

图1

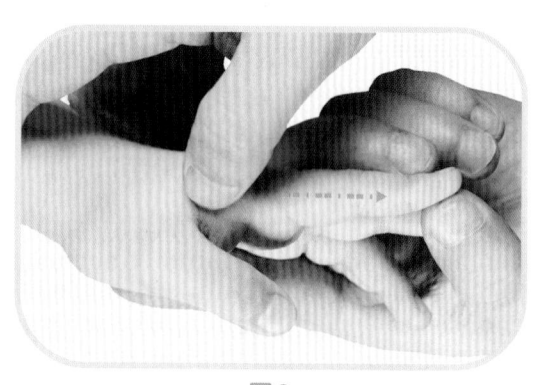

图2

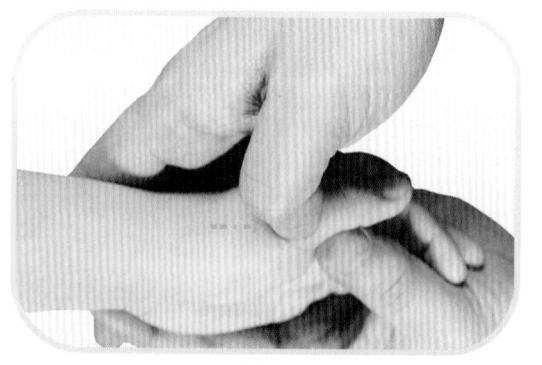

图3

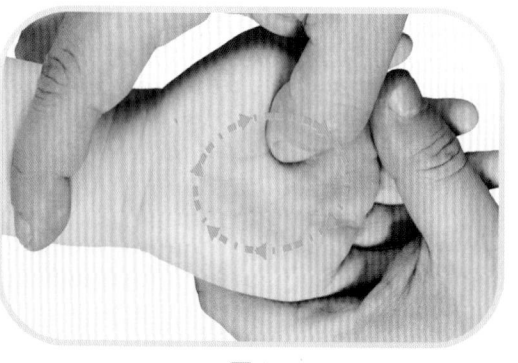

图4

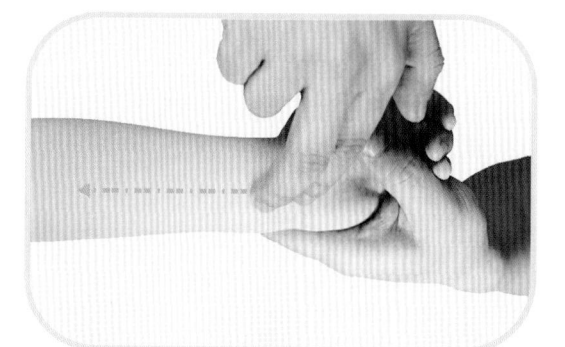

图5

顿咳

顿咳是由顿咳杆菌所引起的呼吸道传染病，多在冬春季流行，任何年龄的小儿均可感染，但以乳幼儿多见，病程较长，缠绵难愈。

临床表现：阵发性、痉挛性咳嗽，终了有吼声，咳时面色潮红或口唇青紫，涕泪交流，引吐痰食，夜甚于昼，甚则鼻衄，痰中带血，舌下有小粒溃疡，颜面浮肿等。

治则：宣肺泻热，豁痰止咳。

治法：清肺经（图1）100次；揉膻中穴（图2）100次；分推肩胛骨（图3）100次；揉肺腧穴（图4）100次。

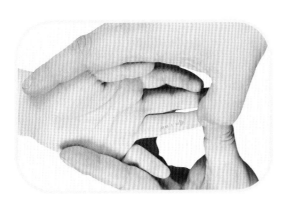

图1

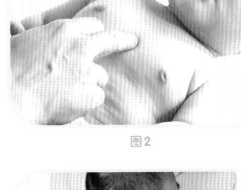

图2

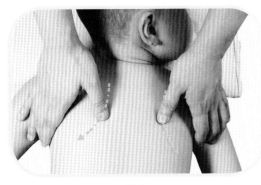

图3

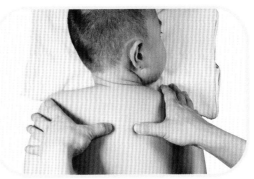

图4

图书在版编目（CIP）数据

指尖上的爱：专家教你做小儿推拿 / 张湘龙主编
. -- 哈尔滨：黑龙江科学技术出版社，2018.8
ISBN 978-7-5388-9667-1

Ⅰ.①指… Ⅱ.①张… Ⅲ.①小儿疾病－推拿－基本
知识 Ⅳ.①R244.15

中国版本图书馆 CIP 数据核字(2018)第 073725 号

指尖上的爱：专家教你做小儿推拿
ZHIJIAN SHANG DE AI ZHUANJIA JIAO NI ZUO XIAO'ER TUINA

作　者　张湘龙
项目总监　薛方圆
责任编辑　臧文萍　张云杨
封面设计　原艳琴
出　版　黑龙江科学技术出版社
地址：哈尔滨市南岗区公安街 70-2 号　邮编：150007
电话：(0451) 53642106　传真：(0451) 53642143
网址：www.lkcbs.cn
发　行　全国新华书店
印　刷　天津画擎彩印刷有限公司
开　本　787 mm×1092 mm　1/16
印　张　2
字　数　30 千字
版　次　2018 年 8 月第 1 版
印　次　2018 年 8 月第 1 次印刷
书　号　ISBN 978-7-5388-9667-1
定　价　19.80 元

总　序

马铃薯是全球仅次于小麦、水稻和玉米的第四大主要粮食作物。它的人工栽培历史最早可追溯到公元前 8 世纪到 5 世纪的南美地区。大约在 17 世纪中期引入我国，到 19 世纪已在我国很多地方落地生根，目前全国种植面积约 500 万公顷，总产量 9000 万吨，中国已成为世界上最大的马铃薯生产国之一。中国人民对马铃薯具有深厚的感情，在漫长的传统农耕时代，马铃薯作为赖以果腹的主要粮食作物，使无数中国人受益。而今，马铃薯又以其丰富的营养价值，成为中国饮食烹饪文化不可或缺的部分。马铃薯产业已是当今世界最具发展前景的朝阳产业之一。

在中国，一个以"苦瘠甲于天下"的地方与马铃薯结下了无法割舍的机缘，它就是地处黄土高原腹地的甘肃定西。定西市是中国农学会命名的"中国马铃薯之乡"，得天独厚的地理环境和自然条件使其成为中国乃至世界马铃薯最佳适种区，其马铃薯产量和质量在全国均处于一流水平。20 世纪 90 年代，当地政府调整农业产业结构，大力实施"洋芋工程"，扩大马铃薯种植面积，不仅解决了群众温饱，而且增加了农民收入。进入 21 世纪以来，实施打造"中国薯都"战略，加快产业升级，马铃薯产业成为带动经济增长、推动富民强市、影响辐射全国、迈向世界的新兴产业。马铃薯是定西市享誉全国的一张亮丽名片。目前，定西市是全国马铃薯三大主产区之一，建成了全国最大的脱毒种薯繁育基地、全国重要的商品薯生产基地和薯制品加工基地。自 1996 年以来，定西市马铃薯产业已经跨越了自给自足，走过了规模扩张和产业培育两大阶段，目前正在加速向"中国薯都"新阶段迈进。近 20 年来，定西马铃薯种植面积由 100 万亩发展到 300 多万亩，总产量由不足 100 万吨提高到 500 万吨以上；发展过程由"洋芋工程"提升为"产业开发"；地域品牌由"中国马铃薯之乡"正向"中国薯都"嬗变；功能效用由解决农民基本温饱问题跃升为繁荣城乡经济的特色支柱产业。

2011 年，我受组织委派，有幸来到定西师范高等专科学校任职。定西师范高等专科学校作为一所师范类专科院校，适逢国家提出师范教育由二级（专科、本科）向一级（本科）过渡，这种专科层次的师范学校必将退出历史舞台，学校面临调整转型、谋求生存的巨大挑战。我们在谋划学校未来发展蓝图和方略时清醒地认识到，作为一所地方高校，必须以瞄准当地支柱产业为切入点，从服务区域经济发展的高度科学定位自身的办学方向，为地方社会经济发展积极培养合格人才，主动为地方经济建设服务。学校通过认真研究论证，认为马铃薯作为定西市第一大支柱产业，在产量和数量方面已经奠定了在全国范围内的"薯都"地位，但是科技含量的不足与精深加工的落后必然影响到产业链的升级。而实现马铃薯产业从规模扩张向质量效益提升的转变，从初级加工向精深加工、循环利用转变，必须依赖于科技和人才的支持。基于学校现有的教学资源、师资力量、实验设施和管理水平等优势，不仅在打造"中国薯都"上应该有所作为，而且一定会大有作为。

因此提出了在我校创办"马铃薯生产加工"专业的设想，并获申办成功，在全国高校尚属首创。我校自2011年申办成功"马铃薯生产加工"专业以来，已经实现了连续3届招生，担任教学任务的教师下田地，进企业，查资料，自编教材、讲义，开展了比较系统的良种繁育、规模化种植、配方施肥、病虫害综合防治、全程机械化作业、精深加工等方面的教学，积累了比较丰富的教学经验，第一届学生已经完成学业走向社会，我校"马铃薯生产加工"专业建设已经趋于完善和成熟。

这套"马铃薯科学与技术丛书"就是我们在开展"马铃薯生产加工"专业建设和教学过程中结出的丰硕成果，它凝聚了老师们四年来的辛勤探索和超群智慧。丛书系统阐述了马铃薯从种植到加工、从产品到产业的基本原理和技术，全面介绍了马铃薯的起源与栽培历史、生物学特性、优良品种和脱毒种薯繁育、栽培育种、病虫害防治、资源化利用、质量检测、仓储运销技术，既有实践经验和实用技术的推广，又有文化传承和理论上的创新。在编写过程中，一是突出实用性，在理论指导的前提下，尽量针对生产需要选择内容，传递信息，讲解方法，突出实用技术的传授；二是突出引导性，尽量选择来自生产第一线的成功经验和鲜活案例，引导读者和学生在阅读、分析的过程中获得启迪与发现；三是突出文化传承，将马铃薯文化资源通过应用技术的嫁接和科学方法的渗透为马铃薯产业创新服务，力图以文化的凝聚力、渗透力和辐射力增强马铃薯产业的人文影响力和核心竞争力，以期实现马铃薯产业发展与马铃薯产业文化的良性互动。

本套丛书在编写过程中得到了甘肃农业大学毕阳教授、甘肃省农科院王一航研究员、甘肃省定西市科技局高占彪研究员、甘肃省定西市农科院杨俊丰研究员等农业专家的指导和帮助，并对最终定稿进行了认真评审论证。定西市安定区马铃薯经销协会、定西农夫薯园马铃薯脱毒快繁有限公司对丛书编写出版给予了大力支持。在丛书付梓出版之际，对他们的鼎力支持和辛勤付出表示衷心感谢！本套丛书的出版，将有助于大专院校、科研单位、生产企业和农业管理部门从事马铃薯研究、生产、开发、推广人员加深对马铃薯科学的认识，提高马铃薯生产加工的技术技能。丛书可作为高职高专院校、中等职业学校相关专业的系列教材，同时也可作为马铃薯生产企业、种植农户、生产职工和农民的培训教材或参考用书。

是为序。

2015 年 3 月于定西

杨声：
"马铃薯科学与技术丛书"总主编
甘肃中医药大学党委副书记
定西师范高等专科学校党委书记　教授

2

前　言

随着我国马铃薯种植面积的不断扩大，各类病虫害危害也逐渐加重，对马铃薯生产持续、稳定发展构成威胁，对广大农民增产增收造成极其不利影响。马铃薯病害多达百余种，晚疫病、环腐病和病毒病通称"三大病害"。马铃薯害虫有 70 余种，危害较重的有 10 余种，尤其是马铃薯块茎蛾，曾被列为全国植物检疫对象。马铃薯瓢虫、茄二十八星瓢虫、蚜虫、地下害虫等分布广，危害重，都是重要的防治对象。而马铃薯内生集壶菌（癌肿病）、马铃薯甲虫也被列为全国植物检疫对象。

本书主要介绍植物病害基本知识、马铃薯病虫害及杂草的识别、病虫害田间调查及预测预报、马铃薯病虫草害综合防治等内容。

在本书的编写过程中，得到定西市科技局农技推广研究员高占彪、定西市植保站农技推广研究员魏周全两位先生热心帮助，在此一并致谢！

由于编者水平和经验的局限，本书一定存在许多疏漏和错误，希望读者批评指正。

编　者

2015 年 8 月

目　录

概　述

0.1　植物保护

0.1.1　植物保护

顾名思义，植物保护是一门保护植物的学科。确切地说，植物保护是综合运用多门学科的知识以达到保护植物的目的的科学。

植物是人类赖以生存的物质资源和环境资源。所以为了自身的生存人类有义务保护植物，不论是野生植物还是栽培植物。在农、林、园艺上植物保护只保护栽培植物，使其达到高产、优质，而植物保护工作最重要的一个内容就是以控制有害生物（病、虫、草、鼠等）为目标。

另外，在国际贸易中对于水果、蔬菜的品质、规格要求非常严格，要既无病斑，又无虫伤，凡水果、蔬菜带有病虫痕迹的，都不能进入高级市场，其价格往往比同类产品压低很多，甚至妨碍出口。

可见，在实施农业可持续发展战略中，在实现农业现代化的进程中，植物保护工作具有不可取代的重要地位和作用。

0.1.2　人类与有害生物斗争的历程

人类与有害生物斗争的历史大体上可以分为三个阶段：

第一阶段：早期朴素综合防治阶段。

20 世纪 40 年代以前，有害生物治理是依靠综合防治的。早期由于有害生物的生物学知识未被人们充分认识，人类为了保护作物，创造了许多生物的、栽培的、物理的防治方法。当时各种方法都不是十分有效，各种方法都有其优缺点，因此用各种防治方法配合使用，以取得最好的效果。在这一阶段，有些病虫的危害不能十分有效地防治，但一般能降低危害水平，对多数害虫还是有效的，而且早期植物综合防治已经包含了现代综合治理的内容。

第二阶段：近代集约化化学防治阶段。

20 世纪 40 年代至 60 年代，随着有机合成农药 DDT 的问世，以及有机氯、有机磷、氨基甲酸酯类农药的相继出现，防治效果大大提高了，这个阶段的标志是化学防治占垄断地位，其他方法都较少使用和研究，前一阶段提出的综合防治基本上被放弃了，完全依赖农药。这一阶段初期，确实发现防治害虫的效果大大提高了，以前一些无法防治的害虫也能防治了。但是到 20 世纪 60 年代就发现这样做有问题：

1. 首先是害虫对杀虫剂产生了抗药性，防效降低了，需用更高的剂量或增加施药的次数才能达到原来的防效。

2. 更严重的是导致环境的污染及生态平衡的破坏。由于某些杀虫剂的残留时间长，对土质和自然界的一些非靶标生物也产生了危害，甚至威胁到人类的健康。

3. 非选择性的杀虫剂在杀死害虫的同时也杀死了害虫的天敌，结果害虫失去自然的控制，灾害越来越严重，许多原来由于自然控制、危害不严重的次要害虫，也变成了主要害虫。

第三阶段：现代有害生物综合治理阶段。

从 20 世纪 60 年代至今，人们从化学防治实践中得到启发，发现任何一种防治措施都不是万能的。有害生物防治绝不是利用某一项措施就能在短期内可期望得到彻底解决的，而必须综合应用各种防治措施，取长补短，互相配合，协调一致，持续治理，才能达到控制危害的目的。

"综合防治"一词，我国在 20 世纪 50 年代中期已开始使用，综合防治技术是在根治东亚飞蝗的实践中提出的"防治结合"和"改治并举"的防治策略的基础上发展起来的。

1975 年，全国植物保护工作会议正式制定了"预防为主，综合防治"的植物保护工作方针，提出"把防作为植物保护工作的指导思想，在综合防治中，要以农业防治为基础，因地制宜地合理地应用化学防治、生物防治、物理防治等措施，以达到经济、安全、有效的控制病虫害的目的"。

1985 年在成都召开的第二次全国农作物病虫害综合防治学术研讨会上，专家们经充分地讨论，给综合治理下的定义是："综合治理是对有害生物进行科学管理的体系。综合治理从农业生态系统总体出发，根据有害生物与环境之间的相互关系，充分发挥自然控制因素的作用，因地制宜，协调应用必要的措施，将有害生物控制在经济受害允许水平之下，以获得最佳的经济、生态和社会效益"。

由此可以看出，有害生物的综合治理并不要求彻底消灭有害生物本身，而是要控制其危害，即将有害生物的种群数量控制在经济受害允许水平之下。因此，可以容忍一小部分害虫的存在，甚至认为一小部分不致为害的害虫的存在是有好处的，它可以作为害虫天敌的寄主与食物，维持了自然控制因子的作用。

1992 年，联合国环境发展大会宣布，综合治理是防治有害生物优先考虑的策略。

2006 年 4 月，国家农业部在全国植物保护工作会议上提出了"公共植保"和"绿色植保"的理念，"公共植保"就是把植物保护工作作为农业和农村公共事业的重要组成部分，突出其社会管理和公共服务职能。用一句话来说就是把植物保护工作列入政府的工作范畴，称之为公共植物保护。"绿色植保"就是把植物保护工作作为人与自然界和谐系统的重要组成部分，突出其对高产、优质、高效、生态、安全农业的保障和支撑作用。核心是强调植物保护措施要与自然界和谐友好。因此，简单地讲，"绿色植保"就是采取与自然生态系统和谐友好的植物保护方法或措施（手段）。

0.1.3　植物保护对策

1972 年，美国环境质量委员会提出的有害生物综合治理（IPM）的概念是：运用各种综合技术，防治对农作物有潜在危险的各种害虫，首先要最大限度地借助自然控制力量，兼用各种能够控制种群数量的综合方法如农业防治、培育抗性品种、害虫不育法、使用性诱剂、大量繁殖和释放寄生天敌等，必要时使用杀虫剂。从 IPM 的概念不难看出，有害生物的综合治理应服从于可持续植物保护和可持续农业的要求，最大限度地发挥自然条件的控制作用，尽量避免使用会对环境产生破坏的化学药剂。

联合国粮农组织提出的有害生物综合治理要求贯彻三个观点：经济观点、生态观点和环境观点，也就是说综合治理要注重生态效益和社会效益的有机统一。经济观点认为综合治理只要将有害生物的种群数量控制在经济受害水平以下，而不是消灭光，因为不足以造成经济损害的低水平种群的存在对维持农田生态系统的稳定性是有好处的。而植物保护中的环境保护问题主要是滥用人工合成化学农药，其中许多对人、畜及其他非靶标生物有毒。植物中的农药残留，直接影响人食用的肉、蛋、奶中的农药残留，由农田流失进入水域的农药，通过浮游生物、水藻或其他水生植物，富集到植食性鱼类，再逐渐富集到肉食性鱼类和食鱼鸟类，DDT 的逐渐富集已导致水鸟蛋壳变薄，蛋生下来就破裂，乃至水鸟逐渐灭绝。

0.2 马铃薯病虫害防控的意义及任务

0.2.1 马铃薯病虫害防控的意义

马铃薯既是大宗粮食作物，又是重要蔬菜和工业原料作物；既是救灾、扶贫作物，又是高产、高效作物；既是大众餐桌上的寻常之物，又是价格不菲的休闲食品。由于马铃薯的营养丰富和养分平衡，益于健康，已被许多国家所重视，在欧美一些国家把马铃薯当做保健食品。法国人称马铃薯为"地下苹果"，俄罗斯称马铃薯为"第二面包"，认为"马铃薯的营养价值与烹饪的多样化是任何一种农产品不可与之相比的"。美国农业部高度评价马铃薯的营养价值，指出"每餐只吃全脂奶粉和马铃薯，便可以得到人体所需的一切营养元素"，并指出"马铃薯将是世界上粮食市场上的一种主要食品"。

我国是马铃薯生产大国，种植面积和总产量均居世界之首。马铃薯在我国不仅是主要的粮食作物，也是重要的蔬菜作物和加工原料。自 2006 年国家农业部提出马铃薯产业发展规划以来，我国马铃薯生产发展迅速，种植面积和单产稳步提高，不同用途马铃薯优势明显。近年来，随着脱毒、专用品种的推广应用，我国马铃薯生产前景广阔、潜力巨大。

但随着我国马铃薯种植面积的不断扩大，各类病虫害也随之而来，对马铃薯生产持续、稳定发展构成威胁，对广大农民增产增收造成不利影响。

马铃薯病害多达百余种，一般因病减产 10%～30%，严重的减产 70%以上。国内常见的病害有 15 种，其中晚疫病、环腐病和病毒病通称"三大病害"。马铃薯晚疫病是世界性大病害，1845—1847 年，晚疫病在西欧连年大流行，马铃薯几乎绝收，酿成了著名的"马铃薯饥荒"，当时仅有 800 万人口的爱尔兰，100 万人被饿死，150 余万人被迫逃亡北美；我国曾有因晚疫病流行而使马铃薯减产 70%～80%的教训。

马铃薯害虫有 70 余种，危害较重的有 10 余种，马铃薯块茎蛾危害茎叶和块茎，也造成储藏中严重烂薯，曾被列为全国植物检疫对象。马铃薯瓢虫、茄二十八星瓢虫、蚜虫、芫菁、地下害虫等分布广，危害重，都是重要的防治对象。而马铃薯甲虫是暴食性害虫，常把叶子吃光，通常使块茎减产 30% ~ 50%，大发生时减产 90% 以上。该虫适应性、耐饥力和抗药性都较强，难以防治，已列为全国植物检疫对象。所以防治马铃薯病虫害，提高马铃薯产量和品质，对马铃薯安全生产、促进经济发展都具有重要意义。

0.2.2　马铃薯病虫害防控任务

马铃薯病虫害防治是研究马铃薯主要病原、症状、害虫的生物学特性、病虫害的发生发展规律、预测预报和防治策略及防治方法的一门科学。其任务首先是保证马铃薯的安全生产，使马铃薯在生长发育、储藏运输过程中不受病原生物、害虫及不良环境因素的影响，从而保证马铃薯的产量与品质。其次要保证产品的安全，即在防治病虫害的过程中，不能对马铃薯产品造成污染或残留，使产品符合绿色、安全食品的要求。目前我国马铃薯主要还是直接食用或用于食品加工，马铃薯作为食物或食品加工的原材料，其安全程度与人民的健康息息相关，所以在防治病虫害的过程中不能单单追求防治效果而滥用农药或随意加大用药量或用药次数，要把食品安全始终放在首位。再次是防止环境污染，引起环境污染的因素是多方面的，但由于病虫害防治带来的土壤、水源和空气的污染也是非常重要的。

对马铃薯病虫害的防治应始终贯彻"预防为主，综合防治"的植物保护工作方针。同时提高马铃薯生产、经营者的专业素质，增强预防意识，克服盲目滥防的做法。马铃薯病虫害的发生，与其他作物病虫害一样，有其一定的发生发展规律，了解这些就可以找到其发生过程中的一些薄弱环节，从而采取相应的措施，收到事半功倍的效果。而病虫害的防治方法也是多样的，比如采取合理的轮作或加强栽培管理，有时可以收到非常理想的效果，所以一定要克服单纯依靠化学农药防治的观念。

0.3　马铃薯病虫害防控现状及今后应注意的问题

马铃薯病虫害的防治越来越受到人们的重视。就马铃薯的病毒性退化问题，近年来通过茎尖脱毒、培育无毒种薯已经收到了良好的效果。其他一些通过种薯传带的病害也因此得到了相应的控制，如环腐病、黑胫病。马铃薯晚疫病也随着抗病品种的推广和应用大大减轻了危害。但是由于喷灌设施的应用和集约化种植的开展，晚疫病仍然是困扰生产者的一个大问题，同时一些次要病虫害在一定条件下有造成严重危害的可能。马铃薯害虫的防治人们已经有了丰富的经验，但由于保护栽培的推广，地下害虫有时在部分地区仍然很严重。

随着种植面积的不断增加，未来一定时期内马铃薯病虫害防治在马铃薯生产中仍将占有非常重要的地位。就现阶段的情况，今后马铃薯病虫害防治首先要大力普及植物保护知识，提高马铃薯生产者的科学文化素质，增强病虫害防治的意识，树立病虫害防治长期性与持久性的思想。马铃薯病虫害种类多，发生规律、发生条件各异，只有准确掌握主要病虫害的来龙去脉及其薄弱环节，才能有的放矢，采取正确的措施，把病虫害控制在不足以危害的水平。其次是严把脱毒种薯生产过程质量关，脱毒种薯的生产为解决马铃薯的退化做出了巨大贡献，也为脱毒种薯生产者带来了丰厚的效益，但由此也引发了脱毒种薯市场的混乱，一是在种薯脱毒过程中把关不严，在一定程度上流于形式；二是脱毒种薯的保存也存在问题，致使脱毒种薯出现发病率过高的问题。这就需要我们更加关注脱毒种薯的生产经营，从脱毒苗开始，到种薯繁育的各个环节都要严把质量关。再次是马铃薯病虫害防治要始终贯彻"预防为主，综合防治"的方针，随着马铃薯种植面积的不断增加，马铃薯病虫害防治的投入也越来越大，在病虫害特别是一些真菌和细菌性病害发生时，单纯依靠化学农药控制的局面仍然存在，在部分地区为防治马铃薯晚疫病一个生长季节要打8~9次药，其实对这类病害的防治，可以从多个方面考虑，比如合理浇灌、品种的合理布局、避免单一等，都可以起到一定的预防作用，害虫的防治亦是如此。

马铃薯病虫害防治技术是可持续性植物保护技术，要学习好这门科学必须加强相关学科知识的学习，并进行大量的调查试验研究，才能成为具有真才实学的农业科技人才，为农业高新产业化做出贡献。

第一部分　植物病害基本知识

第1章 植物病害诊断

1.1 植物病害症状观察

1.1.1 植物病害的定义

植物病害是指植物在生长发育和储运过程中，由于遭受病原生物的侵染或不利的非生物因素的影响，使其生长发育受到阻碍，导致产量降低、品质变劣、甚至死亡的现象。

植物发生病害后，在生理、组织、形态上发生不断变化而持续发展的过程称为病理程序。各种植物病害的发生都有一定的病理程序。风、雹、昆虫以及高等动物对植物造成的机械损伤，没有逐渐发生的病理程序，因此不属病害。

引起植物生病的原因称为病原。病原是病害发生过程中起直接作用的主导因素。能够引起植物病害的病原种类很多，依据性质不同可以分为生物因素和非生物因素两大类，由生物因素导致的病害称为侵染性病害，由非生物因素引起的病害称为非侵染性病害，又称为生理病害。

1.1.2 植物病害的类型

1. 按照病原类别划分

植物病害可以分为侵染性病害和非侵染性病害两大类。侵染性病害又根据病原物的类别细分为真菌病害、原核生物病害、病毒病害、线虫病害和寄生性种子植物病害等。真菌病害又可以进一步细分为霜霉病、疫病、白粉病、菌核病、锈病、炭疽病等。

2. 按照寄主作物类别划分

植物病害可以分为大田作物病害、果树病害、蔬菜病害、花卉病害以及林木病害等。蔬菜病害又可以分为葫芦科蔬菜病害、茄科蔬菜病害、十字花科蔬菜病害、豆科蔬菜病害等。

3. 按照病害传播方式划分

植物病害可以分为气传病害、土传病害、水传病害、虫传病害、种苗传播病害。

4. 按照发病器官类别划分

植物病害可以划分为叶部病害、果实病害、根部病害等。

此外，植物病害还可以按照植物的生育期、病害的传播流行速度和病害的重要性等进行划分。如苗期病害、主要病害、次要病害等。

1.1.3 植物病害的症状

1. 症状的含义

症状是指植物生病后在生理上、组织上及外部形态上表现出来的不正常现象。症状包括病状和病征，植物感病后本身的不正常表现称为病状；病原物在发病部位表现的特征称为病征。通常植物病害都有病状和病征，但也有例外，非侵染性病害不是由病原物引发的，因而没有病征。在侵染性病害中，多数真菌、细菌及寄生性植物有明显的病征，而病毒、支原体、线虫所致的病害无病征。

症状是植物内部一系列复杂病理变化在植物外部的表现。各种植物病害的症状都有一定的特征和稳定性，对于植物的常见病和多发病，可以依据症状进行诊断。

2. 病状

（1）变色是由于植物细胞内色素比例失调，使植物的局部或全株失去正常的绿色，其细胞并没有死亡。变色主要表现有花叶、斑驳、褪绿、黄化、明脉等现象。

（2）坏死是指植物局部细胞和组织死亡。坏死在叶片上常表现为各种形状、大小和颜色的病斑和叶枯。幼苗茎基部组织的坏死，称为猝倒和立枯。木本植物的枝干上还有溃疡，主要是木质部坏死，病部湿润稍有凹陷。

（3）腐烂是指植物大块组织的分解和破坏。如干腐、湿腐、软腐、根腐、茎基腐、果腐、花腐等。

（4）萎蔫是指植物的整体或局部因失水而枝叶下垂的现象。主要由于植物维管束受到毒害或破坏，水分吸收和运输困难造成的。植株失水迅速仍能保持绿色的称为青枯，不能保持绿色的称为枯萎和黄萎。

（5）畸形是指植物受害部位的细胞生长发生促进性或抑制性的病变，使被害植物全株或局部形态异常。如矮化、矮缩、丛枝、皱缩、卷叶、瘤肿等。

3. 病征

（1）霉状物是指植物受害部位产生的各种颜色、质地、疏密程度变化较大的霉层。如霜霉、绵霉、灰霉、青霉、黑霉等。

（2）粉状物是指植物受害部位产生不同颜色的，排列比较疏松的病原物。如锈粉、白粉、黑粉等。

（3）粒状物是指在植物病部产生形状、大小、色泽和排列方式各不相同的小颗粒。如真菌的子囊壳、分生孢子器、分生孢子盘、菌核等。

（4）脓状物是指在植物病部溢出的脓状黏液，干燥时形成菌胶粒。是植物病原原核生物中细菌性病害所特有的病征。

植物病害的症状是识别、诊断病害种类的重要依据。但植物病害症状会随环境条件，寄主种类、生育期的不同而发生变化。在诊断病害时必须了解这些变化才能及时、准确地做出判断。

1.2　植物病原真菌形态观察

1.2.1　真菌的一般性状

真菌是植物病害最重要的一类病原生物，几乎所有的高等植物都要受到一种或几种真菌的侵染。有些植物如棉花、马铃薯、水稻、小麦等能受到数十种真菌的为害。

真菌是真核生物，有固定的细胞核；无根、茎、叶的分化，没有叶绿素，营养方式为异养；典型的营养体为菌丝体；繁殖体是产生各种类型的孢子。

1. 真菌的营养体

除极少数真菌营养体是单细胞外（如酵母菌），典型的真菌营养体都是呈纤细的管状体，称为菌丝，多根菌丝交织集合成团称为菌丝体。菌丝多数无色，有的呈粉、黄、绿、褐等颜色。高等真菌的菌丝有隔膜，将菌丝分隔成多个细胞，称为有隔菌丝；低等真菌的菌丝一般无隔膜，通常认为是一个多核的大细胞，称为无隔菌丝。菌丝一般由孢子萌发产生的芽管生长而成，以顶部生长和延伸。菌丝每一部分都潜存着生长的能力，每一断裂的小段菌丝在适宜的条件下均可继续生长。如图 1-1 所示。寄生真菌以菌丝侵入寄主的细胞间或细胞内吸收营养物质。当菌丝体与寄主细胞壁或原生质接触后，营养物质和水分进入菌丝体内。生长在细胞间的真菌，特别是专性寄生菌，还可以在菌丝体上形成吸器伸入寄主细胞内吸收养分和水分。吸器的形状多样，因真菌的种类不同而异，有掌状、分枝状、球状等。如图 1-2 所示。

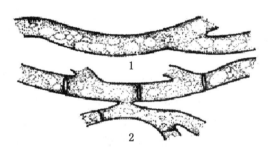

1—无膈菌丝；2—有膈菌丝

图 1-1　真菌菌丝体

真菌的菌丝体一般是分散的，但有时可以密集形成菌组织。有些真菌的菌组织还可以形成菌核、子座和菌索等变态类型。菌核是由菌丝紧密交织而成的较坚硬的休眠体。菌核的功能主要是抵抗不良环境，当条件适宜时，菌核能萌发产生新的菌丝体或在上面形成产孢机构。子座是由菌组织形成，或菌组织和寄主组织结合而成垫状。子座的主要功能是形成产孢机构，也有度过不良环境的作用。菌索是由菌丝体平行交织构成的绳索状结构。菌索可以抵抗不良环境，也有助于菌体在基质上蔓延和侵入。

2. 真菌的繁殖体

真菌经过营养生长阶段后，即进入繁殖阶段，形成各种繁殖体即子实体。大多数真菌

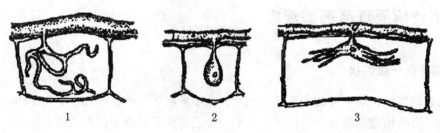

1—分枝状；2—球状；3—掌状

图 1-2 真菌吸器的类型

只以一部分营养体分化为繁殖体，其余营养体仍然进行营养生长，少数低等真菌则以整个营养体转变为繁殖体。真菌的繁殖方式分为无性和有性两种，无性繁殖产生于无性孢子，有性繁殖产生于有性孢子。孢子的功能相当于高等植物的种子。

（1）无性繁殖及无性孢子的类型

无性繁殖是指真菌不经过性细胞或性器官结合，直接从营养体上产生孢子的繁殖方式，所产生的孢子称为无性孢子。常见的无性孢子有游动孢子、孢囊孢子、分生孢子和厚垣孢子。如图 1-3 所示。

无性孢子在一个生长季中，环境适宜的条件下可以重复产生多次，是病害迅速蔓延扩散的重要孢子类型。但其抗逆性差，环境不适宜时很快失去生活力。

1）游动孢子　形成于游动孢子囊内。无细胞壁，具 1~2 根鞭毛，释放在水中能游动。孢子囊球形、卵圆形或不规则形，形成于菌丝顶端或有特殊形状和分枝的孢囊梗上。

2）孢囊孢子　形成于孢子囊内，有细胞壁，无鞭毛，不能在水中游动。孢子囊着生于孢囊梗上，由孢囊梗的顶端膨大而成。孢子囊成熟时，囊壁破裂释放出孢子，孢囊孢子可以随风飞散。

3）分生孢子　产生于由菌丝分化而形成的呈枝状的分生孢子梗上，成熟后从孢子梗上脱落。分生孢子的种类很多，且形状、大小、色泽、形成和着生的方式都有很大的差异。不同真菌的分生孢子梗或散生或丛生，也有些真菌的分生孢子梗着生在特定形状的结构中，如近球形、具孔口的分生孢子器和杯状或盘状的分生孢子盘。

4）厚垣孢子　是真菌菌丝的某些细胞膨大变圆、原生质浓缩、细胞壁加厚而形成的。呈圆形、纺锤形和长方形，厚垣孢子可以抵抗不良环境，条件适宜时萌发形成菌丝。

（2）有性繁殖及有性孢子的类型

有性繁殖是指真菌通过性细胞或性器官的结合而产生孢子的繁殖方式。有性繁殖产生的孢子称为有性孢子。真菌的性细胞，称为配子，性器官称为配子囊。真菌的有性孢子多数为一个生长季产生一次，且多在寄主生长后期，真菌有较强的生活力和对不良环境的忍耐力，常是越冬的孢子类型和次年病害的侵染来源。通过有性繁殖，真菌可以产生卵孢子、接合孢子、子囊孢子和担孢子等有性孢子。如图 1-4 所示。

1）卵孢子　为卵菌的有性孢子。由两个异型配子囊结合发育成厚壁、球形、双倍体的卵孢子。通常卵孢子需经过一定时期的休眠才能萌发。

2）接合孢子　为接合菌的有性孢子。由两个同型配子囊结合发育成厚壁、坚硬、表

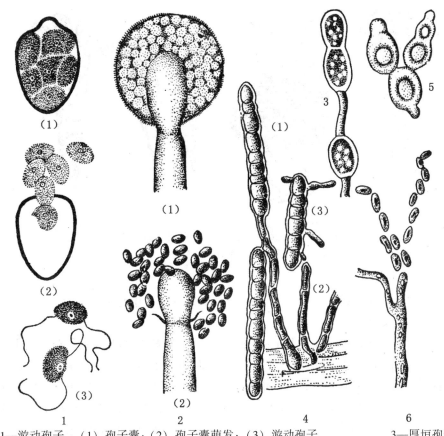

1—游动孢子：（1）孢子囊；（2）孢子囊萌发；（3）游动孢子　　　　　3—厚垣孢子
2—孢囊孢子：（1）孢子囊及孢囊梗；（2）孢子囊破裂并释放出孢囊孢子　　5—芽孢子
4—分生孢子：（1）分生孢子；（2）分生孢子梗；（3）分生孢子萌发　　　6—粉孢子

图 1-3　真菌无性孢子类型

面有刺状突起的接合孢子。

　　3）子囊孢子　是子囊菌的有性孢子。在子囊内形成。子囊是无色透明、棒状或卵圆形的囊状结构。每个子囊中一般形成 8 个子囊孢子。子囊通常产生在有包被的子囊果内。子囊果一般有 4 种类型：球状无孔口的闭囊壳、瓶状或球状、有真正壳壁和固定孔口的子囊壳、盘状或杯状的子囊盘。

　　4）担孢子　为担子菌产生的有性孢子。是由性别不同的菌丝结合后产生双核菌丝，并从其顶端细胞发育成棒状的担子，担子内的双核配合后，经过减数分裂形成 4 个单倍体核，同时在担子顶端形成 4 个小梗，最后 4 个核分别进入小梗的膨大部分，形成 4 个担孢子。

　　真菌繁殖体既是鉴别各类真菌的重要依据，又是植物病害发生危害的基础。在植物病害发生过程中，无性孢子产生的数量多，对不良环境较敏感而寿命短，在病害扩展蔓延中发挥重要作用；有性孢子产生数量少，对不良环境抵抗力较强而寿命长（尤其是卵孢子、

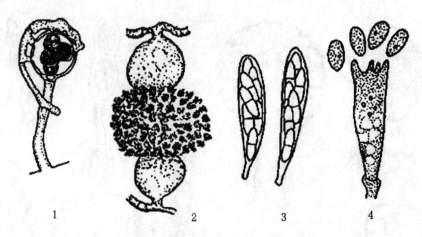

1—卵孢子；2—接合孢子；3—子囊孢子；4—担孢子

图1-4 真菌有性孢子

接合孢子)，因此是病原菌越冬的主要形态，在病害初侵染中起重要作用。

3. 真菌的生活史

真菌从一种孢子萌发开始，经过一定的营养生长和繁殖阶段，最后又产生同一种孢子的过程，称为真菌生活史。如图1-5所示。真菌典型的生活史包括无性和有性两个阶段。真菌的菌丝体在适宜条件下生长一定时间后，进行无性繁殖产生无性孢子，无性孢子萌发形成新的菌丝体，在植物生长后期或病菌侵染的后期进入有性阶段，产生有性孢子，有性孢子萌发产生芽管发育成为菌丝体，回到产生下一代无性孢子的无性阶段。

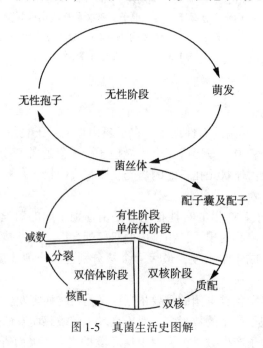

图1-5 真菌生活史图解

真菌生活史中，有的真菌不止产生一种类型的孢子，这种形成几种不同类型孢子的现象，称为真菌的多型性。典型的锈菌在其生活史中可以形成冬孢子、担孢子、性孢子、锈孢子和夏孢子 5 种不同类型的孢子。也有些真菌根本不产生任何类型的孢子，其生活史中仅有菌丝体和菌核。有些真菌在一种寄主植物上就可以完成生活史，称为单主寄生，大多数真菌都是单主寄生；有的真菌需要在两种或两种以上不同的寄主植物上交替寄生才能完成其生活史，称为转主寄生。

1.2.2　植物病原真菌的主要类群

关于真菌的分类，学术界意见不一，形成了不同的分类系统。目前多数学者认为合理并广泛采用的是安斯沃思（Ainsworth）的分类系统。该系统将菌物界分为黏菌门和真菌门。真菌门下分为 5 个亚门：鞭毛菌亚门（Mastigomycotina）、接合菌亚门（Zygomycotina）、子囊菌亚门（Ascomycotina）、担子菌亚门（Basidiomycotina）和半知菌亚门（Deuteromycotian）。现将各亚门的主要特征与植物病害密切相关的种类分述如下：

1. 鞭毛菌亚门

鞭毛菌亚门的共同特征是产生具有鞭毛的游动孢子，因此这类真菌通常称为鞭毛菌。如图 1-6 所示。分为 4 个纲，其中引起高等植物病害的主要是卵菌纲真菌。

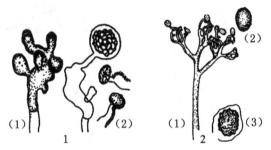

1—腐霉属：（1）孢子囊；（2）孢子囊萌发形成泡囊；（3）游动孢子
2—霜霉属：（1）孢囊梗和孢子囊；（2）孢子囊；（3）卵孢子

图 1-6　鞭毛菌亚门真菌

卵菌纲真菌营养体多为发达的无隔菌丝体，无性繁殖产生具鞭毛的游动孢子，有性繁殖形成卵孢子。大多数生于水中，少数具有两栖和陆生习性。有腐生的，也有寄生的。与植物病害关系密切的种类有：

（1）腐霉属

菌丝发达，无特殊分化的孢囊梗。球状、棒状或卵形的孢子囊顶生或间生在菌丝上，成熟时一般不脱落。分布极为广泛，有些种类可以寄生高等植物，危害根部和茎基部，引起腐烂。如瓜果腐烂病和多种植物猝倒病。

（2）疫霉属

孢囊梗开始分化而与菌丝不同，孢子囊球形、卵形或梨形，成熟时脱落或不脱落，萌发时产生游动孢子或直接产生芽管。多数疫霉寄生性强，寄主范围广，可以引起多种作物的疫病，如马铃薯晚疫病、番茄晚疫病。

（3）霜霉属

孢囊梗主轴较明显，粗壮，顶部有2~10处对称的二叉状分支，分支的顶端尖锐。孢子囊近卵形，有色或无色，无乳突，成熟时易脱落，萌发时直接产生芽管，偶尔释放游动孢子。霜霉属是霜霉目霜霉科的一个重要属。霜霉科真菌因其引起典型的霜状霉层病征而称为霜霉菌，这类菌引起的病害通称为霜霉病。如大豆霜霉病及许多十字花科霜霉病。

（4）白锈属

孢囊梗不分枝，短棍棒状，密集在寄主表皮下成栅栏状，孢囊梗顶端串生孢子囊。如多种十字花科植物白锈病。

2. 接合菌亚门

营养体为无隔菌丝体；无性繁殖在孢子囊内产生不动的孢囊孢子，有性繁殖产生接合孢子。接合菌绝大多数为腐生菌，少数为弱寄生菌。本亚门真菌主要是根霉属，如图1-7所示，无隔菌丝分化出假根和匍匐丝，假根相对处向上长出孢囊梗。孢囊梗单生或丛生，分支或不分支，顶端着生孢子囊。孢子囊球形，囊轴明显，成熟后囊壁消解或破裂，散出许多孢囊孢子。接合孢子表面有瘤状突起，如引起薯类、水果和南瓜软腐病。

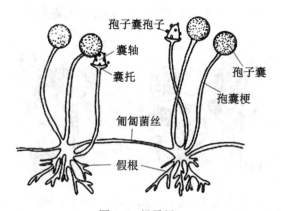

图1-7 根霉属

3. 子囊菌亚门

除酵母菌为单细胞外，其他子囊菌的营养体都是分枝繁茂的有隔菌丝体，无性繁殖在孢子梗上产生分生孢子，产生分生孢子的子实体有分生孢子器、分生孢子盘、分生孢子束等；有性繁殖产生子囊和子囊孢子，大多数子囊产生在子囊果内，少数裸生，如图1-8所示。

（1）白粉菌属

分生孢子单胞，椭圆形、无色，串生于短棒状、不分枝的分生孢子梗上。有性繁殖产生闭囊壳，为球形，褐色，在寄主体表呈黑粒状，内含数个子囊，椭圆形或洋梨形，有柄，子囊内含2~8个子囊孢子，子囊孢子单细胞，无色。闭囊壳四周或顶部有各种形状的附属丝。所致病害如麦类、豆类、烟草、油菜和番茄白粉病。

（2）赤霉属

子囊壳球形至圆锥形，壳壁蓝色或紫色。子囊棍棒形，有柄。子囊孢子纺锤形，有

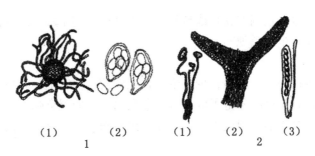

1—白粉菌属：（1）闭囊壳和附属丝；（2）子囊和子囊孢子
2—核盘菌属：（1）菌核萌发产生子囊盘；（2）子囊盘；（3）子囊、子囊孢子和侧丝
图 1-8　子囊菌亚门真菌

2~3 个分隔，无色。如小麦、大麦、黑麦、玉米赤霉病和水稻恶苗病。

（3）长喙壳属

子囊壳基部呈球形，有细长的颈，颈的端部常裂成须状，壳壁暗色。子囊近球形或圆形，不规则地散生在子囊壳内。子囊孢子单细胞，无色，形状多样，有椭圆形、帽形等，它们成熟后从长颈的孔口挤出，并在孔口聚集成团。如甘薯黑斑病。

（4）核盘菌属

其菌丝体能形成菌核。菌核在寄主表面或组织内，球形、鼠粪状或不规则形，黑色。菌核能萌发产生子囊盘。子囊盘杯状或盘状，褐色。子囊圆柱形，子囊孢子单胞无色椭圆形，不产生分生孢子。如油菜菌核病。

4. 担子菌亚门

营养体为发达的有隔菌丝体；无性繁殖一般不发达，有性繁殖除锈菌外，多产生担子和担孢子，如图 1-9 所示。

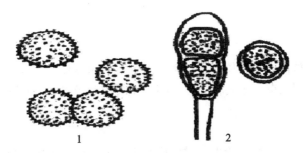

1—黑粉菌属的冬孢子；2—柄锈菌属的冬孢子和夏孢子
图 1-9　担子菌亚门真菌

（1）黑粉菌属

冬孢子堆可以产生在寄主的各个部位，黑褐色，成熟时呈粉末状。冬孢子散生，单胞，球形或近球形，表面光滑或有饰纹。萌发产生有隔担子。担孢子顶生或侧生。如小麦散黑穗病、玉米瘤黑粉病。

（2）轴黑粉菌属

由菌丝体组成的包被包围在粉状或粒状孢子堆外面，孢子堆中间有由寄主维管束残余组织形成的中轴。如玉米丝黑穗病。

（3）腥黑粉菌属

冬孢子堆通常生在寄主子房内，少数生在寄主的营养器官上。谷粒成熟后破裂，里面充满黑色粉末状或带有胶性的冬孢子堆，孢子散发出特殊的腥臭味。冬孢子萌发产生无隔担子，其顶端寄生多个长形的担孢子。如小麦腥黑穗病、小麦矮腥黑穗病。

（4）柄锈菌属

冬孢子堆产生在表皮下，大多突破表皮。冬孢子双胞有柄，深褐色，椭圆，棒状至柱状，壁多光滑；性孢子器球形；锈孢子器杯状或筒状，锈孢子单胞球形；夏孢子黄褐色，单胞有柄，壁上有小刺。单主或转主寄生。如麦类锈病、玉米锈病。

5. 半知菌亚门

营养体为多分枝繁茂的有隔菌丝体；无性繁殖产生各种类型的分生孢子；多数种类有性阶段尚未发现，少数发现有性阶段的，其有性阶段多属子囊菌，少数为担子菌。如图1-10所示。

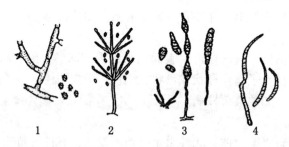

1—丝核菌属的菌丝和菌核；2—轮枝孢属的分生孢子梗和分生孢子
3—链格孢属的分生孢子梗和分生孢子；4—尾孢属的分生孢子梗和分生孢子

图1-10 半知菌亚门真菌

（1）丝核菌属

产生菌核，菌核间有丝状体相连。菌丝多为近直角分枝，分枝处有缢缩。本属为一类重要的寄生性土壤习居菌，主要侵染根、茎，主要引起植物的立枯或猝倒病。如水稻、小麦纹枯病。

（2）轮枝孢属

分生孢子梗直立，分枝，轮生、对生或互生，分生孢子单胞。可以引起多种植物的维管束病害。如大丽轮枝菌引起马铃薯、茄子黄萎病。

（3）链格孢属

分生孢子梗暗褐色不分枝或稀疏分枝，散生或丛生。分生孢子单生或串生，倒棒状，顶端细胞呈喙状，具纵、横隔膜呈砖格状。所致病害如马铃薯早疫病。

（4）尾孢属

分生孢子梗黑褐色，不分枝，顶端着生分生孢子。分生孢子线形，多胞，有多个横隔膜。所致病害有甜菜褐斑病等。

【拓展知识】

显微镜玻片标本的一般制作方法

1. 选择病原物生长茂盛的病害标本，对病原物细小、稀少的标本，可以用放大镜或显微镜寻找。

2. 取擦净的载玻片，中央滴加蒸馏水 1 滴。

3. 从标本上"挑"、"刮"、"拨"或"切"下病原菌，轻轻放到载玻片上的水滴中；再取擦净的盖玻片，从水滴一侧慢慢盖在载玻片上。注意防止产生气泡或交病原菌冲溅到盖玻片外。盖玻片边缘多余的水分可以用滤纸吸去。然后置显微镜下观察。

挑：对标本表面有明显茂密的毛、霉、粉、锈等的病原物，可以用挑针挑下，放到载玻片水滴中。若病原物过于密集，可以用两支挑针轻轻挑开。

刮：对于毛、霉、粉等稀少分散的病原物，可以用三角挑针或小解剖刀在病部顺同一方向刮 2~3 次，将刮下的病原物放到载玻片水滴中。

拨：对半埋生在寄主植物表层下的病原物，可以用挑针将病原物连其周围组织一同拨下，放入水滴中，然后用另一支挑针小心拨去病组织，使病原物完全露出。

切：对埋生在病组织中的病原物，如分生孢子器、子囊壳等，则需作徒手切片。

首先应选择病原物较多的材料，加水湿润后，用刀片或剃刀切成长 2~3cm 的小段，削平切面。切片时左手大拇指和食指的第一关节指弯夹住材料，使之固定不动。为防止刀伤，拇指应略低于食指，并使材料上端超出手指 2~3mm，右手大拇指和食指捏住刀片的右下角，刀口向内，并与材料切面平行，切片前先将材料和刀口上蘸些水，使之切时滑润。左手保持不动，以右手大臂带动前臂，使刀口自外侧在前方向内侧右后方拉切，同时观察切片的进展情况。注意只用臂力而不要用腕力或指关节的力量，不要两手同时拉动，两手不要紧靠身体或压在桌子上，并且动作要敏捷，材料要一次切下，切忌中途停顿或推前拖后作"拉锯"式切割。

过于柔软或微小的材料，难以直接执握手切，可以夹入坚固而易切的夹持物中切。常用的夹持物有去除木质部的胡萝卜根、土豆块茎、接骨木的髓部等。切前先将夹持物切成长方小体，上端削平。然后用手握住夹持物，采用上述方法将夹持物和其中的材料一齐切成薄片，除去夹持物的薄片，便得到材料的薄片。每切下 4~5 片，用毛笔蘸水轻轻沿刀口取下，置盛水的培养皿中，再从中选择带有病原物的薄切片，放到载玻片水滴中。

1.3　植物病原原核生物、病毒及线虫形态观察

1.3.1　植物病原原核生物

原核生物是一类具有原核结构的单细胞微生物。其细胞核无核膜包被，无固定形态，

仅由一条 DNA 分子构成，是一种原始形态的核，简称原核。细胞质中含有 70S 的核蛋白体，但无线粒体、内质网等细胞器。原核生物有许多类群，包括细菌、放线菌和无细胞壁的菌原体等。其中有的细菌和菌原体可以侵染植物引起多种重要病害，如水稻白叶枯病、马铃薯环腐病等，是仅次于真菌和病毒的第三大类病原生物，称为植物病原原核生物。

1. 植物病原原核生物的一般性状

细菌是引起植物病害最多的一类植物病原原核生物。植物病原细菌大多是杆状菌，大小为 $0.5 \sim 0.8 \times 1 \sim 5 \mu m$，少数是球状。大多有鞭毛，着生在菌体一端或两端的称为极鞭，着生在菌体四周的称为周鞭。细菌鞭毛的有无、着生位置和数目是细菌分类的重要依据。如图 1-11 所示。

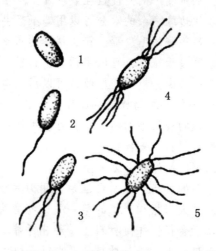

1—无鞭毛；2—单极鞭毛；3—单极多鞭毛；4—双极多鞭毛；5—周生鞭毛

图 1-11 细菌形态及鞭毛

革兰氏染色反应是细菌分类的重要性状。植物病原细菌革兰氏染色反应多为阴性，少数为阳性；依靠细胞膜的渗透作用直接吸收寄主体内的营养；以裂殖方式进行繁殖；可以在普通培养基上培养；大多数为好气性，少数为兼性厌气性；一般在中性偏碱的环境中生长良好。

2. 植物病原原核生物的主要类群

根据目前比较公认的分类系统，植物病原原核生物分属于薄壁菌门、厚壁菌门和软壁菌门。危害植物并引起严重病害的原核生物很多。

（1）薄壁菌门

薄壁菌门有较薄的细胞壁，革兰氏染色反应阴性。

1）欧文氏菌属 周生多根鞭毛，培养基上菌落圆形、隆起、灰白色。如玉米细菌性枯萎病、马铃薯和白菜软腐病。

2）假单胞菌属 极生 1~4 根或多根鞭毛，培养基上菌落圆形、隆起、灰白色，多数有荧光反应。如烟草角斑病、大豆细菌性疫病。

3）黄单胞菌属 极生单鞭毛，培养基上菌落隆起，黏稠，蜜黄色，产生非水溶性色素。如水稻白叶枯病。

4）布克氏菌属 极生 2~4 根鞭毛；培养基上菌落一类光滑、湿润、隆起，另一类粗糙、干燥、低平。如茄科植物青枯病。

5）土壤杆菌属 周生或侧生 1~6 根鞭毛；培养基上菌落圆形、隆起、光滑，灰白至白色。如桃树根癌病。

（2）厚壁菌门

厚壁菌门有较厚的细胞壁，革兰氏染色反应阳性。无鞭毛，培养基上菌落圆形、光滑、凸起，多为灰白色。主要有棒形杆菌属，重要的病原菌有密执安棒形杆菌环腐致病亚种（*C. michisganensis subsp. Sepedonicus*），主要危害马铃薯的维管组织，引起环状维管束组织坏死，即马铃薯环腐病。

（3）软壁菌门

软壁菌门无细胞壁，四周由原生质膜包围，原生质膜厚 8~10nm，不含肽聚糖。主要有引起枣疯病的植原体属和引起柑橘僵化病的螺原体属。

1.3.2 植物病原病毒

植物病原病毒是仅次于真菌的一类重要病原物。病毒是无细胞结构的专性寄生物，其结构简单，主要由核酸和蛋白质组成，故称为分子寄生物。寄生于植物的称为植物病毒。

1. 植物病毒的一般性状

病毒比细菌更小，必须用电子显微镜才能观察到病毒的形态，如图 1-12 所示。形态完整的病毒称为病毒粒体。高等植物病毒粒体主要为杆状、线条状和球状等。其繁殖方式为复制增殖。

病毒作为活体寄生物，在其离开寄主细胞后，会逐渐丧失侵染力。不同种类的病毒对各种物理、化学因素的反应有差异。

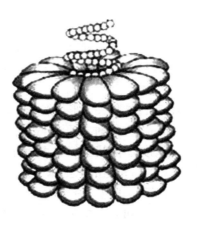

图 1-12 烟草花叶病毒结构示意图

（1）钝化温度（失毒温度）

把含有病毒的植物汁液在不同温度下处理 10 min 后，使病毒失去侵染力的最低温度称为钝化温度，以摄氏度表示。大多数植物病毒钝化温度在 55~70℃ 之间，烟草花叶病毒的钝化温度最高，为 90~93℃。

（2）稀释限点（稀释终点）

稀释限点是指病毒病病株组织汁液保持其侵染能力的最大稀释倍数。各种病毒的稀释限点差别很大，如菜豆普通花叶病毒的稀释限点为 10^3，烟草花叶病毒的稀释限点为 10^6。

（3）体外存活期（体外保毒期）

体外存活期是指在室温 20~22℃下，含有病毒的植物汁液保持侵染力的最长时间。大多数病毒的体外存活期为数天到数月。

（4）对化学因素的反应

病毒对一般杀菌剂如硫酸铜、甲醛的抵抗力都很强，但肥皂等除垢剂可以使病毒的核酸和蛋白质分离而钝化，因此常把除垢剂作为病毒的消毒剂。

2. 重要的植物病毒及所致病害

（1）烟草花叶病毒属

烟草花叶病毒（TMV）为直杆状。寄主范围广，属于世界性分布。依靠植株间的接触、花粉或种苗传播，对外界环境的抵抗力强。引起番茄、马铃薯、辣椒等茄科植物的花叶病。

（2）马铃薯 Y 病毒属

马铃薯 Y 病毒（PVY）为线状。主要以蚜虫进行非持久性传播，绝大多数通过接触传播，个别可以种子传播。大部分病毒有寄主专化性，如马铃薯 Y 病毒主要侵染马铃薯、番茄等茄科植物，可以在茄科植物和杂草上越冬。

（3）黄瓜花叶病毒属

黄瓜花叶病毒（CMV）为球状。主要以蚜虫进行非持久性传播，也可以由汁液接触传播，少数可以由土壤带毒而传播。黄瓜花叶病毒寄主包括十余科上百种植物，且常与其他病毒复合侵染，使病害症状复杂多变。

1.3.3 植物病原线虫

线虫是动物界、线虫门的一类低等动物，种类多，分布广，寄生在植物上可以引起植物线虫病。线虫还能够传播其他病原物，如真菌、病毒、细菌等，加剧病害的严重程度。

1. 植物病原线虫的一般性状

大多数植物病原线虫体形细长，两端稍尖，形如线状，多为乳白色或无色透明，需要用显微镜观察。线虫体长为 0.3~1mm，个别种类可达 4mm，宽为 30~50μm。雌雄同型的线虫雌成虫和雄成虫皆为线形，雌雄异型的线虫雌成虫为柠檬形或梨形，雄成虫为线状，如图 1-13 所示。线虫虫体分唇区、胴部和尾部。虫体最前端为唇区。胴部是从吻针基部到肛门的一段体躯。尾部是从肛门以下到尾尖的一部分。

植物病原线虫一生要经过卵、幼虫和成虫 3 个虫态。卵常为椭圆形，半透明，产在植物体内、土壤中或留在卵囊内；幼虫有 4 个龄期，1 龄幼虫在卵内发育并完成第一次蜕皮，2 龄幼虫从卵内孵出，再经过 3 次蜕皮发育为成虫。植物病原线虫一般为两性生殖，也可以孤雌生殖。

植物病原线虫在土壤中的活动性不强，其主动传播距离非常有限，被动传播是线虫的主要传播方式。在田间主要靠灌溉水传播，远距离传播主要靠种苗及农产品调运，有些线虫也可以通过昆虫传播。植物病原线虫多以幼虫或卵在土壤、田间病株、带病种子（虫

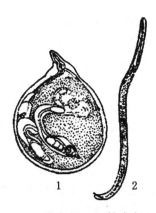

1—雌成虫；2—雄成虫

图 1-13　花生根结线虫

瘿）和无性繁殖材料、病残体等场所越冬。在寒冷和干燥条件下还可以休眠或滞育的方式长期存活。

2. 植物病原线虫的主要类群

目前全世界正式报道的植物病原线虫有 260 多个属，5700 多种。农业生产上重要的属有：

（1）粒线虫属

雌、雄虫均为蠕虫型，虫体肥大，较长。多数种类寄生在禾本科植物的地上部，在茎、叶上或者破坏子房形成虫瘿。如小麦粒线虫病。

（2）茎线虫属

雌、雄虫均为蠕虫形，虫体纤细。可以危害地上部的茎、叶和地下的根、鳞茎和块根等，有的可以寄生于昆虫和蘑菇等。该类线虫的危害症状是组织坏死，有的可以在根上形成肿瘤。如水稻茎线虫、甘薯茎线虫病。

（3）异皮线虫属

异皮线虫属又称为胞囊线虫属，为植物根和块根的寄生物。雌雄异型，雌虫膨大呈柠檬状、梨形，雄虫为蠕虫型。如大豆胞囊线虫、水稻胞囊线虫。

（4）根结线虫属

雌雄异型，雌虫膨大呈梨形，雄虫为蠕虫型。危害植物后，受害的根部肿大，形成瘤状根结。如花生根结线虫。

1.4　植物病害诊断

1.4.1　植物病害的诊断步骤

1. 田间观察

观察病害在田间的分布规律，如病害是零星的随机分布，还是普遍发病，有无发病中心等，这些信息常为人们分析病原提供必要的线索。进行田间观察，还需注意调查询问病史，了解病害的发生特点、种植的品种和生态环境。

2. 症状观察

即对植物病害标本作全面的观察和检查，尤其是对发病部位、病变部分内外的症状作详细的观测和记载。应注意对典型病征及不同发病时期的病害症状的观察和描述。从田间采回的病害标本要及时观察和进行症状描述，以免因标本腐烂影响描述结果。有的无病征的真菌病害标本，可以进行适当的保湿后，再进行病菌的观察。

3. 采样检查

肉眼观察到的仅是病害的外部症状，对病害内部症状的观察需对病害标本进行解剖和镜检。同时，绝大多数病原生物都是微生物，必须借助显微镜才能鉴别。因此，诊断不熟悉的植物病害时，室内检查鉴定是不可缺少的必要步骤。采样检查的主要目的，在于识别有病植物的内部症状，确定病原类别，并对真菌性病害、细菌性病害以及线虫所致病害的病原种类做出初步鉴定，进而为病害确诊提供依据。

4. 病原物的分离培养和接种

有些病害在病部表面不一定能找到病原物，同时，即使检查到微生物，也可能是组织死亡后长出的腐生物，因此，病原物的分离培养和接种是植物病害诊断中最科学、最可靠的方法。

按柯赫氏法则进行，即首先分离病原菌，并进行扩大培养，获得接种材料，再将病原菌接种到相同的健康植物体上，在被接种的植物上又产生了与原来病株相同的症状，再从接种的发病植物上重新分离获得该病原菌，即可确定接种的病原菌就是该种病害的致病菌。

5. 提出适当的诊断结论

最后应根据上述各步骤得出的结果进行综合分析，提出适当的诊断结论，并根据诊断结论提出或制定防治对策。

植物病害的诊断步骤不是一成不变的。具有一定实践经验的专业技术人员，根据病害的某些典型特征，即可鉴别病害，而不需要完全按上述复杂的诊断步骤进行诊断。当然，对某种新发生的或不熟悉的病害，严格按上述步骤进行诊断是必要的。随着科学技术的不断进步，血清学诊断、分子杂交和 PCR 技术等许多新的分子诊断技术已广泛应用于植物病害的诊断，尤其是植物病毒病害的诊断。

1.4.2 植物病害的诊断要点

1. 非侵染性病害

非侵染性病害主要是由不适宜的环境因子所引起的。不良的环境因子种类繁多，但大体上可以从发病范围、病害特点和病史几方面来分析。下列几点有助于诊断其病因。

（1）病害突然大面积成片发生，没有从点到面扩展的过程。发病时间短，只有几天，大多是由大气污染、三废污染或气候因子异常所致，如冻害、干热风、日灼。

（2）只限于某一品种发生。生长不良或有系统性的症状一致的表现，多为遗传性障碍所致。

（3）有明显的枯斑或灼伤。枯斑或灼伤多集中植株某一部位的叶或芽上，无既往病史。大多是由于农药或化肥使用不当所致。

（4）出现明显的缺素症状。多见于老叶或顶部新叶。

2. 侵染性病害

侵染性病害中，除了病毒、类病毒、类菌原体、类立次氏体等引起的病害没有病征外，真菌、细菌及寄生性种子植物等引起的病害，既有病状又有病征，可以作为诊断的依据。

（1）真菌性病害的诊断

真菌性病害的被害部位迟早都产生各种病征，如各种色泽的霉状物、粉状物、绵毛状物、小黑点（粒）、菌核、菌索、伞状物等，依照这些特征或病征上的子实体形态，即可进行病害诊断。对病部不易产生病征的真菌病害，可以用保湿培养镜检法缩短诊断过程。即摘取植物的病器官，用清水洗净，于保湿器皿内，适温 22～28℃培养 1～2 昼夜，促使真菌产生子实体，然后进行镜检，对病原做出鉴定。有些病原真菌在植物病部的组织内产生子实体，从表面不易观察，需用徒手切片法，切下病部组织作镜检。还有的真菌病害，病部无明显病征，保湿培养及徒手切片均未见到病菌子实体，则应进行病原的分离、培养及接种试验，才能做出准确的诊断。

（2）细菌性病害的诊断

植物细菌病害的症状有斑点、条斑、溃疡、萎蔫、腐烂、畸形等。症状共同的特点是病状多表现急性坏死型，病斑初期呈半透明水渍状，边缘常有褪绿的黄晕圈。气候潮湿时，从病部的气孔、水孔、皮孔及伤口处溢出黏稠状菌脓，干后呈胶粒状或胶膜状。腐烂型的细菌病害，一个重要的特点是腐烂的组织黏滑，且有臭味；萎蔫性细菌病害，剖开病茎，可见维管束变褐色，或切断病茎，用手挤压，可出现混浊的液体。所有这些特征，都有助于细菌性病害的诊断。切片镜检有无"喷菌现象"是简单易行，又可靠的诊断技术，即剪取一小块（4mm²）新鲜的病健交界处组织，平放在载玻片上，加蒸馏水一滴，盖上盖玻片后，立即在低倍镜下观察。如果是细菌病害，则在切口处可以看见大量细菌涌出，呈云雾状。在田间，用放大镜或肉眼对光观察夹在玻片中的病组织，也能看到云雾状细菌溢出。此外，革兰氏染色、血清学检验和噬菌体反应等也是细菌病害诊断和鉴定中常用的快速方法。

（3）病毒病害的诊断

植物病毒病多为系统性发病，少数局部性发病。病毒病的特点是有病状没有病征，多呈花叶、黄化、畸形、坏死等。病状以叶片和幼嫩的枝梢表现最明显。病株常从个别分枝或植株顶端开始，逐渐扩展到植株其他部分。此外还有以下特点：

1）田间病株多是分散、零星发生，没有规律性，病株周围往往发现完全健康的植株。

2）有些病毒是接触传染的，在田间分布比较集中。

3）不少病毒病靠媒介昆虫传播。若靠活动力弱的昆虫传播，病株在田间的分布就比较集中；若初侵染来源是野生寄主上的虫媒，在田边、沟边的植株发病比较严重，田中间的植株发病较轻。

4）病毒病的发生往往与传毒虫媒活动有关系。田间害虫发生严重，病毒病也严重。

根据以上特点观察比较后，必要时可以采用汁液摩擦接种、嫁接传染或昆虫传毒等接种试验，有的还可以用不带毒的菟丝子作桥梁传染，少数病毒病可以用病株种子传染，以证实其传染性，这些是诊断病毒病的常用方法。确定病毒病后，要进行寄主范围、物理特性、血清反应等试验，以确定病毒的种类。

（4）类菌原体和类立克次氏体病害的诊断

其所致病害的病状为矮缩、丛枝、枯萎、叶片黄化、扭曲、花变绿变叶等，多数为黄化型系统性病害。这些病害表现的症状较难与植物病毒病害相区别。可以采用以下两种方法：

1）电子显微镜观察

用电子显微镜对病株组织或带毒媒介昆虫的唾腺组织制成的超薄切片检查有无类菌原体和类立克次氏体的存在。

2）治疗试验

对受病组织施用四环素和青霉素。对青霉素抵抗能力强，而用四环素后病状消失或减轻的，病原为类菌原体，施用四环素和青霉素之后症状都消失或减轻的，为类立克次氏体。

（5）线虫病害的诊断

线虫多数引起植物地下部发病，受害植株大多表现缓慢的衰退症状，很少急性发病，发病初期不易发现。通常是病部产生虫瘿、肿瘤、茎叶畸形、扭曲、叶尖干枯、须根丛生及植株生长衰弱，似营养缺乏症状。此外，可以将虫瘿或肿瘤切开，挑出线虫制片或做成病组织切片镜检。有些线虫不产生虫瘿和根结，从病部也比较难看到虫体，就需要采用漏斗分离法或叶片染色法检查，根据线虫的形态特征，寄主范围等确定分类地位。必要时可以用虫瘿、病株种子、病田土壤等进行人工接种。

1.5 植物病害的发生与流行

1.5.1 病原物的寄生性与致病性

1. 病原物的寄生性

病原物的寄生性是指病原物从活的寄主体内获得营养的能力。病原物的寄生性有强弱之分。

（1）专性寄生物

专性寄生物只能从活的寄主细胞中获得营养，也称为活体寄生物。寄主植物的细胞和组织死亡后，寄生物也停止生长和发育。所有植物病毒、寄生性种子植物、寄生性植物线虫、病原真菌中的霜霉菌、白粉菌和锈菌等都是专性寄生物。

（2）非专性寄生物

非专性寄生物以寄生生活为主，但也有一定的腐生能力，在某些条件下，可以营腐生生活，也称为半活体寄生物。绝大多数植物病原真菌和病原细菌都是非专性寄生物。它们的寄生能力也有强弱之分，强寄生物的寄生性仅次于专性寄生物，大多数真菌和叶斑性病原细菌属于这一类。许多子囊菌的无性阶段寄生能力较强，可以在旺盛生长的寄主体上营寄生生活；而有性阶段寄生能力弱，可以在衰老死亡的寄主组织上营腐生生活。弱寄生物一般也称为死体寄生物，它们的寄生性较弱，只能在衰弱的活体寄主植物或处于休眠状态的植物组织或器官上营寄生生活。如引起猝倒病的腐霉菌和瓜果腐烂的根霉菌及引起腐烂的细菌等，它们生活史中的大部分时间是营腐生生活的。

2. 病原物的致病性

病原物的致病性是病原物对寄主的破坏和引起病害的能力。

致病性和寄生性既有区别又有联系。专性寄生物或强寄生物对寄主细胞和组织的直接破坏性小，所引起的病害发展较为缓慢，如果寄主细胞或组织死亡，对病原物生长反而不利；而多数非专性寄生物对寄主的直接破坏作用很强，可以很快分泌酶或毒素杀死寄主的细胞或组织，而后从死亡的组织和细胞中获得营养。

病原物对寄主植物的致病性，首先是夺取寄主的营养物质，致使寄主生长衰弱；其次是分泌各种酶和毒素，使植物组织中毒进而消解、破坏组织和细胞，引起病害；有些病原物还能分泌植物生长调节物质，干扰植物的正常激素代谢，引起生长畸形。

植物病原真菌、细菌、病毒、线虫等在其种内致病性存在差异。依据其对寄主属的专化性可以区分为不同的专化型；同一专化型内又根据对寄主种或品种的专化性分为生理小种。病毒称为株系，细菌称为菌系。

1.5.2　寄主植物的抗病性

1. 植物的抗病性

植物的抗病性是指寄主植物抵抗或抑制病原物侵染的能力。不同植物对病原物抗病能力的表现有差异。

（1）寄主植物对病原物侵染的反应

1）高抗（免疫）　病原不能与寄主建立寄生关系，或即使建立了寄生关系，由于寄主的抵抗作用，使侵入的病原物不能扩展或死亡，在寄主上不表现肉眼可见的症状。

2）抗病　病原物侵染寄主，建立寄生关系，但由于寄主的抵抗，病原物被局限在很小的范围内，繁殖受到抑制，寄主表现轻微症状，危害不大。

3）耐病　寄主植物遭受病原侵染后，虽症状较重，但由于寄主本身的补偿作用，对其生长发育，尤其是对产量和品质影响较小。

4）感病　寄主植物受病原物侵染后发病严重，其生长发育、产量、品质影响显著，甚至引起局部或全株死亡。

5）避病　寄主植物本身是感病的，但由于形态、物候或其他方面的特性而避免发病。

（2）植物抗病性的类型

1）垂直抗病性和水平抗病性

垂直抗病性是指一个植物品种只对病原物的某些生理小种起作用。水平抗病性是指一个植物品种对相应病原物的所有生理小种都起作用。

垂直抗病性多数是由单基因或寡基因控制的，因而对生理小种是专化的，一旦遇到致病力不同的新小种时就会丧失抗病性而变成高度感病，其抗病性水平高，稳定性不如水平抗病性。水平抗病性多数是由多基因控制的，一般不存在生理小种对寄主的专化性，因而较为稳定持久，但在育种过程中不易选择。

2）个体抗病性和群体抗病性

个体抗病性是指植物个体遭受病原物侵染所表现出来的抗病性。群体抗病性是指植物群体在病害流行过程中所显示的抗病性。即在田间发病后，能有效地推迟流行时间或降低流行速度，以减轻病害的严重度。在自然界中，个体抗病性间虽仅有细微差别，但作为群体，在农业生产中却有很大的实用价值。群体抗病性是以个体抗病性为基础的，却又包括更多的内容。

3）阶段抗病性和生理年龄抗病性

在植物个体发育中，常因发育阶段的生理年龄不同，抗病性有很大差异。一般植物在幼苗期由于根部吸收和光合作用能力差，细胞组织柔嫩，抗侵染能力弱，极易发生各种病害。进入成株期，植物细胞及各部分器官日趋完善，同时，生命力旺盛，代谢作用活跃，抗病性显著增强。到繁殖阶段，营养物质大量向繁殖器官输送，植物趋于衰老，其抗病性下降。

2. 植物的抗病性机制

植物抗病性有的是植物本身所具有的物理结构和化学物质在病原物侵染时形成的结构抗性和化学抗性，称为被动抗病性。如植物的表皮毛不利于形成水滴，也不利于真菌孢子接触植物组织；角质层不利于病原菌侵入；植物表面气孔的密度、大小、构造及开闭习性等常成为抗侵入的重要因素；木栓层是植物块茎、根和茎等抵抗病原物侵入的物理屏障；植物体内的某些酚类、单宁和蛋白质可以抑制病原菌分泌的水解酶。

在病原物侵入寄主原有的防御结构后，寄主植物会从组织结构、细胞结构、生理生化方面表现出一系列主动的防御反应，称为主动抗病性。如病原物的侵染常引起侵染点周围细胞的木质化和木栓化；植物受到病原物侵染的刺激产生植物保卫素，对病原菌的毒性强，可以抑制病原菌的生长等。

1.5.3　植物侵染性病害的侵染过程

1. 侵染过程

病原物的侵染过程是指病原物侵入寄主到寄主发病的过程。包括侵入前期、侵入期、潜育期和发病期。

（1）侵入前期

侵入前期是指病原物与寄主植物的感病部位接触，并产生侵入机构为止的阶段。

（2）侵入期

侵入期是指病原物从侵入到与寄主建立寄生关系的阶段。

1）病原物的侵入途径

病原物必须通过一定的途径进入植物体内，才能进一步发展而引起病害。各种病原物的侵入途径主要有伤口、自然孔口和直接侵入。病毒只从伤口侵入；细菌可以从伤口和自然孔口侵入；大部分真菌可以从伤口和自然孔口侵入，少数真菌、线虫、寄生性植物可以从表皮直接侵入。

2）影响侵入的环境条件

病原物侵入所需外界条件，首先是湿度，主要是指植物体表的水滴、水膜和空气湿度。细菌只有在水滴、水膜覆盖伤口或充润伤口时才能侵入；绝大多数真菌的孢子都必须吸水才能萌发，雨、雾、露在植物体表形成水滴或水膜是它们侵入的首要条件。其次是温度，真菌、细菌和线虫的侵入还受温度的影响和制约，尤其以真菌为最。一般来说，藻状菌、霜霉菌等所需温度偏低，而半知菌、白粉菌及锈菌的夏孢子所需温度较高。湿度影响孢子能否萌发和侵入，温度则影响孢子萌发和侵入的速度。

（3）潜育期

潜育期是指病原物侵入寄主后建立寄生关系到出现明显症状的阶段。潜育期是病原物在植物体内进一步繁殖和扩展的时期，也是寄主植物调动各种抗病因素积极抵抗病原危害的时期。各种病害的潜育期长短不一，最长的如小麦散黑穗病，头年小麦扬花时侵入，病菌潜育于带菌种子内部，种子发芽则潜育于麦苗内部，直到小麦抽穗时才显露症状，潜育期长达一年；短的如玉米小斑病、马铃薯晚疫病，接触入侵后两天左右即可见到褪绿或水渍状病斑。

潜育期的长短与温度及寄主植物的抗病力具有密切的关系。

（4）发病期

发病期是指植物出现明显症状后病害进一步发展的阶段。是病原物大量产生繁殖体，加重危害或开始流行的时期。如病原真菌在受害部位产生孢子，细菌会产生菌脓。病原物产生繁殖体也需要适宜的温度、湿度条件。对许多病原真菌来说，孢子生成需要一定的条件，主要是湿度，如多种霜霉病只有在相对湿度饱和或接近饱和时才能产生孢子，形成霉层和霜霉状物；若天气干燥，特别是高温干燥，病部虽出现褪绿、发黄或黑褐色病斑，但其上并无孢子形成；待遇高湿后，再产生孢子。

马铃薯晚疫病发生在潮湿凉爽的条件下多为大型病斑，且在病斑上出现白色霉轮（病原菌的孢子梗和孢子）；而在干燥条件下则病斑扩展很慢，也不生霉轮。

2. 植物病害的侵染循环

侵染循环是指侵染性病害从一个生长季节开始发生，到下一个生长季节再度发生的过程。侵染循环包括病原物的越冬（或越夏）、传播、初侵染和再侵染等环节。

（1）病原物的越冬或越夏

病原物绝大多数是在寄主植物体上寄生的，植物生长期结束或收获后，病原物能否顺利度过寄主休眠期将影响到下一个生长季病害的发生情况。病原物以寄生、休眠、腐生等方式越冬或越夏，而越冬或越夏后的病原物也是植物在生长季内最早发病的初侵染来源。越冬、越夏的场所，或与寄主共存，或脱离寄主而潜于土壤、肥料、病株残体、转主寄主、野生寄主中，具体如下：

1）田间病株及残体

被病原物侵染的植物只要能够越冬或越夏，本身就会成为其寄生物的越冬或越夏场所。如冬小麦在秋苗阶段被锈菌、白粉菌或黑穗病菌侵染后，病菌会以菌丝体在寄主体内越冬，夏季在小麦被收割以后，遗留在田间的麦粒会萌发形成自生麦苗，冷凉地区的自生麦苗会成为锈菌、白粉菌等的越夏场所。

病株残体包括寄主植物的秸秆、根、茎、枝、叶、花、果实等残余组织。绝大部分的非专性寄生的真菌和细菌可以腐生的方式在残体上存活一段时期。某些专性寄生的病毒也可以随病株残体休眠。但残体腐烂分解后，病原物也将随之死亡。

2）种子、苗木和其他繁殖材料

种子、苗木等繁殖材料是多种病原物重要的越冬或越夏场所。其他繁殖材料是指种子、苗木以外的各种繁殖材料，如块根、块茎、鳞茎、接穗等。使用这些繁殖材料时，不仅植物本身发病，它们还会成为田间的发病中心，造成病害的蔓延；繁殖材料的远距离调运还会使病害传入新区。

3）土壤和粪肥

多种病原物可以休眠或腐生的形式在土壤中存活。如鞭毛菌的休眠孢子囊和卵孢子、黑粉菌的冬孢子、线虫的胞囊等，可以在干燥土壤中长期休眠。在土壤中腐生的真菌和细菌，可以分为土壤寄居菌和土壤习居菌两类。土壤寄居菌的存活依赖于病株残体，当病残体腐败分解后它们不能单独存活在土壤中，绝大多数寄生性强的真菌、细菌属于此类；土壤习居菌对土壤适应性强，可以独立地在土壤中长期存活和繁殖，其寄生性都较弱，如腐霉属、丝核属和镰孢霉属真菌等，均在土壤中广泛分布，常引起多种植物的幼苗死亡。植物的枯枝落叶、野生杂草等是堆肥、垫圈和沤肥的好材料，因此病原物可以随各种残体混入肥料，或者虽然经过牲畜消化，但仍能保持生活力而使粪肥带菌。而粪肥未经充分腐熟，就可能成为初侵染来源增加病害发生的可能性。

4）昆虫

有些病毒可以在传毒的昆虫体内越冬。

5）温室或储藏窖内

有些病原物可以在温室内生长的作物上或窖内储存的农产品中越冬。

环境条件对病原物的越冬、越夏有明显的影响。冬季低温多湿不利于一般真菌和细菌越冬，而暖冬和积雪相对有利于锈菌越冬。夏季的高温、潮湿、多雨，可以加速病残体腐解，不利于病残体中的病原物越夏。越冬和越夏是病原物生活史中的薄弱环节，也是采取防治措施的有利时机，例如种苗消毒、清除病残、铲除野生寄主、治理介体昆虫、翻耕土壤、增施有机肥等。

（2）病原物的传播

病原物传播的方式，有主动传播和被动传播之分。如许多真菌有强烈的放射孢子的能力，又如具有鞭毛的游动孢子、细菌可以在水中游动，线虫和菟丝可以主动寻找寄主，但其活动的距离十分有限。自然条件下以病原物被动传播为主。

1）气流传播

真菌产孢数量大、孢子小而轻，气流传播最为常见。气流传播的距离远，范围大，容易引起病害流行。如小麦条锈病、小麦白粉病等。

2）水流传播

病原物通过雨水、灌溉水、露水、飞溅雨水等而扩散传播。如多种真菌的游动孢子、病原细菌都能随水流或雨滴传播。在土壤中存活的病原物，如苗期猝倒病和立枯病等还可以随灌溉水传播。

3）人为传播

人们在从事各种农事操作活动中，常导致病原物传播。如使用带病的种苗会将病原体带入田间；在育苗移栽、打顶、去芽等农事操作中，手和工具会将病菌由病株传播至健株上；种苗及农产品的调运都可以将病原物进行远距离传播。

4）昆虫和其他介体传播

昆虫等介体的取食和活动也可以传播病原物。如蚜虫、叶蝉等刺吸式口器的昆虫可以传播大多数病毒病害和植原体病害；咀嚼式口器的昆虫可以传播真菌病害；线虫可以传播细菌、真菌和病毒病害；鸟类可以传播寄生性植物的种子；菟丝子可以传播病毒病等。

（3）初侵染和再侵染

病原物越冬或越夏后，在植物新的生长季节首次引起植物发病的过程称为初侵染。在同一生长季内，由初侵染所产生的病原物通过传播引起的所有侵染皆称为再侵染。有些病害只有初侵染，没有再侵染，如黑粉病等；有些病害不仅有初侵染，还有多次再侵染，如小麦锈病、马铃薯晚疫病等。对于只有初侵染的病害，设法减少或消灭初侵染来源，即可获得较好的防治效果；对再侵染频繁的病害不仅要控制初侵染，还必须采取措施防止再侵染，才能有效地控制病害的发生和流行。

1.5.4　植物病害的流行

1. 植物病害流行的概念

一种病原物在大面积植物群体中短时间内传播，并侵染大量寄主个体的现象称为植物病害流行。由于自然因素、化学防治和其他控制措施的应用，大多数流行病或多或少有着地区局限性。在发病频率上，有些地区的条件经常有利于某种或若干种病害发生，虽然不是每年流行，但经常流行，这种地区称为常发区；偶然流行的地区称为偶发区。在地理范围上，多数病害是局部地区流行，称为地方流行病，如一些细菌、线虫引起的土壤病害，在田间传播距离有限；而一些由气流传播的病原物，就可以被传播较远，如锈病发生面积可达数省，称为广泛流行病。

2. 植物病害流行的主要因素

植物病害的发生必须具备寄主、病原、环境三个基本条件。而病害需要上述三方面因素都十分有利才行，三者同等重要，缺一不可。

（1）大量致病性强的病原物

病原物的致病性强、数量多并能有效传播是病害流行的原因。病毒病还与蚜虫等介体的发生数量有关。从外地传入的新病原物，由于栽培地区的寄主植物对其缺乏适应能力，从而表现出极强的侵染力，往往造成病害的流行。

（2）大面积种植单一的感病寄主植物

种植感病品种是病害流行的先决条件。感病寄主植物的数量和分布是病害是否流行以及流行程度的基本因素。感病寄主群体越大，分布越广，病害流行的范围越大，危害越重。尤其是大面积种植单一的感病品种，会造成病害流行的潜在威胁，易引起病害的流行。

（3）适宜的环境条件

强致病性病原和感病寄主同时存在是病害流行最基本的条件，只有环境条件同时有利于病害发生，病害流行才可能发生。在环境条件方面，最为重要的是气象因素，如温度、湿度、降水、光照等。这些因素不仅对病原物的繁殖、侵入、扩展造成直接的影响，而且也影响寄主植物的抗病性。此外，耕作栽培条件，如轮作或连作、种植密度、水肥管理等，土壤物理化学性质和土壤微生物群落等，与局部地区病害的流行也有密切关系。

植物病害的流行都是三方面因素综合作用的结果。但由于各种病害发病规律不同，每种病害都有各自的流行主导因素。病害流行的主导因素是可变化的。如相同栽培条件和相同气象条件下，品种的抗性是主导因素；已采用抗性品种且栽培条件相同的情况下，气象条件就是主导因素；相同品种、相同气象条件下，肥水管理就是主导因素。

【拓展知识】

植物病原物的分离培养

1. 植物病原真菌的分离培养

植物病原真菌的分离可以分为组织分离法和稀释分离法两种，在病组织上产生大量孢子的病原真菌以及病原细菌的分离都可以用稀释分离法。植物病原真菌的分离培养常采用组织分离法，该方法的基本原理是创造一个适合真菌生长的无菌营养环境，诱导染病植物组织中的病原真菌菌丝体向培养基上生长，从而获得病原真菌的纯培养。

（1）材料选择　选择新近发病的典型症状植株、器官或组织，洗净，晾干，取病健交界处部分切成 3~5mm 见方小块用做分离材料。若材料已经严重腐败，无法进行常规分离培养，可以采用接种后再分离的方法，即将病组织作为接种材料，直接接种在健康植株或离体植物材料上，待其发病后再从病株或病组织上进行分离培养。

（2）工具消毒、灭菌　先打开超净工作台通风 20min 以上，用 70% 酒精擦拭手、台面和工作台出风口进行消毒，分离用的容器和镊子用 95% 酒精擦洗后经火焰灼烧灭菌。分离也可以在室内空气相对静止的台面上进行，方法是在台面上铺一块湿毛巾，其他操作与超净工作台上相同。

（3）培养皿准备　取灭菌培养皿一个，置于湿纱布上，在皿盖上注明分离日期、材料和分离人姓名。

（4）平板 PDA 制作　将待用的三角瓶 PDA 培养基置微波炉中熔化，取出摇匀，在超净工作台上经无菌操作，将培养基倒入已灭菌的培养皿中，摇匀，静置台面冷却即成。在倒培养基时不要让三角瓶瓶口接触培养皿壁，以免培养基黏附在皿壁上，引起污染。

（5）材料消毒　将分离材料放入 70% 酒精中浸数秒钟后，迅速倒去，紧接着用 0.1% 升汞液消毒 1~3min，然后放入灭菌水中连续漂洗三次。也可以用漂白粉精片（1~2 片），研磨后加灭菌水 10ml，消毒 5~10min。果实、块茎和枝秆等组织内部的病原菌可以用脱脂棉蘸 70% 酒精涂拭病部表面，通过火焰烧去表面酒精，重复进行 2~3 次。最后用灭菌的滤纸吸干材料上的水。

（6）材料移入平板 PDA　用无菌操作法将材料移至平板 PDA 培养基上，每培养皿内可以分开放置多块分离材料。

（7）培养　将培养皿放入塑料袋中，扎紧袋口，置恒温箱内培养，室温、黑暗条件下或置室内阴暗处培养 3~4d 后观察结果。

（8）转管保藏　若分离成功，可见在分离材料周围长出真菌菌落，在无污染菌落的边缘挑取小块菌组织，在无菌操作下移入新的 PDA 平板上培养数日，再用单孢分离法或单菌丝分离法获得单孢（单菌丝）培养物，将这些单孢（单菌丝）培养物在无菌条件下移到试管斜面 PDA 培养基上，待菌丝长满整个斜面，将试管放入冰箱中作低温保藏，这样就获得了植物病原真菌的纯培养。

为避免污染，以上操作一般需在无菌室内的超净工作台上严格按无菌操作要求进行。无菌操作的要点是所有接种工具都必须经高温灭菌或灼烧，与培养基接触的瓶口等处应经火焰灼烧，操作时应在酒精灯火焰附近进行，以保证管口、瓶口或培养皿开口所处空间无菌，要求动作轻快，屏住呼吸，尽量减少空气流动而造成的污染。

对植物病原真菌的分离，最常用的方法是组织分离法，其他方法往往是根据实际情况在此基础上所作的改良或小变动。如分离肉质材料可以简化消毒步骤，用 70% 酒精擦拭表面，用灭菌镊子撕开表皮，直接镊取肉质材料置平板 PDA 上培养。在分离过程中，可以在每 10ml 培养基中加入 3 滴 25% 乳酸，使大部分细菌受到抑制，以减少细菌污染，且不影响真菌的生长。

2. 植物病原细菌的分离培养

植物病原细菌的分离最常用的方法是稀释分离法和画线分离法。在进行分离之前，首先应对病材料作细菌学初步诊断，即经过镜检确认有喷菌现象以后，才对该病组织作分离。在病原细菌的分离培养中，材料的选择及表面消毒都与病原真菌的分离培养基本相同。

（1）稀释分离法

①取灭菌培养皿三个，平放在湿纱布上，分别编号（1、2、3），并注明日期、分离材料及分离者姓名。

②用灭菌吸管吸取灭菌水，在每一培养皿中分别注入 0.5~1.0ml 灭菌水。切取约 4mm 见方的小块病组织，经过表面消毒和无菌水冲洗 3 次后，移至第 1 个培养皿的水滴中，用灭菌玻棒研碎并让组织碎块在水中浸泡 15~20min（在灭菌培养皿中研碎并浸泡），让细菌充分释放到灭菌水中成为细菌悬浮液再进行稀释分离。

③配制不同稀释度的细菌悬浮液。用灭菌移植环从第一个培养皿中移植 3 环细菌悬浮液到第二个培养皿中，混合后再从第二个培养皿中移植 3 环到第三个培养皿中。每次移菌前，灭菌移植环均需在酒精灯火焰上烧过。

④将熔化的琼脂培养基冷却至 45℃ 左右，分别倒在三个培养皿中，摇动使培养基与稀释的菌液充分混匀，平置冷却凝固。

⑤将培养皿翻转后放入恒温箱（26~28℃）中培养，3~4d 后观察菌落生长情况。

⑥获纯培养后，从菌落边缘挑取菌丝块移入斜面培养 3~4d 后，放入冰箱保存。

要获得纯净培养，一般需经 3 次稀释分离（重复 3 次），当培养物高度一致时才能作为纯培养的菌种保存。

（2）平板画线分离法

①制备细菌悬浮液。

②画线　用灭菌移植环蘸取细菌悬浮液在干燥的培养基平板表面画线。先在平板的一侧顺序画 3~5 条线，再将培养车转 60°。画过第一次线后的接种环应放在火焰上烧过，冷却后直接在第一次画线的末端向另一方向画 3~5 条线，将移植环经火焰灼烧，灭菌后再画第三次、第四次线。也有其他画线形式，如四分画线和放射状画线等，其目的都是使细菌分开形成分散的菌落。

③作标记 在培养皿盖上标明分离材料名称、日期和分离者姓名等。

④培养及结果观察 将分离后的培养皿翻转，放入塑料袋中，扎紧袋口，置于26~28℃恒温箱中培养，2~3d后观察有无细菌生长，在哪些地方有单菌落生长出来。

仔细挑取细菌的单菌落移至试管斜面，同时再用灭菌水把单菌落细菌稀释成悬浮液作第二次画线分离。若两次画线分离所得菌落形态特征都一致，且与典型菌落特征相符，即表明已获得纯培养，最好要经过连续三次单菌落的分离。确保纯化。

画线分离法的关键是要待平板表面没有水滴凝结才能画线，否则细菌将在冷凝水中流动而影响形成单个分散的菌落。为加快消除冷凝水，可以将平板培养基在37℃的温箱中放置1~2d，或者在无菌条件下将培养皿的盖子打开，翻转培养皿斜靠在盖上，在50℃的干燥箱中干燥30min。

3. 植物病原线虫的分离

大部分植物寄生线虫只危害植物根部，有些还是植物根内寄生的，少数可危害地上茎、叶、花果。从有病植物材料中和土壤中分离线虫的方法很多，这些方法各有优缺点，常用的方法有漏斗分离法、浅盘分离法、漂浮分离法等。现只介绍植物病原线虫的基本分离方法。

（1）直接观察分离法

将线虫寄生的植物根部或其他可视部位放在解剖镜下，用挑针直接挑取虫体观察，或在解剖镜下用尖细的竹针或毛针将线虫从病组织中挑出来，放在载玻片水滴中作进一步观察和处理。

（2）漏斗分离法

漏斗分离法操作简单、方便，适于分离植物材料和土壤中较为活跃的线虫。一般是选用一只口径为10~15cm的塑料漏斗，下接一段长5~10cm带有弹簧夹的乳胶管，漏斗放置在木架或铁环上，漏斗内盛满清水，病植物材料或土样用双层纱布包扎好，慢慢浸入清水中，浸泡24h后样品中线虫因喜水而从材料中游到水中，并因自身重量逐渐沉落到漏斗底部的橡皮管中，慢慢放出5ml管中水样于离心管中，在1500r/min的离心机中离心3min，倾去上层水液，将底部沉淀物连同线虫一起倒在表面皿或计数皿中，在解剖镜下计数，然后将线虫挑至装有固定液的小玻管中备用。样品材料也可以用一网筛搁置在漏斗口上，使水面能淹没材料，线虫也可以游离出来并沉降到底部。

分离植物材料中的线虫，还可以用组织捣碎机捣碎少量植物材料，再将捣碎液顺序通过20~40目、200~250目和325目的网筛，可以观察最后两个网筛，从中挑取线虫，或者将残留物取出，再用漏斗法分离。

第2章 农业昆虫识别

2.1 昆虫形态特征观察

昆虫是生物界已知物种最多的生物类群之一。昆虫属于动物界，节肢动物门，昆虫纲，是动物界中最大的类群。昆虫种类多，分布广，适应性强。目前，地球上已知昆虫超过100万种。它们遍布于人类所能到达的每一个地方。

昆虫体躯由许多体节组成，相邻体节间由节间膜连接，虫体可以借此自由活动。成虫身体分为头、胸、腹三个体段，各体段着生不同功能的附器、附肢，如图2-1所示。整体被一层坚韧的体壁所包围，故此昆虫称为"外骨骼"动物。

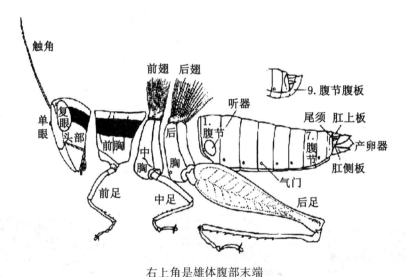

右上角是雄体腹部末端

图 2-1　中华稻蝗外形模式图（自堵南山）

昆虫虽千姿百态、种类繁多，但在它们的成虫阶段都具有共同的基本外部形态特征。了解昆虫的外部形态、结构特征是识别昆虫和治理害虫的基础。

2.1.1 昆虫纲特征

昆虫身体左右对称，成虫体躯明显地分为头、胸、腹三个体段；头部有口器，1对触角，1对复眼，通常有1~3个单眼；胸部由3个体节组成，有3对胸足，一般有两对翅；腹部多由9~11个体节组成，末端具有外生殖器，有的还有1对尾须；中、后胸及腹部

1~8 节两侧各有 1 对气门，是昆虫呼吸器官在体外的开口；昆虫由卵到成虫要经过变态。

2.1.2 昆虫的头部及主要附器

头部是昆虫体躯的第一个体段。头壳坚硬呈半球形，由沟和缝划分为若干区。头的前方部分称为额，额的下方部分称为唇基，额的上方部分称为头顶，额的两侧部分称为颊，头顶之后称为后头。头部通常着生有 1 对触角，1 对复眼，1~3 个单眼和口器，是感觉和取食的中心，如图 2-2 所示。

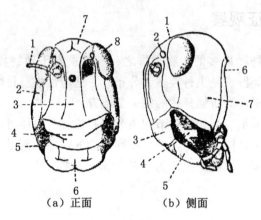

（a）正面　1—触角；2—颊；3—额；4—唇基；5—上颚；6—上唇；7—头顶；8—复眼
（b）侧面　1—头顶；2—单眼；3—唇基；4—上颚；5—上唇；6—后头；7—颊

图 2-2　昆虫头部构造图

1. 昆虫的头式

昆虫种类多，取食方式各异，取食器官在头部着生的位置各不相同。根据口器在头部着生的位置，昆虫的头式可以分为三种类型，如图 2-3 所示。

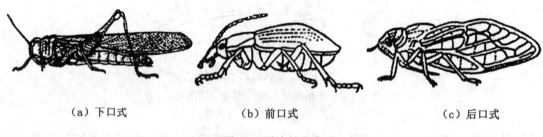

（a）下口式　　　　　　（b）前口式　　　　　　（c）后口式

图 2-3　昆虫的头式

（1）下口式　口器着生在头部下方，与身体的纵轴垂直。这种头式适于取食植物性的食料，多为植食性昆虫所有，如蝗虫、螽斯等。

（2）前口式　口器着生在头部前方，与身体的纵轴几乎平行。这种头式，适于潜食和钻蛀、捕食其他昆虫等。多为捕食性昆虫或蛀食性昆虫所有，如步行虫和钻蛀性蛾类幼虫等。

（3）后口式 口器向后伸，贴在身体的腹面，与身体纵轴成锐角。这种头式适于刺吸植物汁液。多为刺吸式口器昆虫所有，如叶蝉、蚜虫等。

2. 头部的附器

（1）触角 触角着生于两复眼之间的触角窝内。是昆虫的主要感觉器官，有利于昆虫觅食避敌、求偶和寻找产卵场所。触角基部第一节称为柄节，第二节称为梗节，以后各节统称为鞭节，如图2-4所示。触角上有许多感觉器，与神经系统相连接，是信息接收和传递的主要器官，在昆虫觅食、求偶和产卵活动中起着重要作用，少数昆虫的触角还具有帮助呼吸、抱握作用。

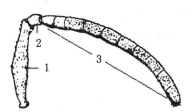

1—柄节；2—梗节；3—鞭节

图 2-4 昆虫触角的模式构造图

昆虫种类、性别不同，则具有不同的触角类型，如图 2-5 所示。可以根据触角的类型辨别昆虫的种类和性别，为害虫的测报和防治提供依据。

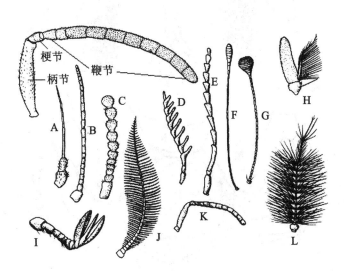

A—刚毛状（蜻蜓）；B—丝状（飞蝗）；C—念珠状（白蚁）；D—栉齿状（绿豆象）；
E—锯齿状（天牛）；F—球杆状（粉蝶）；G—锤状（长角蛉）；H—具芒状（家蝇）；
I—鳃片状（金龟甲）；J—双栉齿状（樟蚕蛾）；K—膝状（蜜蜂）；L—环毛状（库蚊）

图 2-5 昆虫触角类型

（2）眼 眼是昆虫的视觉器官，在取食、栖息、群集、避敌、决定行动方向等活动中，起着重要的作用。昆虫的眼有复眼和单眼之分。

1）复眼 1对，位于头顶两侧，复眼由许多小眼组成。复眼主要分辨物体的形象和颜色。

2）单眼 成虫的单眼多为3个，呈倒三角形，位于两复眼之间。单眼主要分辨光线的强弱和方向。单眼的有无、数目、排列和着生的位置是鉴别昆虫种类的重要特征。

（3）口器 口器是昆虫的取食器官。由于取食方式和食物的类型不同，昆虫口器的类型变化很大。但主要类型为咀嚼式和刺吸式口器。

1）咀嚼式口器 由上唇、上颚、下颚、下唇、舌等5个部分组成，如图2-6所示。危害植物时，常造成孔洞、缺刻，甚至吃光叶片。有的潜食叶肉，有的蛀入果实或种子内钻蛀危害。如蝗虫、黏虫及多种蝶、蛾类幼虫。防治这类口器的害虫，常用胃毒剂喷洒在植物表面或制成固体毒饵，害虫取食时，将食物与有毒物质同时摄入体内，发挥杀虫作用。

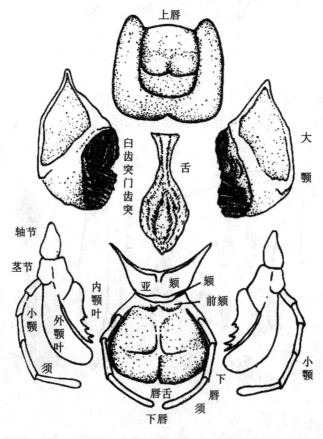

图 2-6 中华稻蝗的口器（自堵南山）

2）刺吸式口器 由咀嚼式口器演化而来。上唇退化成三角形小片，下唇延长成管状的喙，上下颚特化为口针，如图2-7所示。取食时，上下颚口针交替刺入植物组织内吸取植物汁液，使植物出现斑点，卷曲、皱缩、虫瘿等现象。如蚜虫、叶蝉、飞虱等。对于这类口器的害虫，选用内吸性杀虫剂防治效果好。

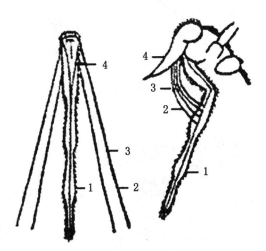

1—喙；2—上颚口针；3—下颚口针；4—上唇

图 2-7　昆虫的刺吸式口器

　　观察蜜蜂的嚼吸式口器，蝶、蛾类的虹吸式口器，蝇类的舐吸式口器等其他口器类型。了解昆虫口器类型和取食特点，有助于判别田间害虫类别。同时，还可以针对不同口器类型的特点，选用适宜的农药进行防治。如防治咀嚼式口器害虫可以用胃毒剂施于植株表面，或制成毒饵，使其取食后中毒致死；防治刺吸式口器害虫，可以选用能被植物吸收并传导的内吸剂施于植物上，使其吸食含毒汁液而中毒死亡。

2.1.3　昆虫的胸部及其附器

　　胸部是昆虫的第二个体段，由 3 个体节组成，依次称为前胸、中胸和后胸。每个胸节的侧下方各生有 1 对分节的足。多数昆虫在中胸和后胸侧方还各有 1 对翅，依次称为前翅和后翅。足和翅都是昆虫的运动器官，所以，胸部是昆虫的运动中心。

　　1. 胸足

　　昆虫的胸足由基部向端部依次称为基节、转节、腿节、胫节、跗节和前跗节。一般前跗节由爪和中垫组成，如图 2-8 所示。由于昆虫的生活环境和活动方式不同，胸足的形态和功能发生了相应的变化，形成了不同的类型，如图 2-9 所示。如椿象、步甲的足，适宜在物体表面行走，称为步行足；蝼蛄的前足适宜挖土，称为开掘足；蝗虫、跳甲后足腿节发达善跳，称为跳跃足；龙虱、划蝽的后足扁平，具长毛，用于划水，称为游泳足；螳螂、猎蝽等捕食性的天敌昆虫，前足特化为捕捉足；蜜蜂利于授粉，其后足演变为携粉足。了解昆虫胸足的构造和类型，对于识别昆虫的种类、推断栖息场所、生活习性和危害方式，防治害虫，保护和利用益虫具有重要意义。

　　2. 翅

　　翅是昆虫的飞行器官。翅的发生，使昆虫在觅食、求偶、避敌和扩大地理分布方面获得强大的生存竞争力。

　　翅一般为膜质透明的薄片，有气管固化成纵横的翅脉。翅多呈三角形，有 3 条边，3

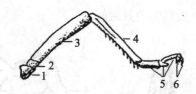

1—基节；2—转节；3—腿节；4—胫节；5—跗节；6—前跗节

图 2-8　昆虫足的基本构造

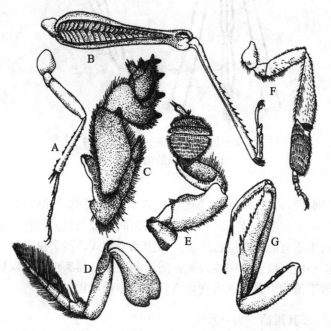

A—步行足（步行虫）；B—跳跃足（蝗虫）；C—开掘足（蝼蛄）；
D—游泳足（龙虱）；E—抱握足（雄龙虱后足）；F—携粉足（蜜蜂）；G—捕捉足（螳螂）

图 2-9　昆虫足的类型

个角，3 条褶，把翅划分为 4 个区，如图 2-10 所示。翅的 3 条边分别称为前缘、后缘和外缘。翅与昆虫身体相连的角称为肩角，前缘与外缘所成夹角称为顶角，外缘与后缘所成夹角称为臀角。了解昆虫翅的结构和特征及翅脉的排序，在识别昆虫中具有重要的意义。

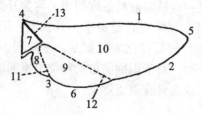

1—前缘；2—外缘；3—内缘；4—肩角；5—顶角；6—臀角；7—腋区；
8—轭区；9—臀区；10—臀前区；11—轭褶；12—臀褶；13—基褶

图 2-10　昆虫翅的构造及分区

昆虫由于长期适应特殊生活环境的需要，使得翅的质地、形状和功能发生了相应的变化，形成了不同的类型。如甲虫的前翅变成坚硬的角质，称为鞘翅。蝽类的前翅基半部革质，端半部膜质，称为半翅。蚊蝇类后翅退化成平衡棒，仅留 1 对前翅，称为双翅。蝶蛾类昆虫，在膜质透明的翅面，覆有鳞片，称为鳞翅。蝗虫、蝼蛄等前翅革质化，称为复翅，如图 2-11 所示。

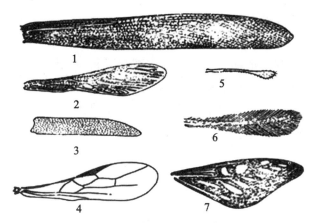

1—覆翅；2—半鞘翅；3—鞘翅；4—膜翅；5—平衡棒；6—缨翅；7—鳞翅

图 2-11　昆虫翅的类型

2.1.4　昆虫的腹部及其附器

腹部是昆虫体躯的第三个体段，通常由 9~11 个体节组成。腹部 1~8 体节两侧有气门，腹腔内着生有内部器官，末端有尾须和外生殖器。腹部是昆虫新陈代谢和生殖的中心。

1. 外生殖器

雌性外生殖器就是产卵器，位于第 8~9 节的腹面，主要由背产卵瓣、腹产卵瓣、内产卵瓣组成，如图 2-12 (a) 所示。雄性外生殖器就是交尾器，位于第 9 节腹面，主要由阳具和抱握器组成，如图 2-12 (b) 所示。了解昆虫外生殖器的形态和构造是识别昆虫种类和性别的重要依据。

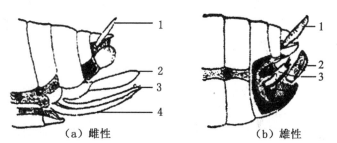

（a）雌性　　　　　　　（b）雄性

（a）雌性（1—尾须；2—背产卵瓣；3—内产卵瓣；4—腹产卵瓣）；

（b）雄性（1—尾须；2—抱握器；3—阳具）

图 2-12　昆虫外生殖器

2. 尾须

尾须是着生于昆虫腹部第 11 节两侧的 1 对须状构造，分节或不分节，具有感觉作用。

2.1.5　昆虫的体壁

体壁是昆虫骨化了的皮肤，包被于虫体之外，类似于高等动物的骨骼。昆虫体壁的功能是支撑身体、着生肌肉、保护内脏、防止体内水分过度蒸发和外部水分、微生物和有害物质的侵入。还能接受外界刺激，分泌各种化合物，调节昆虫的行为。

1. 体壁的构造和衍生物

（1）体壁的构造　昆虫的体壁由底膜、皮细胞层和表皮层 3 部分组成。皮细胞层是活细胞层，表皮层和底膜是它的分泌物。底膜为 1 层紧贴皮细胞层下的薄膜。表皮层由外向内分为上表皮、外表皮和内表皮，图 2-13 所示。体壁的主要特性：延展性、坚硬性、不透性。都来自于表皮。

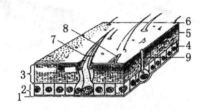

1—底膜；2—皮细胞层；3—表皮层；4—内表皮；5—外表皮；

6—上表皮；7—刚毛；8—表皮突起；9—皮细胞腺

图 2-13　昆虫体壁的构造

体壁的分层结构、化学组成和特性如下：

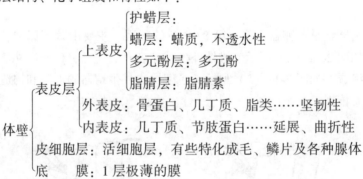

（2）体壁的衍生物　昆虫体壁常向外突出，形成外长物，如棘、刚毛、刺、距、鳞片等。体壁向内凹入，特化出各种腺体，如涎腺、蜡腺、毒腺、臭腺等。

2. 体壁的构造与害虫防治的关系

了解昆虫体壁的构造和特性可以采取相应的措施，破坏体壁的结构，提高化学防治效果。实践证明，在杀虫剂中加入脂溶性化学物质或在粉剂中加入惰性粉破坏体壁的不透性，可以提高药剂的防治效果。

【拓展知识】

体视显微镜的使用

体视显微镜又称为双筒解剖镜，有连续变倍和转换物镜两种。其结构都是由底座、支柱、镜体、目镜套筒及目镜、物镜、调焦螺旋、紧固螺丝、载物台等组成。

1. 操作步骤

（1）根据所观察的标本，选择好台板（观察透明标本时，选用毛玻璃台板；观察不透明标本，选用黑白台板），并将观察物放置在载物台中心。

（2）确定放大倍数，然后松开紧固螺丝，用手稳住升降支架或托住镜身，慢慢拉出或压入升降支架，调节镜体的高度，至初步看到观察物时，再拧紧紧固螺丝，固定镜身。选择适当的放大倍率，换上所需的目镜（10×或20×）。若在80×以下观察，则可取下2×大物镜，其有效工作距离为70～100mm，若加上2×大物镜，放大倍率可达160×，则有效工作距离为25～35mm。

（3）先用低倍目镜和物镜观察，转动调焦螺旋，使左侧目镜能看到清晰的物像，如果右侧目镜的像不清晰，则可以转动目镜调焦环，使之得到与左侧目镜同样清晰的物像，这样就看到了具有立体感的清晰的物像，调焦工作基本完成。必要时还可以调节两个大镜筒，改变目镜间距离，使其更适合双眼观察。调焦螺旋升降有一定范围，当拧不动时，不能强拧，以免损坏阻隔螺丝和齿轮。

（4）若需改用高倍镜进行细致观察，可以将观察部分移至视野中心，通过转动变倍调节圈，改变变倍物镜的放大倍率来达到。变倍物镜的放大倍率可以在读数圈上读取，按照读数圈上的指示更换放大倍数。放大总倍数=读数圈指示值×目镜倍数，若使用2倍大物镜则应将以上倍数再乘以2。

2. 注意事项

（1）每次观察完毕，应及时降低镜体，取下载物台面上的观察物，将台面擦拭干净，按要求放入镜箱内。取放镜体时，必须一手紧握支架，一手托住底座，保持镜身垂直，轻拿轻放。

（2）仪器应避免阳光直射、高温、潮湿、灰尘和酸碱气体的腐蚀。

（3）操作时应避免污物或手指弄污镜头，镜头上的污迹会严重影响影像的观察。镜面若有污物，可以用脱脂棉蘸少量二甲苯轻轻擦拭。镜面的灰尘可以用擦镜纸擦拭。齿轮滑动槽面等转动部分的油脂若因日久形成污垢或硬化影响螺旋转动灵活时，可以用二甲苯将陈脂除去，再擦少量无酸凡士林润滑油，但注意油脂不可接触光学零件，以免损坏。

2.2　昆虫变态类型及不同发育阶段的虫态观察

2.2.1　昆虫变态类型观察

昆虫从卵到成虫阶段所经过的一系列外部形态、内部器官和生活习性变化的现象称为变态。昆虫常见的变态类型有完全变态和不完全变态。

1. 不完全变态

昆虫一生中只经过卵、若虫、成虫三个阶段。若虫与成虫的外部形态和生活习性很相似，仅个体的大小、翅的长短、性器官发育程度等方面存在着差异。如蝗虫、蝽象、叶蝉等均属于此类。

2. 完全变态

昆虫一生中经过卵、幼虫、蛹、成虫4个阶段称为完全变态。幼虫与成虫在外部形态、内部器官、生活习性和活动行为方面都有很大差别。如蝶、蛾和甲虫类昆虫。

2.2.2　卵的观察

卵是一个大型细胞，外面是一层坚硬的卵壳，起保护作用。其表面常有各种花纹和突起。一般农业昆虫的卵，大小在0.5~2mm之间，大者如某些蟊斯的卵，可长达40mm；小者如寄生蜂卵，仅0.02mm。卵的形状、大小、产卵方式及场所随昆虫种类不同有很大变化，如图2-14所示。

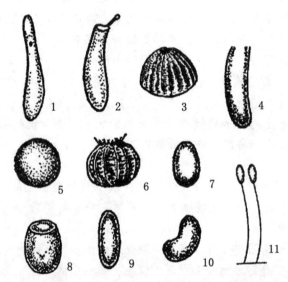

1—长茄形（飞虱）；2—袋形（三点盲蝽）；3—半球形（小地老虎）；4—长卵形（蝗虫）；
5—球形；6—篓形；7—椭圆形（棉蚜）；8—桶形（椿象）；9—长椭圆形（豆芫菁）；
10—肾形（棉蓟马）；11—有柄形（草蛉）

图2-14　昆虫卵的类型

昆虫的产卵方式也有差别。有单粒散产的，有多粒产在一起成为卵块的。蝗虫的卵块则包在分泌物所造成的泡沫塑料袋内，对卵起保护作用。昆虫的产卵场所也因虫而异，多数是产在植物枝叶的表面。有的产在寄主植物组织内，有的则产在土壤中，如蝼蛄。此外，有些体内寄生蜂的卵，产在其他昆虫的卵、幼虫、蛹或成虫体内。

卵从母体产下到卵孵化所经历的时期称为卵期。卵期是昆虫个体发育的第一个阶段，是一个静止虫期。卵壳有保护作用，成虫产卵具有各种保护习性。卵期进行药剂防治效果差。但掌握害虫产卵习性，可以结合农事操作进行防治。如摘除卵块等就是有效防治措施。

2.2.3　幼虫的观察

幼虫破壳而出的现象称为孵化。从孵化到化蛹所经历的时期称为幼虫期。幼虫期是昆虫一生中主要取食危害的时期，也是防治的关键时期。初孵幼虫取食生长到一定阶段受体壁限制，必须脱去旧皮，才能继续生长的现象，称为蜕皮。脱下的旧皮称为"蜕"。幼虫每蜕一次皮，体重、体积、食量都显著增加。幼虫每两次蜕皮之间的时期称为龄期，其虫态称为龄。从卵孵化到第一次蜕皮，为 1 龄幼虫，以后每蜕 1 次皮就增加 1 龄。虫龄的计算是蜕皮次数加 1。

初孵幼虫体小，壁薄，常群集取食，对药剂抵抗力弱。随着龄期的增加，虫体的食量增大，危害加剧，对药剂抵抗力增强。药剂防治幼虫的关键时期是低龄期，特别是在 3 龄前施药可以收到理想的效果。

1. 全变态幼虫的观察　全变态昆虫的幼虫根据足的有无和数目的多少，将幼虫分为无足型（完全无足）、寡足型（只有三对胸足，无腹足 ）和多足型（有三对胸足，两对以上腹足）3 种类型，如图 2-15 所示。

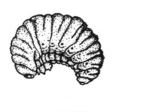 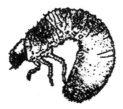 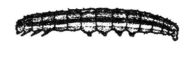

（a）无足型　　　　　　　（b）寡足型　　　　　　　（c）多足型

图 2-15　昆虫幼虫的类型

观察蝇类和象甲的无足型幼虫；瓢虫、金龟甲、步甲的寡足型幼虫；蝶蛾类多足型幼虫的形态。

2. 不全变态若虫的观察　不全变态的幼体和成虫的外部形态相似，仅个体的大小、翅及生殖器官发育程度不同，称为若虫期。观察蝗虫、椿象、叶蝉等若虫的形态。

2.2.4　蛹的观察

末龄幼虫蜕去最后 1 次皮变为蛹的现象，称为化蛹。由幼虫变为成虫所经历的时期，称为蛹期。蛹期是一个静止虫态，其内部进行着剧烈的代谢活动，御敌和抗逆能力差，自身要求相对稳定的环境完成由幼虫到成虫的转变过程。老熟幼虫常寻找安全场所化蛹，如树皮下，裂缝中，枯枝落叶下，土缝中都是昆虫化蛹的场所。蛹期是开展综合治理的良好时期。如耕翻晒垡，淹水，修枝等措施都能收到较好的防治效果。

昆虫蛹的类型有离蛹（触角、足、翅等附肢与蛹体分离，有的还可以活动）、被蛹（触角、足、翅等紧紧贴在蛹体上，表面只能隐约见其形态）和围蛹（蛹体被幼虫最后蜕下的皮形成桶形外壳所包围，里面是离蛹）3 种，如图 2-16 所示。

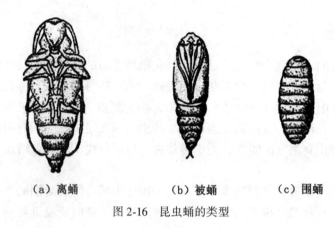

（a）离蛹　　　　　（b）被蛹　　　　　（c）围蛹

图 2-16　昆虫蛹的类型

2.2.5　成虫的观察

完全变态昆虫的蛹或不完全变态昆虫的若虫蜕去最后 1 次皮变为成虫的过程称为羽化。羽化后的虫态为成虫。成虫期是由蛹羽化或末龄若虫蜕皮变为成虫到死亡所经历的时间。成虫期是昆虫个体发育的最后阶段，是交配、产卵、繁殖后代的生殖期。

有些昆虫羽化后，性器官已经发育成熟，口器退化，不再取食即可交配产卵，不久便死亡。大多数昆虫羽化后，需要继续取食以满足性器官发育对营养的需要，称为补充营养。了解昆虫对补充营养的不同要求，可以进行化学诱杀，把害虫防治在产卵之前。

成虫由羽化至交配产卵常有一定的间隔期。从羽化到第一次交配时的间隔期，称为交配前期。从羽化到第一次产卵时的间隔期，称为产卵前期。从第一次产卵到产卵终止的间隔期，称为产卵期。有的昆虫除雌、雄第一性征不同外，在体形、体色及生活行为等第二性征方面也存在着差异的现象，称为性二型现象。如小地老虎雄蛾触角栉齿状，雌蛾为丝状；介壳虫雌虫无翅，定居，雄虫有翅能飞。昆虫同种同性别存在着两种或两种以上的个体类型，称为多型现象。如蚜虫雌虫有有翅型和无翅型之分；稻飞虱雌虫有长翅型和短翅型之分。

2.3　昆虫的主要生物学特性

2.3.1　昆虫的生殖

自然界中绝大多数种类的昆虫属于雌、雄异体，常见的生殖方式有两性生殖，孤雌生殖、多胚生殖、卵胎生殖等。

1. 两性生殖

昆虫的大多数种类进行两性生殖。即通过雌、雄交配、受精、产生受精卵，再发育成新个体。如蝗虫、蝶、蛾类等。

2. 孤雌生殖

不通过雌、雄交配，或卵未经过受精而产生新的个体。这种生殖方式称为孤雌生殖，又称为单性生殖。

有些昆虫没有雄虫或雄虫极少，完全或基本上以孤雌生殖进行繁殖，称为永久性孤雌生殖，如蓟马、介壳虫、粉虱等。另一些昆虫则两性生殖和孤雌生殖交替，进行 1 次或多次孤雌生殖后，再进行 1 次两性生殖，称为周期性孤雌生殖。如许多蚜虫，从春季到秋季，连续 10 多代都是孤雌生殖，一般不产生雄蚜，而在冬季来临前才出现雄蚜，雌、雄交配后产下受精卵越冬。孤雌生殖对昆虫的广泛分布和适应恶劣环境，起着重要的作用。

3. 多胚生殖

由一个卵产生 2 个或更多个胚胎的生殖方式，从而形成多个幼体。如小蜂、小茧蜂、姬蜂等寄生蜂多以这种方式繁殖。多胚生殖是昆虫对活体寄生的适应。

4. 卵胎生殖

卵在母体内孵化后直接产生出小幼体的生殖方式。最常见的如蚜虫。这种生殖方式对卵有一定的保护作用。

2.3.2　昆虫的世代和年生活史

1. 昆虫的世代

昆虫自卵或幼虫离开母体到性成熟为止的个体发育周期，称为世代。各种昆虫或同种昆虫在不同的地区，世代的长短及 1 年中发生的世代数不尽相同。如大豆食心虫 1 年发生 1 代，黏虫、螟虫 1 年发生多代；17 年蝉等是多年发生 1 代。在 1 年多代的昆虫中，由于发生期和产卵期长，在同一时期内，前后世代常相互重叠，不同虫态并存的现象，称为世代重叠。计算昆虫的世代以卵期为起点。1 年发生多代的昆虫，依先后顺序称为第 1 代，第 2 代……凡是上一年未完成生活周期，第二年继续发育为成虫，一般称为越冬代。

2. 昆虫的年生活史

昆虫由当年越冬虫态开始活动起，到第二年越冬结束为止的发育过程，称为年生活史。昆虫年生活史包括昆虫的越夏、越冬虫态、世代数、生活习性和栖息场所。昆虫 1 年中发生的世代数以及各世代、各虫态的历期，常用图表的方式来表示。

3. 休眠和滞育

昆虫在生活周期中，常发生生长发育和生殖暂时停止的现象。这种现象多发生在严冬和酷暑来临之前，分别称为越冬或越夏。从生理上可以区分为休眠与滞育。

（1）休眠

由于不良环境条件引起昆虫生长发育暂时停止的现象，称为休眠。当不良环境消除时，就可以恢复生长发育。引起昆虫休眠的环境因素主要是温度和湿度。在温带和寒带地区，低温是引起昆虫休眠的主要原因。

（2）滞育

由于环境条件和昆虫遗传特性支配，造成昆虫生长发育暂时停止的现象，称为滞育。当昆虫进入滞育后，即使给予适宜的外界条件，也不会立即恢复生长发育，必须通过一定的刺激因素和时间才能解除滞育状态。引起昆虫滞育的外界环境因素主要是光周期、温度和食料等。引起或解除昆虫滞育的内部生理机制主要是内激素的作用。

2.3.3 昆虫的主要习性

由于外界环境条件的刺激与内部生理活动的复杂联系，使昆虫获得了赖以生存的生物学特性，即昆虫的习性。昆虫的习性包括昆虫的活动和行为。昆虫主要习性有食性、趋性、假死性、群集性、迁飞和扩散等几个方面。

1. 食性

昆虫在长期的演化过程中，形成了对食物的特殊要求，称为食性。根据食物的性质不同，昆虫的食性可以分成 5 类。

（1）植食性　以活的植物为食料。包括绝大多数农业害虫和少部分益虫。如蝗虫、蚜虫、家蚕等。

（2）肉食性　以活的动物为食料。大多数是天敌昆虫。如瓢虫、赤眼蜂等。

（3）粪食性　以动物的粪便为食料。如蜣螂。

（4）腐食性　以死的动植物组织及腐败物质为食料。如某些金龟甲、蝇类幼虫等。

（5）杂食性　既以动物性也以植物性食物为食料。如胡蜂、芫菁等。

根据取食范围的广窄，昆虫食性又可以分为：

（1）单食性　以一种植物或动物为食料。如三化螟、澳洲瓢虫等。

（2）寡食性　以同属、同科或近缘科的几种植物为食料。如二化螟、菜粉蝶等。

（3）多食性　以多科的植物或动物为食料。如小地老虎、草蛉等。

2. 趋性

昆虫对外界刺激产生的定向反应称为趋性。凡是向着刺激来源方向运动的称为正趋性，背避刺激来源方向运动的称为负趋性。按照刺激物的性质，趋性可以分为趋光性、趋化性和趋温性。

（1）趋光性

趋光性是昆虫视觉器官趋向光源而产生的反应行为。一般夜出性的夜蛾、螟蛾等对灯光为正趋光性；而蜚蠊经常藏于黑暗场所，见光便躲，称为负趋光性。一般短波光对昆虫诱集性强。虫情测报用的黑光灯就是根据这个原理制成的。

（2）趋化性

趋化性是昆虫通过嗅觉器官对于化学物质的刺激而产生的反应行为。如菜粉蝶趋向在含芥子苷的十字花科植物上产卵；糖、酒、醋混合液可以诱集地老虎。许多昆虫在交配前分泌性外激素，引诱同种异性交配。农业生产中利用害虫的趋化性进行食饵或性引诱剂诱杀害虫。

（3）趋温性

昆虫是变温动物，其体温随所在环境而改变。当环境温度变化时，昆虫就趋向适宜它生活的温度条件，这就是昆虫的趋温性。如地下害虫蝼蛄等随土温的变化而升降，冬季入深土层，春季又到土表危害植物的种子和根。

3. 假死性

假死性是昆虫受到外界刺激产生的一种抑制性反应。如小地老虎幼虫、多种叶甲，当受到触及和震动，立即坠地假死。农业生产中可以利用假死性进行震落捕杀害虫。

4. 群集性

同种昆虫的个体高密度地聚集在一起的习性称为昆虫群集性。有些昆虫终身群集在一起，而且成群向一个方向迁移，称为永久性群集，如飞蝗。还有些昆虫只在某一虫态和某一段时间内群集在一起，之后便分散，称为临时性群集，如黏虫、瓢虫等。了解昆虫的群集性，可以为集中防治害虫提供可靠依据。

5. 迁飞与扩散

某些昆虫在成虫期有成群地从一个发生地长距离迁移到另一个发生地的特性，称为迁飞性。如东亚飞蝗、稻纵卷叶螟等。有些昆虫在条件不适或营养恶化时，由一个发生地近距离向另一个发生地迁移的特性，称为扩散。如多种蚜虫、螨等。了解昆虫迁飞与扩散规律，对害虫的测报与防治具有重要意义。

2.4　昆虫发生与环境的关系

研究昆虫与环境之间相互关系的科学，称为昆虫生态学。构成昆虫生活环境的因素，称为生态因素。依其性质可以分为气候因素、生物因素、土壤因素及人为因素。

2.4.1　气候因素对昆虫的影响

1. 温度

昆虫是变温动物，其体温的变化决定于周围环境的温度。故环境温度对昆虫的生长发育和繁殖都具有极大影响。

（1）昆虫对温度的反应

昆虫的生长发育，都要求一定的温度范围，称为有效温区，一般为 8~40℃。其中最适昆虫生长发育和繁殖的温度范围，称为最适温区，一般为 22~30℃。最适温区不是昆虫生长发育最快的温度范围，而是指对种的生存和繁殖最有利的温度。有效温区的下限，是昆虫开始生长发育的起点，称为发育起点温度，一般为 8~15℃。在有效温区的上限，昆虫因高温而生长发育被抑制，称为临界高温度，一般为 35~45℃。在临界高温以上或发育起点以下，昆虫常因温度过高或过低而越夏或越冬，分别称为停育高温区和停育低温区。当温度恢复到有效温区范围内时，昆虫仍可恢复生长发育。若温度再升高或再降低，昆虫因过热或过冷而死亡，称为致死高温区或致死低温区，通常为 45℃ 以上或 −15℃ 以下。

（2）有效积温法则及应用

在有效温区内，昆虫的发育速度与温度呈正相关。温度越高，发育速度越快，发育所需天数越少。昆虫完成 1 个虫期或世代所需的天数与同期内的有效温度的乘积是 1 个常数，这一常数被称为有效积温。反应温度与发育速度间相互关系的法则，称为有效积温法则，用公式表示为

$$K = N(T - C) \text{ 或 } N = K/(T - C) \tag{2-1}$$

式中，K 为积温常数；N 为发育日数；T 为实际温度；C 为发育起点温度。

有效积温法则在昆虫研究中的应用很广泛，但在实际应用中有一定局限性，在应用时要注意各种因素对昆虫生长发育的综合影响。

①推算某种昆虫在某地可能发生的世代数

$$世代数 = \frac{某地全年有效积温总和}{该地某虫完成 1 代所需的有效积温} \qquad (2-2)$$

②预测害虫的发生期 用公式 $N = K/(T - C)$。

③控制昆虫发育速度 人工繁殖利用寄生蜂防治害虫时，按释放日期的需要，可以根据公式计算出室内饲养寄生蜂所需要的温度，通过调节温度来控制寄生蜂的发育速度，在适当的时期释放。用公式

$$T = C + K/N \qquad (2-3)$$

2. 湿度和降水

湿度实质上是水的问题。水是虫体的组成成分和生命活动的重要物质与媒介。不同种类昆虫或同种昆虫的不同发育阶段，对水的要求不同。湿度主要影响昆虫的成活率、生殖力，从而影响昆虫种群的消长。降雨可以直接影响昆虫种群的数量变化。降雨次数、时间、强度对害虫发生量影响很大。

在自然界中，温度与湿度总是同时存在，相互影响并综合作用于昆虫。对于一种昆虫来说，适宜的湿度范围常因温度的变化而变化，适宜的温度范围也会因湿度的变化而变化。只有在温度、湿度条件都适宜的条件下，才有利于昆虫的发生和发育。

3. 光照

光的性质、光的强度、光周期对昆虫生命活动都有影响，主要影响昆虫的活动与行为，起信号作用。昆虫的可见光区偏于短波光。许多昆虫对紫外光有正趋性，利用黑光灯诱杀害虫，就是这个道理。昆虫的昼夜活动节律就是光强度对昆虫活动和行为的影响。如短日照的来临，预示着冬季即将到来，对某些昆虫越冬滞育起信号作用。

4. 气流

气流主要影响昆虫的迁移和扩散。如蚜虫能借气流传播到很远的地方。黏虫、稻飞虱能借助大气环流远距离迁飞。暴风雨不但影响昆虫的活动，还造成小型昆虫或低龄幼虫大量死亡。气流还可以通过影响大气温度和湿度，而影响昆虫的生命活动。

2.4.2 生物因素对昆虫的影响

生物因素包括食物因素和天敌因素。

1. 食物因素

（1）食物对昆虫的影响

食物的种类、数量和质量可以直接影响昆虫的生长、发育和繁殖。食物数量充足、质量高，昆虫取食后生长发育快，生殖力强，自然死亡率低。当食物数量不足或质量不高时会导致昆虫种群中个体的大量死亡或引起种群中个体的大规模迁移。同种植物的不同器官，不同生育期，由于其组成成分差异较大，对昆虫的作用也不相同。据此，在农业生产实践中可以采取合理的栽培技术措施，恶化害虫的食料条件，创造有利于益虫发育和繁殖的条件，有效地防治害虫。

（2）食物链及食物网

生物通过取食和被取食，形成一条链状食物关系的现象，称为食物链。食物链有许多分支，形成网状的食物关系，称为食物网。在食物网中，各种生物都按一定的作用和比

重，占据一定的位置，相互依存和制约，达到动态平衡。食物链中任何一个环节的变化，都会造成整个食物链的连锁反应，改变整个食物链的组成。在农业生产中，人为地改变害虫的食物条件，或引进新的天敌种类，都可以改变整个食物链的组成，达到防治害虫的目的。

（3）植物抗虫性

植物对昆虫的取食危害所产生的抵抗反应，称为植物的抗虫性。植物的抗虫性机制分为排趋性、抗生性和耐害性 3 类。

①排趋性　植物不具备引诱昆虫产卵或取食的化学物质或物理性状，或昆虫的发生期与植物的生育期不吻合，阻碍了昆虫对植物的选择，使植物全部或局部避免于害的特性。

②抗生性　植物被取食后不能全面满足昆虫的营养需要或者含有对昆虫有毒的物质，昆虫取食后会导致发育不良，寿命缩短，生殖力下降，甚至死亡的特性。

③耐害性　有些植物被昆虫取食后，自身具有很强的补偿能力，可以减轻被害损失的特性。

2. 天敌因素

害虫在自然界的生物性敌害，通称为天敌。天敌因素主要影响害虫种群数量的消长。

（1）天敌昆虫

包括捕食性与寄生性两类。捕食性天敌昆虫种类很多，如螳螂、瓢甲、步甲、虎甲、草蛉等。寄生性天敌昆虫主要是寄生蜂与寄生蝇等。天敌昆虫在害虫生物防治中已发挥了巨大作用。

（2）昆虫病原微生物

昆虫在生长发育过程中，常因致病微生物的侵染而生病死亡。能使昆虫致病的病原微生物主要是真菌、细菌、病毒等。如白僵菌、蚜霉菌、杀螟杆菌、核多角体病毒等，在农业生产中应用越来越广泛。

（3）其他有益动物如蜘蛛、两栖类，鸟类、禽类等都是食虫动物，很好地保护和利用它们，能有效地防治农业害虫。

2.4.3　土壤因素对昆虫的影响

土壤是昆虫的一个特殊生态环境。土壤温度、湿度、物理结构和化学特性，直接影响土栖昆虫的分布、成活和活动。土壤是昆虫越冬、越夏的重要场所。生活在土壤中的昆虫的活动会随土层深度的变化而出现较大的变化。灌水或雨水会造成土壤耕层水分暂时过多，可以迫使昆虫向下迁移或大量出土，甚至可以造成不活动虫态死亡。

2.4.4　农业生产活动对昆虫的影响

农业生产活动对昆虫的影响是很复杂的，主要从三个方面影响昆虫。

1. 改变一个地区昆虫的组成

农业生产中，人类频繁地调运种子、苗木，可能会将一些当地从未发生过的害虫调入，或者有目的地引进天敌昆虫，都会使当地昆虫组成发生变化。

2. 改变昆虫生存环境

如兴修水利，改变耕作制度，选用抗虫品种，中耕除草，施肥灌溉，整枝打杈等农业措施，改变了昆虫生长发育的环境条件，创造了不利于害虫生存而有利于天敌和作物生长发育的条件，达到控制害虫的目的。

3. 直接控制害虫

为保护农作物不受或少受害虫的危害，常用农业的、化学的、物理的、生物的方法，直接或间接地消灭害虫，达到既控制害虫种群数量，保证农业生产安全，又保护环境的目的。

2.5　昆虫的内部器官与防治的关系

昆虫的生命活动和行为与其内部器官的生理功能关系十分密切。了解昆虫的内部生理是科学地制定控害措施的基础。

昆虫的内部器官包括消化器官、呼吸器官、生殖器官、神经器官、排泄器官、分泌器官等。其中消化器官、呼吸器官、生殖器官、神经器官的特性及生理功能与防治关系较为密切。

2.5.1　昆虫的消化器官及其与防治的关系

昆虫的消化器官包括消化道和消化腺，其功能是消化食物和吸收营养。消化道是一条从口腔到肛门的纵贯体腔中央的管道，包括前肠、中肠和后肠3部分。中肠又称为胃，是消化和吸收食物的主要部分。昆虫消化食物主要依赖消化液中各种消化酶的作用，将糖、脂肪、蛋白质等水解为适当的分子后，才能被肠壁吸收。这种分解消化作用必须在稳定的酸碱度下才能进行。不同昆虫中肠的酸碱度有较大的差异。如蝶蛾类幼虫 pH 值多为8.5~9.9，蝗虫 pH 值为 5.8~6.9。胃毒剂的毒效与中肠酸碱度有关，一般来说，酸性的胃毒剂在碱性溶液中溶解度大，因此，对碱性中肠液的昆虫就容易杀死。了解昆虫消化器官的构造和功能对害虫的综合防治和选择用药具有重要的意义。

2.5.2　昆虫的呼吸器官及其与防治的关系

昆虫的呼吸器官由许多富有弹性和一定排列方式的气管组成。气管在体壁上的开口称为气门。气门开口于身体两侧。气管的主干纵贯体内两侧，主干间有横向气管相连接。主干再分支，愈分愈细，最后分为微气管，分布到各组织的细胞间，能把氧气直接送到身体的各部分，同时，也能把二氧化碳送出体外。

昆虫的呼吸作用通常是靠空气的扩散和虫体的收缩来保证氧气的供给和二氧化碳的排出。当空气中含有有毒物质时，毒物也随着空气进入虫体，这就是熏蒸杀虫的基本原理。当温度较高或空气中的二氧化碳含量较高时，昆虫的气门开放时间长，施用熏蒸剂的杀虫效果也好。昆虫的气门结构大多是疏水亲脂性的，因此，油乳剂容易由气门进入虫体发挥毒效。此外，凡能堵塞气门的物质（如肥皂水、面糊等）都能起到一定的防治作用。

2.5.3　昆虫的神经器官及其与防治的关系

昆虫身体表面有丰富的各式各样的感觉器官，不断接受着外界的各种刺激，经过神经系统的协调，支配各器官作出相应的适当反应，如进行取食、交配、迁移等各种生命活动。昆虫的神经系统包括中枢神经系统、交感神经系统和周缘神经系统 3 部分。其主要部分是中枢神经系统，包括头部的脑和位于消化道之下的腹神经索。腹神经索有若干神经节，一般咽喉下、胸部每节、腹部第 1~8 节各有 1 个。构成昆虫神经系统的基本单位是神经元，神经元按其功能可以分为感觉神经元、联络神经元和运动神经元。各种神经元可以集合成球状神经节，由多条神经纤维组成的神经相连，成为神经索。

了解昆虫的神经系统有助于对害虫进行防治。如目前使用的有机磷杀虫剂就属于神经毒剂，有机磷杀虫剂的杀虫机理就是破坏乙酰胆碱酯酶的分解作用。当昆虫受到刺激时，在神经末梢突触处产生的乙酰胆碱不能被分解，从而使神经传导一直处于过度兴奋和紊乱的状态，最终导致昆虫麻痹衰竭死亡。

2.5.4 昆虫的生殖器官及其与防治的关系

大多数昆虫个体具有雌、雄分化。雌性昆虫的内生殖器官主要由卵巢、输卵管、受精囊、附腺和阴道组成；雄性昆虫的内生殖器官由睾丸、输精管、储精囊、射精管、阴茎组成。了解昆虫生殖器官的构造及交配受精特性，对害虫防治和测报具有重要的实用价值和科学意义。例如，利用射线照射、化学药剂处理等不育技术是防治害虫的一个途径；解剖观测昆虫卵巢发育级别及抱卵量，可以预测害虫的发生期和发生量。

2.5.5 昆虫的激素及其与防治的关系

昆虫的激素是虫体内腺体分泌的一种微量化学物质，激素对昆虫的生长发育和行为活动起着重要的支配作用。激素可以分为内激素和外激素两类。内激素分泌于昆虫体内，包括脑神经细胞分泌的脑激素、前胸腺分泌的蜕皮激素和咽侧体分泌的保幼激素等。昆虫个体在 3 种内激素的控制和调节下，才能进行正常的生长、蜕皮、变态、生殖等生理活动。

外激素排于体外，在种群内个体间起着传递信息的作用，故又称为信息素。外激素的种类很多，有性外激素、警戒激素和群集外激素等。其中性外激素是昆虫在性成熟后分泌的激素，用于引诱同种异性个体前来交配。

利用昆虫激素的作用机制可以开发多种杀虫剂防治害虫，如人们模拟开发出的保幼激素，在害虫蜕皮之前施用，使害虫不能正常蜕皮，而致新陈代谢紊乱，直到死亡。性诱剂的开发利用，在害虫防治及预测预报等方面都发挥着重要的作用。

2.6 农业昆虫重要目科种类识别

昆虫分类学是昆虫学研究的基础，是认识昆虫的一种基本方法。人们依据昆虫的形态特征，生物学、生态学、生理学特性，通过分析、对比、归纳等手段，将自然界的昆虫分门别类地加以区分，既有利于进一步研究昆虫，又有利于保护利用益虫，控制害虫。

昆虫分类系统由界、门、纲、目、科、属、种 7 个基本单元所组成。随着近代昆虫分类学科的发展和类群的细化，纲、目、科、属、种下设"亚"级；在目、科之上设"总"级。在昆虫分类的各阶元中，种是最基本的单元。昆虫种的科学名称通称学名。昆虫学名是利用国际上统一规定的双命名法，并用拉丁文书写。每一个种的学名由属名和种名组成，种名后是定名人的姓氏。属名和定名人的第一个字母均应大写，种名不大写。种名和属名在印刷时排斜体。

一般将昆虫纲分为 34 个目，与农业生产关系密切的有以下 6 个目。

2.6.1 直翅目及主要科特征观察

直翅目昆虫体中至大型，口器咀嚼式，下口式。触角多为丝状，前胸发达。前翅革质为覆翅，后翅膜质透明。后足跳跃足，有的种类前足为开掘足。雌虫产卵器发达，形式多样，不完全变态。多为植食性，如图 2-17 所示。

1. 蝗科

触角短于体长，听器位于第 1 腹节两侧，后足跳跃足，产卵器凿状，尾须短，不分节。如东亚飞蝗、中华稻蝗。

2. 蝼蛄科

触角短于体长，听器位于前足胫节内侧，前足开掘足，前翅短，后翅长于腹末。尾须、产卵器不外露。如东方蝼蛄、华北蝼蛄。

3. 蟋蟀科

触角长于体长，听器位于前足胫节内侧，后足跳跃足，雄虫发音器位于前翅基部。雌虫产卵器呈剑状，尾须长。如花生大蟋蟀、姬蟋蟀。

4. 螽斯科

触角长于体长，听器位于前足胫节基部，翅发达，也有短或无翅类型。产卵器发达，呈刀状或剑状，尾须短小。

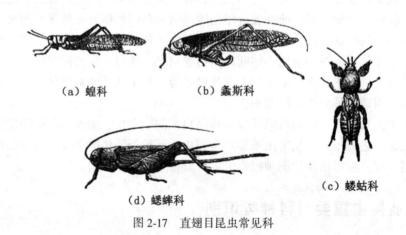

（a）蝗科　　（b）螽斯科

（c）蝼蛄科

（d）蟋蟀科

图 2-17　直翅目昆虫常见科

2.6.2 半翅目及主要科特征观察

半翅目昆虫体小至中型，个别大型。口器刺吸式，从头的前方伸出。不用时贴放在头胸的腹面。触角丝状或棒状。前翅半鞘翅，后翅膜翅。某些种类胸部有臭腺，不完全变态，多数为植食性，少数为肉食性。

1. 蝽科

体小至中型，触角多为 5 节，中胸小盾片发达，三角形，前翅膜区有纵脉，且大多出自一条基横脉上。如稻绿蝽、菜蝽。

2. 盲蝽科

体小型纤细，触角 4 节，无单眼，前翅背板前缘被横沟分出狭长的领片，前翅膜片有 2~4 个封闭的翅室。如烟草盲蝽、绿盲蝽。

3. 猎蝽科

体中型，有单眼，触角 4 节，喙短而呈弯钩状，不紧贴于腹，前翅无楔区，膜区 2~3 个翅室，肉食性，如黄足猎蝽。

4. 网蝽科

体小型，扁平，无单眼，触角 4 节。前胸背板向后延伸，盖住小盾片，有网状花纹，前翅不分隔与膜区。如梨网蝽、香蕉网蝽。

5. 缘蝽科

体中型，狭长，触角 4 节。前翅膜区有多数分叉纵脉，从横脉上分出。如针缘蝽、粟小缘蝽。

2.6.3　同翅目及主要科特征观察

同翅目昆虫体小至大型，口器刺吸式，从头的后方伸出。触角刚毛状或丝状。前翅质地均匀，为膜质或革质，静止时呈屋脊状，多为两性卵生，有的进行孤雌生殖。不完全变态，植食性，刺吸植物汁液，有的可以传播植物病毒病，如图 2-18 所示。

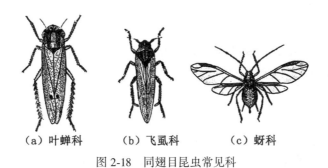

　（a）叶蝉科　　　（b）飞虱科　　　（c）蚜科

图 2-18　同翅目昆虫常见科

1. 蝉科

体中至大型。复眼发达，单眼 3 个。触角短，刚毛状。前足腿节膨大近似开掘足。翅膜质，透明，雄虫有鸣器。成虫多生活在果树林木上，刺吸汁液并产卵于植物组织中，导致植物顶梢死亡；若虫期在土中生活。

2. 叶蝉科

头部宽圆，触角刚毛状，生于两复眼间，前翅革质，后翅膜质，后足胫节密生两列短刺。产卵器锯状，卵多产于植物组织内。如黑尾叶蝉、棉叶蝉。

3. 飞虱科

体小型。头部窄于胸，触角锥状，生于两复眼之下，前翅膜质，后足胫节末端有一个能活动的距。如褐飞虱、白背飞虱。

4. 蚜科

体小而柔软，触角丝状，翅透明膜质，前翅大，后翅小，前翅前缘外方有翅痣。腹部第 6 或第 7 节背面两侧有一对腹管，腹末突出呈尾片。同种个体分有翅和无翅两种类型。如麦蚜、玉米蚜、大豆蚜。

5. 粉虱科

体卵型，小而柔弱。体、翅被蜡粉。触角 7 节，线状。翅短圆，前翅仅 1~2 条纵脉。跗节 2 节。

6. 蚧总科

本科种类繁多，形态奇特，雌、雄异形，雄虫少见，雌虫和若虫危害植物。雌虫无翅，口器发达。触角、复眼、足除少数保留外，多数退化，营固定生活。虫体多数被蜡粉、蜡块或有特殊的介壳保护。蚧类是果树及林木的害虫。

2.6.4　鳞翅目及主要科特征观察

鳞翅目包括蛾类和蝶类。体小至大型，口器虹吸式或退化。触角多样。体翅密被鳞片，组成各种颜色或斑纹。完全变态。幼虫多足型，咀嚼式口器，被蛹。植食性，多数为农业害虫。根据其触角类型、活动习性及静止时翅的状态分为锤角亚目和异角亚目。

1. 锤角亚目（蝶类）

触角端部膨大成锤形或球杆状；静息时双翅竖立于体背；昼出夜伏，卵散产，蛹外一般无茧，如图 2-19 所示。

（1）弄蝶科

体小型至中型，体粗壮，黑褐色。触角端部呈钩状。翅常为黑褐色、茶褐色，上有透明斑。幼虫体纺锤形，头大胸细呈颈状，体呈纺锤形，喜在卷叶中危害。如直纹弄蝶、隐纹弄蝶。

（2）眼蝶科

体中型，色暗而不艳。翅上常有眼状斑纹。前足退化。幼虫体似弄蝶，但头部有 2 个显著角状突起。如稻眼蝶、链眼蝶。观察标本，注意其翅上的眼状斑。

（3）粉蝶科

体中型，白色、黄色、橙色，有黑色或红色斑点。前翅三角形，后翅卵圆形。幼虫圆筒形，头小，体表有许多小突起及细毛，多为绿色或黄绿色，危害十字花科、豆科、蔷薇科植物，如菜粉蝶、东方粉蝶。

（4）蛱蝶科

体中型至大型，触角端部特膨大，翅上有各种鲜艳色斑，有的具有金属闪光，飞翔迅速而活泼，有的休息时 4 翅不停地扇动，前足退化短缩。幼虫体表多有成对棘刺，如大红蛱蝶、苎麻黄蛱蝶。

（5）凤蝶科

体中型或大型。翅的颜色及斑纹多艳丽。前翅三角形，后翅外缘波状，臀角常有尾状突。幼虫光滑，无毛，前胸前缘有臭丫腺，受惊动时伸出，散发臭气。幼虫为食叶类害虫。

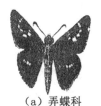

（a）弄蝶科　　　　（b）粉蝶科　　　　（c）眼蝶科

图 2-19　锤角亚目昆虫常见科

2. 异角亚目（蛾类）

触角多样，主要有丝状、羽毛状、栉齿状等。静息时双翅平放于身体两侧，前后翅常有翅缰或翅轭型连锁器；昼伏夜出；卵散产或块产，蛹外常有茧，如图 2-20 所示。

（1）螟蛾科

体小型至中型，细长，腹末尖削。触角丝状，下唇须发达前伸或上弯。足细长，前翅狭长，三角形，后翅有发达的臀区，臀脉 3 条。幼虫隐蔽取食，蛀茎、果、种子或缀叶。如草地螟、二化螟、三化螟。

（2）夜蛾科

鳞翅目中最大的科。体中型至大型，色深暗，体粗壮多毛。触角丝状，少数种类雄蛾触角为双栉齿状。前翅狭，色灰暗，多斑纹，后翅宽，色淡。幼虫多数取食叶片，少数蛀茎或隐蔽生活。如小地老虎、黏虫。

（3）麦蛾科

体小型，色深暗。下唇须向上弯曲，伸过头顶。触角丝状，静止时向后伸。前翅呈柳叶形，后翅菜刀形，前后翅缘毛均很长。幼虫白色或红色，常卷叶、缀叶和钻蛀危害。如甘薯麦蛾、棉红铃虫。

（4）天蛾科

体大粗壮，纺锤形。触角中部加粗，末端成钩状。喙发达，有时长过身体。前翅大，顶角尖，后翅小。幼虫体粗壮，第 8 腹节背面有 1 枚尾角。

（5）木蠹蛾科

体中型，腹部肥大。触角线状或栉齿状。口器退化。幼虫体粗，白色、黄褐或红色，口器发达，蛀食枝干。

（6）菜蛾科

体小型。静止时触角向前伸。前翅披针形，后翅菜刀形。幼虫细长，绿色。

（7）卷蛾科

体小型至大型。前翅肩角发达，顶角突出，近长方形，休息时两翅合拢似钟罩状。幼虫常危害叶，有的啃食果皮或蛀果造成危害。

（8）枯叶蛾科

体中型至大型，粗壮多毛。触角羽毛状。后翅肩角扩大，有肩脉，无翅缰。有些种类后翅外缘呈波状，休息时露于前翅两侧形似枯叶。幼虫体粗，多长毛。

（9）透翅蛾

体狭长，小型至中型，外形似蜂类，黑褐色，常有红或黄色斑纹。翅窄长，大部分透明，仅在翅缘和翅脉上有鳞片。幼虫为钻蛀性害虫。

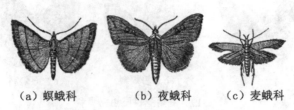

（a）螟蛾科　　　（b）夜蛾科　　　（c）麦蛾科

图 2-20　异角亚目昆虫常见科

2.6.5　鞘翅目及主要科特征观察

鞘翅目昆虫通称为甲虫，是昆虫纲中最大的类群。体小型至中型，体壁坚硬。口器咀嚼式，触角多样。前翅鞘翅，后翅膜翅，折叠于鞘翅下。完全变态，幼虫多为寡足型，少为无足型，离蛹。肉食性、植食性、腐食性、粪食性和杂食性。本目根据其食性可以分为肉食亚目和多食亚目。

1. 肉食亚目

后足基节着生在后胸腹板上，不能自由活动；基节窝将腹部第一腹板分割成 2 个三角形板块。前胸背板与侧板之间有明显分界线。多为肉食性。如图 2-21 所示。

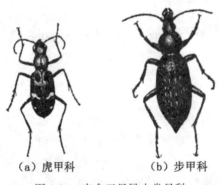

（a）虎甲科　　　　　（b）步甲科

图 2-21　肉食亚目昆虫常见科

（1）步甲科

体小型至大型，黑色或褐色，有金属光泽，少数颜色鲜艳。头部较前胸狭，前口式，触角丝状，足为步行足。鞘翅多刻点或颗粒，后翅常退化。幼虫细长，上颚发达，腹末有 1 对尾突。如金星步甲、短鞘步甲。

（2）虎甲科

体中型，具鲜艳色斑及金属光泽，头比胸部略宽，下口式。唇基宽达触角基部，复眼突出，触角丝状，上颚发达，呈弯曲的锐齿。足细长。如中华虎甲、杂色虎甲。

2. 多食亚目

后足基节不固定在后胸腹板上，可以自由活动；基节窝不将后胸腹板分开，前胸背板与侧板间无明显分界线，多愈合在一起。食性复杂，有水生和陆生两大类群。如图 2-22 所示。

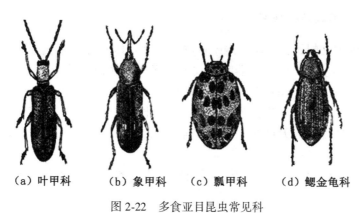

（a）叶甲科　　　（b）象甲科　　　（c）瓢甲科　　　（d）鳃金龟科

图 2-22　多食亚目昆虫常见科

（1）金龟甲总科

体中型至大型，触角鳃叶状，前足开掘足，鞘翅不完全覆盖腹部，腹末常外露。包括粪食性、腐食性和植食性种类。幼虫称为蛴螬，体成 C 形，土栖，以植物根、块茎、种子、土中有机质及未腐熟的有机肥为食。成虫危害叶、花及果实等。如棕色金龟、大黑鳃金龟。

（2）叶甲科

体小型至中型，具金属光泽。触角多为丝状。复眼圆形，不环绕触角。跗节隐 5 节。有些种类后足发达善跳。幼虫一般有 3 对胸足。成虫、幼虫均植食性，为重要的农林害虫。

（3）瓢甲科

体小型至中型，半球形，背面隆起，腹面扁平，头缩于前胸背板下，触角棒状短小。肉食性成虫体表光滑，无毛，有光泽。常有鲜明色斑。成虫、幼虫均可捕食蚜虫、介壳虫、螨类、粉虱等。植食性成虫体背有毛，无光泽，多为害茄科植物。如异色瓢虫、七星瓢虫。

（4）叩头甲科

通称为叩头虫。体小型至中型，狭长末端尖窄。触角锯齿状、栉齿状或丝状。前胸背板后侧角突出成锐刺，前胸腹板中央有 1 齿突，插入中胸腹板的凹沟内，前胸与中胸衔接不紧密，组成弹跃构造，虫体受压时，作"叩头"状。幼虫称为金针虫，体坚硬，黄褐色，生活于地下，危害植物地下根、茎等部位。如细胸金针虫、褐纹叩头虫、沟金针虫。

（5）象甲科

体小型至大型，头部前端延长成象鼻状。末端着生口器，触角多为膝状，末端 3 节膨大成锤状。跗节隐 5 节。鞘翅长多盖及腹部。幼虫黄白色，无足，体柔软，肥胖而弯曲。成虫、幼虫均为植食性，多营钻蛀生活。如甘薯小象甲、玉米象。

（6）天牛科

体中型至大型。触角特长，鞭状。复眼肾形，围绕于触角基部。跗节隐 5 节。大多数幼虫钻蛀木质部危害，造成树木中空。幼虫长圆筒形，无足，前胸大而扁平，腹部背腹面常有步泡突，便于在坑道内行动。

2.6.6 膜翅目及主要科特征观察

膜翅目包括蜂类和蚂蚁，是昆虫纲中较进化的目。其中大多数种类为肉食性，是害虫的重要天敌。体微小型至大型。口器咀嚼式或嚼吸式，触角丝状或膝状，两对翅均为膜质，翅脉特化，形成许多"闭室"。有的腹基部缢缩，第一腹节常与后胸合并成胸腹节。产卵器发达，锯状、刺状或针状，在高等类群中特化为螫针。完全变态。一般植食性幼虫多为多足型，肉食性幼虫为无足型。蛹为离蛹。本目分为广腰与细腰两个亚目。

1. 广腰亚目

胸部与腹部广接，不收缩成腰状，后翅至少有 3 个基室，产卵器锯状或管状。植食性。

（1）叶蜂科

体中型或小型，粗壮。触角丝状。前翅有短翅痣。前足胫节有 2 端距。产卵器锯状或管状。幼虫腹足 6~8 对。

（2）茎蜂科

体中型，细长，黑色或间有黄色。触角丝状。前翅翅痣狭长。前足胫节具 1 端距。幼虫无足，钻蛀植物危害。

2. 细腰亚目

胸腹相接处呈细腰状收缩或呈柄状。后翅最多 2 个基室。多为肉食性。绝大多数为可利用的捕食性和寄生性天敌，蜜蜂则为传粉昆虫。

（1）姬蜂科

体细长，小型至大型。触角丝状，16 节以上。前翅有小室和第二回脉（即小室下方的一条横脉）。卵多产于鳞翅目幼虫体内。

（2）赤眼蜂科

体微小。长 1mm 以下。触角短膝状。复眼多红色。胸腹交界处不收缩。前翅翅面有纵行排列的微毛，后翅狭长。全部为卵寄生蜂，是重要的天敌昆虫，生物防治中利用价值较大。

（3）胡蜂科

体中型至大型，色泽鲜艳，常具彩色斑纹。翅狭长，静止时翅纵折于胸背。成虫常捕食鳞翅目幼虫或取食果汁和嫩叶。

第二部分　马铃薯病虫害及杂草识别

第3章 马铃薯真菌病害识别

3.1 马铃薯晚疫病识别

马铃薯晚疫病是世界性病害，由欧洲传入我国已有100多年。在我国马铃薯产区均有分布，西南地区较为严重，东北、华北、西北多雨潮湿的年份危害较重。在条件适宜时，病害蔓延很快，可以造成植株大面积提早死亡，一般流行年份，产量损失8%~30%，大流行年份的产量损失达30%~50%。

3.1.1 症状识别

除了根以外，马铃薯晚疫病病原菌可以侵染马铃薯的各个部分，不论是地上还是地下。引起植株叶片损伤，导致植株光合能力下降，通过块茎入侵植株所造成的破坏更为严重。

1. 叶片症状

叶片上的症状因气候条件及品种感病性的不同而有很大的差别。叶部被危害时，叶尖或叶缘先产生水渍状的病斑，边缘不整齐，为1~2cm，斑点周围常有一圈浅绿色的晕圈，如图3-1所示。湿度大时，病斑迅速扩大，可以扩及叶的大半以至全叶，如图3-2所示，并可以沿叶脉侵入叶柄及茎部，形成褐色条斑，晕圈边缘生出一圈白色霉状物（菌丝体），由孢子囊和在其上产生的孢子组成，尤其在叶背面特别显著，如图3-3所示。若病斑扩展迅速，病、健组织没有明显界限。病害发生严重时全田植株枯萎，一片焦黑，并发生腐败臭味，如图3-4所示。

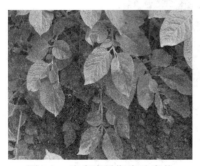

图3-1　晚疫病早期病叶症状

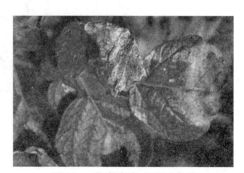

图3-2　晚疫病病叶正面症状

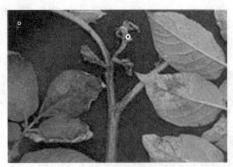

图 3-3 晚疫病病叶背面症状

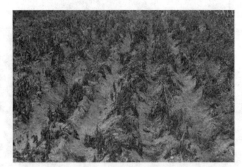

图 3-4 晚疫病严重时全田症状

在病原菌不宜存活的条件下，如高温（>25℃）、干旱和品种敏感性弱，感病组织的褐变较早。叶片上很少或几乎没有菌丝体形成，且在新被侵染的组织上，有时会形成很窄的灰白色区域。在后一种情况下很难与灰霉病、早疫病、黄萎病区分开。当无法区分时，可以将一些有病斑的叶片放入湿润的塑料袋中，置于室温下（20℃）24h 后，在感病品种看似健康的叶片上出现灰棕色的菌丝体，则为灰霉病，如果白色菌丝体仅形成于坏死的组织，特别是叶、花瓣和茎秆上，则为黄萎病。

2. 茎秆症状

灰褐色或是黑褐色的病斑会随着茎秆的伸长而扩展，如图 3-5 所示，并有可能在此过程中布满茎秆的周围。在潮湿条件下，孢子萌发出的菌丝在茎秆上发展。与叶片的病斑相比较，孢子会在受侵染的茎秆上重复形成，甚至也会在已坏死的组织上形成。因此，在整个生育期，茎上的病斑对植株的生长都具有巨大的威胁。茎上的病斑在植株生育早期形成，一般从叶腋处开始发展。这种现象可以在病害暴发初期，植株地上部发育完全之前观察到。在植株生长阶段，与叶片相比较，叶腋可以长期处于潮湿的状态，从而增加了病原入侵植株的风险。在低温条件下，虽然病原菌侵染植株的速度较慢，但是病原菌仍可以从受侵染的小叶，通过叶柄侵入茎中。与叶片的症状不同，茎上的病斑往往有可能持续更长的时间，导致在特定的阶段，茎秆上的病斑要多于叶片。

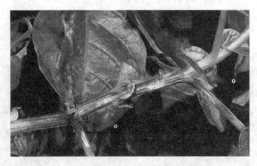

图 3-5 晚疫病茎秆症状

另外，由于种薯的原因而最先染病的植株，其茎上的病斑较多，事实上会布满整个茎秆。起初，这些植株看上去是健康的，但是后来在距离种薯块茎一定距离的每条茎秆上，都会出现一个或多个病斑，且与叶片上的病斑相互独立存在。这些茎秆最顶端的叶片变成黄色或丛生。由于受侵染的组织比较脆弱，风和触碰均易使茎秆从病斑处折断。

使用含有马铃薯残体的堆肥后，茎秆易受感病母薯的侵染，是晚疫病暴发的最主要原因。

　　3. 块茎症状

马铃薯在生长、收获、储藏阶段，晚疫病菌均有可能侵入块茎。在所有的土壤类型中，块茎均有可能受到感染，但是在潮湿、黏重土壤中的感染几率要高于沙质土壤。病菌可以通过皮孔、芽眼的表皮上的裂缝进入块茎，在一些品种上也可以通过匍匐茎进入。病菌可以入侵表皮也可以入侵到块茎深处。块茎受害后，初期产生小的褐色或带紫色的病斑，以后扩大，表面逐渐凹陷。在高温下培养 2~3d 后，病斑处可以长出白色霉状物。病斑切面可以看到皮下薯肉变褐色，如图 3-6 所示，与健康薯肉没有整齐的界限，其变色面积的大小、深浅，依发病程度而定。在田间土壤干燥的情况下，病部发硬，呈干腐状，土壤黏重多湿时，病斑深入加快，病薯易被其他腐生菌侵染而软腐。该病在储藏期间由于窖温高和杂菌的侵染，可以由干腐变成湿腐，病菌可以在感病块茎上形成孢子，进而入侵健康的块茎，迅速蔓延。

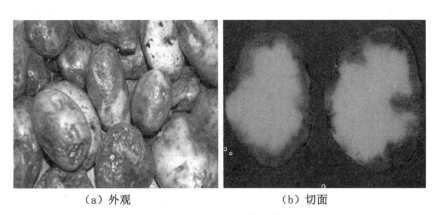

（a）外观　　　　　　　　　　　　（b）切面

图 3-6　晚疫病块茎症状

晚疫病在块茎上引起的病症易与其他会引起块茎腐烂的病症相混淆，如由茎线虫和烟草碎裂病毒引起的病害，其早期的症状易与一些较严重的粉腐病混淆。

3.1.2　病原识别

马铃薯晚疫病病原物为鞭毛菌亚门疫霉属的致病疫霉菌 [*Phytophthora infestans* (Mont.) de Bary]。致病疫霉寄主范围窄，除马铃薯外只侵染番茄，马铃薯和番茄上的病原菌有交叉侵染的能力。

该病菌可以分为菌丝、孢囊梗、孢子囊、游动孢子、卵孢子和原生质团，如图 3-7 所示。病菌孢囊梗单生或多根成束，由气孔伸出，无色，分枝上有结节状膨大，大小为 658~1115μm×6.5~7.5μm。孢子囊顶生或侧生，无色，卵形至近圆形，顶端有乳头状突起，基部有短柄，大小为 23~38.5μm×18.2~23.4μm。

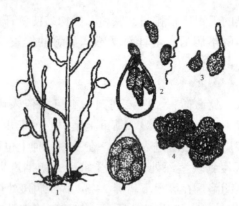

1—病原菌孢子梗和孢子囊；2—孢子囊萌发形成游动孢子；3—游动孢子失去鞭毛发芽；4—卵孢子

图 3-7　晚疫病病原疫霉菌显微结构

3.2　马铃薯早疫病识别

马铃薯早疫病，又称为轮纹斑病，分布广，发生普遍，南方、北方马铃薯种植地区均有发生。常造成枝叶枯死，明显影响生产。除危害马铃薯外，还危害茄子、番茄及其他茄科作物。

3.2.1　症状识别

早疫病菌主要侵染叶片，也侵染块茎。

1. 叶片症状

染病初期叶片上出现褐黑色水浸状小斑点，然后病斑逐渐扩大，形成同心轮纹并干枯，如图 3-8 所示，大小在 3~20mm。病斑多为圆心或卵圆心，由于叶脉的限制，有时呈多角形或不规则形状。病斑首先出现在开花期前的老叶上，然后发展到上部叶片，严重时病斑相连，在病斑感染所有叶片之前，先感病的整个叶片变黄、干枯，通常不落叶，在叶片上产生黑色绒霉。

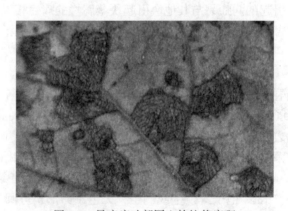

图 3-8　早疫病叶部同心轮纹状病斑

　　早疫病在叶片上的症状与许多缺素症或病害的症状容易混淆，如一些叶斑病的症状、缺镁、镁过量、缺镁的同时受到病原有机体的二次侵害或受黄萎病菌侵染时的症状。

　　2. 块茎症状

　　块茎感病呈褐黑色，凹陷呈圆形或不规则的病斑，病斑下面的薯肉呈褐色干腐，如图3-9 所示。病变的组织往往变得十分坚硬，与健康组织之间有明显的水渍状微黄色区域。

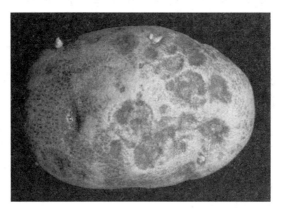

图 3-9　早疫病块茎症状

3. 2. 2　病原识别

　　马铃薯早疫病病原为茄链格孢菌（*Alternaria solani*）属半知菌亚门，链格孢属。病菌除侵染马铃薯外，还侵染番茄、茄子、龙葵、烟草等。为有隔菌丝，病叶上的黑褐色霉层是病原菌的分生孢子梗和分生孢子，如图 3-10 所示。分生孢子梗单生或簇生，圆柱状，短而暗褐色，在显微镜下可以看到 1~7 个膈膜。

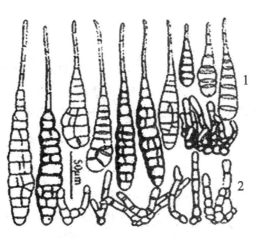

1—分生孢子；2—分生孢子梗

图 3-10　马铃薯早疫病病菌

3.2.3　早疫病与晚疫病的异同

1. 病原菌区别

马铃薯早疫病和晚疫病都是由真菌引起的病害。但是早疫病是茄链格孢菌，属半知亚门真菌，病原菌以菌丝或分生孢子在病残体或种子上越冬，该菌属兼性腐生菌。晚疫病的病原是致病疫霉菌，属鞭毛菌亚门真菌，是一种寄生性水平较高的专性寄生菌，自然情况下不能腐生，除寄生于马铃薯上之外只能寄生于番茄上。

2. 症状区别

早疫病主要侵害叶和薯块，晚疫病还可以危害茎。其区别如下：

（1）叶片上：早疫病斑黑褐色，圆形或近圆形，具同心轮纹，温度高时病斑上产生黑色霉层，发病严重时，叶片干枯脱落；晚疫病先从叶尖、叶缘生水浸状绿褐色斑点，病斑周围具有浅绿色晕圈，温度高时迅速扩展，呈褐色，产生一层薄薄白霉，干燥的病斑变褐干枯易裂，区别于早疫病。

（2）茎上：早疫病病茎上很少有病斑或无病斑，但晚疫病除在茎上侵染外，还可以在叶柄上染病，呈现褐色条斑，发病严重时叶片萎垂皱缩，终致全株黑腐，全田一片枯病，散发出腐败气味。

（3）块茎上：早疫病在块茎上产生褐色圆形或近圆形稍凹陷病斑，边缘分明，皮下呈褐色海绵状干腐；而晚疫病在块茎上初生褐色或紫色大块病斑，病部皮下果肉也变褐色，病斑继续扩大可以使整个块茎变为黑色腐烂。

3. 发病时期区别

晚疫病发生较晚，一般在现蕾开花后易感病；早疫病发生较早，在结薯期易感病。

4. 两种病害的相同点

二者均属于高温、高湿型病害，而且潜育期短，侵染速度快，多次侵染，多次发病。如果遇上多雨潮湿年份，可能爆发流行，减产 50% 左右。

3.3　马铃薯粉痂病识别

粉痂病发生在所有温带地区和中、南美洲的热带高原马铃薯种植地区。国内随着马铃薯产业的迅猛发展，粉痂病的影响呈上升趋势，特别是多种渠道带菌种薯的进入，导致该病害在我国的许多马铃薯产区发生加重，尤其是种薯生产田发病较重，虽对产量影响不大，但严重影响薯块的美观和商品性。

3.3.1　症状识别

马铃薯粉痂病主要危害块茎和根，有时地下茎也可染病。最初的症状表现在根毛上，肉眼很难识别。感病植株的地下部首先出现症状，根部染病，根部出现小泡状的突起，这些小疱在 1~2 周后发展成为直径为 1~2mm 的小疱。起初呈白色，看上去像小瘤，易与癌肿病混淆。随着病情的发展，小瘤会逐渐变大，几天后变成褐色，破裂后变成褐色的粉末，如图 3-11 所示。

块茎染病，表面最初出现褐色小疱斑，近圆形，针头大小，周围有宽 1~2mm 的半透

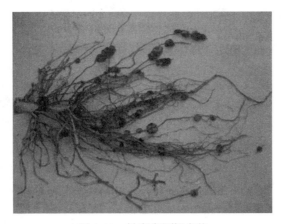

图 3-11 粉痂病根部症状

明环，边缘清楚。以后扩大成为直径 3~5mm 的隆起"疱斑"。发病部位的病健组织之间形成木栓化的环，致使"疱斑"表皮破裂（多呈星形），反卷，散出褐色粉末，由孢子球和组织残体组成。"疱斑"部分下陷露出空洞。这种症状称为"粉痂"，如图 3-12 所示。在此阶段，病斑很容易与其他的疮痂病区分，因为失去表皮的病斑处呈星形，质地像羊皮纸一样，在病斑周围边缘呈现薄片状突起。土壤潮湿时，病变部分可以深入薯肉，变色皱缩，常感染杂菌，会形成更大、更深的、火山口状的病斑，有时引起干腐。由于灭秧后块茎快速成熟，通常很难看到遗留下的火山口状病斑。这些火山口中几乎没有孢子，这也是粉痂病常常不能被辨认的原因。

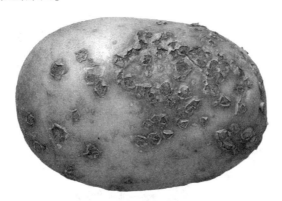

图 3-12 粉痂病块茎症状

随着块茎的膨大，火山口状的病斑被撕裂，变浅，变大，看上去像疮痂病的症状。另外，在相对较小的瘤中（约<0.5cm），含有许多的孢子球，而在那些表皮上较大的瘤中，孢子的数量较少。这些瘤脱落后，在表皮上留下较深的洞，但没有孢子存在。以上症状常与疮痂病相混淆。粉痂病在某些品种中较为普遍，而在另一些品种中则比较少见。后者被认为是具有抗病性的品种。虽然形成孢子的量比较少，但却给块茎的品质带来了较大的伤害。一些品种对粉痂病的次级感染十分敏感。病原菌可以从变形虫状的病斑侵染相邻的健康组织。在旧病斑的下部，特别是其边缘，产生新的病斑，虽然这种病斑不形成轻微肿胀

和孢子，但事实上已破坏了整个块茎。

3.3.2　粉痂病与疮痂病的区别

疮痂病在块茎形成初期，通过皮孔侵染块茎。感病组织反复包裹，使病斑进一步发展，形成木栓组织，由于病原菌释放出毒素，使表皮组织与内部组织相比较生长缓慢，表皮和皮下组织断裂。最终导致表面木栓组织与块茎表皮紧密结合。如果不破坏块茎，很难将病斑去除。粉痂病侵染后，病斑形成的过程相对较短，在形成末期，一层木栓状的物质仍覆盖于整个病斑上。表皮硬化后，这一层易于移去，且不会对内部组织产生任何损害。即使不移去，这一层最后也会自然脱落。最终可以看到的病斑呈白色，表明呈不规则的小块。

透过放大镜，疮痂病病斑的表面上看上去像树皮一样；而移去木栓层后的粉痂病病斑像有着浅火山口的月球。

3.3.3　粉痂病与其他病症的区别

粉痂病不但易与疮痂病混淆，而且其早期的症状还与癌肿病相似，不同之处在于后者不侵染根部。粉痂病根部的症状易与根结线虫病的症状混淆。

粉痂病的病斑常呈带状分布于块茎上。在生育早期形成的小疱在收获后形成小洞。在褐色的小疱上形成一条或多条坏死环。其他病害，如晚疫病、干腐病和细菌性软腐病易从这些小疱及其残体上感染植株。

3.3.4　病原识别

马铃薯粉痂病病原为粉痂菌［*Spongospora subterranea*（Wallr.）Lagerh.］，属鞭毛菌亚门真菌。粉痂病"疱斑"破裂散出的褐色粉状物为病菌的休眠孢子囊球（休眠孢子团），由许多近球形的黄色至黄绿色的休眠孢子囊集结而成，外观如海绵状球体，直径 $19\sim33\mu m$，具中腔空穴。单个休眠孢子囊球形至多角形，直径 $3.5\sim4.5\mu m$，壁不太厚，平滑，萌发时产生游动孢子，如图 3-13 所示。游动孢子近球形，无胞壁，顶生不等长的双鞭毛，在水中能游动，静止后成为变形体，从根毛或皮孔侵入寄主内致病。游动孢子及其静止后所形成的变形体，成为本病初侵染源。

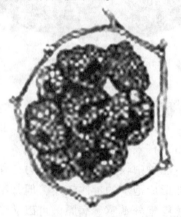

图 3-13　粉痂病病原显微结构

3.4　马铃薯干腐病识别

马铃薯干腐病是一种发生非常普遍的块茎病害，田间染病，主要在储藏期危害。在田间称为萎蔫病（或称为立枯病），在储藏期称为干腐病。其损失大小取决于马铃薯在田间的生长状况以及块茎的品质、运输和储藏条件等。

3.4.1　症状识别

病菌主要侵害块茎，块茎上的症状一般是经过一段时间的储藏后才开始表现。最初在块茎上出现褐色凹陷斑，随后病斑逐渐扩大、下陷并出现许多皱缩，形成同心鸭绒纹，进一步造成块茎腐烂。在腐烂部分的表面，常形成由病菌菌丝体紧密交织在一起的凸出层，其上着生白色、黄色、粉红色或其他颜色的孢子团。发病块茎皱缩变褐，有时呈现各种颜色，形成空洞，如图 3-14 所示。在损伤扩大区域的周围形成同心的皱缩，表现出干腐的特征。剖开病薯可见空心，空腔内长满菌丝，薯内则变为深褐色或灰褐色，最终整个块茎僵缩或干腐，在潮湿条件下则转为软腐。淡黄镰孢霉引起的黑色腐烂，在病变组织和健康组织之间分界明显而不规则，如图 3-15 所示。潮湿条件下，在腐烂部位的表面，常形成乳状，微黄色、粉色的孢子团。在某些时候，由淡黄镰孢霉引起的干腐病的症状和由坏疽病菌引起的坏疽症状很难区分。深蓝镰孢霉引起的苍白色腐烂会逐渐扩展到健康组织，健康组织与病变组织之间没有明显的界限。在空洞中形成灰白微蓝的菌丝体。潮湿的条件下，在腐烂部位的表面常形成灰白色、微蓝色的孢子团。

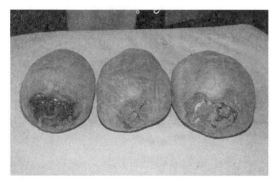 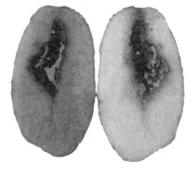

图 3-14　马铃薯干腐病块茎症状　　　　图 3-15　马铃薯干腐病块茎切面

3.4.2　病原识别

马铃薯干腐病病原为腐皮镰孢菌［*Fusarium solani*（Mart.）App. et Wollenw.］及深蓝镰孢菌［*F. coeruleum*（Lib.）Sacc.］等 9 个种和变种，属半知菌亚门真菌。其中茄腐皮镰孢菌在培养基上能产生致密的菌丝，并可以产生黄、红、紫等色素，气生菌丝白色，薄絮状或卷毛状。分生孢子梗从菌丝上伸出，常从基部做叉状分枝，下端较宽，向上逐渐变细，直且有隔膜，无色，大小为 15～33.3μm×3～5μm。通常产生两种类型的分生孢子，即大型分生孢子和小型分生孢子，如图 3-16 所示。大型分生孢子呈椭圆形或镰刀形，也

71

有呈纺锤形的，一般末端钝，上端稍尖，少数两端均较尖，基部常有明显的突起，称为脚胞；小型分生孢子卵圆形或椭圆形，无色，单胞或双胞，单生或串生。在不同基质和不同培养条件下分生孢子大小有差异。菌丝适宜生长温度为 20~25℃，人工培养基上还可以形成菌核。

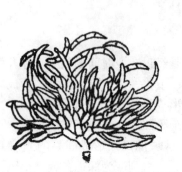

（a）分生孢子梗及大型分生孢子　　（b）小型分生孢子着生状

图 3-16　镰刀菌属显微结构

3.5　马铃薯黑痣病识别

马铃薯黑痣病，是由立枯丝核菌引起的马铃薯常见病害，分布广泛，在全国各种植区普遍发生。病原菌除主要侵染马铃薯外，还可以引起多种农作物病害，如黄瓜（辣椒）立枯病、水稻（小麦）纹枯病等。马铃薯黑痣病主要危害幼芽、茎基部及块茎。

3.5.1　症状识别

1. 幼芽症状

病原菌从地下侵染生长中的幼芽会对植物产生严重的破坏，病斑呈红棕色和灰色，且明显下陷。有的出土前腐烂形成芽腐，呈黑褐色腐败而地上部无症状，如图 3-17 所示。造成缺苗断垄。通过放大镜，在病斑上可以看到大量的黑褐色且较长的菌丝体，并延伸到地下未感病的部分。病斑可以将整个芽环绕，造成病斑上部的植株死亡。次级芽又会在侵染的部位形成。一旦次级芽也被侵染，三级芽可能会从较低处的未被侵染的芽上形成，以上过程不断重复数次。重复侵染会导致马铃薯无法出苗或导致出苗后枯萎。这样的侵染造成出苗既不规则又不均匀。这种症状易与缺钙症状混淆。但缺钙症状直接出现在顶端下部，且没有下陷的现象。但缺钙的植株一般更易受到丝核菌的侵染。

2. 茎秆和匍匐茎症状

受丝核菌侵染的幼苗能正常出苗的多为细茎，生长中的植株的茎基部和匍匐茎也可能会受到侵染。染病初期植株下部叶子发黄，植株顶部叶片萎缩簇生，有时会变成红色或黄色，导致茎秆提早死亡。有时病斑环绕分布在茎的基部，形成褐色凹陷斑，大小为 1~6mm。病斑上或茎基部常覆有紫色菌丝层，有时茎基部生出大小不等（1~5mm）形状各

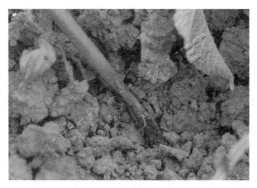

图 3-17 马铃薯黑痣病茎基部症状

异的块状或片状，散生或聚生的小菌核，为病原菌的休眠体，菌核不容易被清洗掉。土壤湿度大时，茎基部产生不定根，阻断了碳水化合物向地下部输送的通道，病斑上部的节异常肥大，茎基部就会长出气生薯。气生块茎呈绿色和紫红色，着生在变形了的瓶装侧枝上，暴露于空气中，一些小叶生长在这些块茎上。幼嫩的匍匐茎染病后顶端死亡，直接导致大量块茎掉落，匍匐茎形成大量分枝，使块茎在茎秆附近形成，这样的块茎不仅小，而且呈畸形，呈巢状分布，有的甚至长在土壤表面。这种症状常与粉痂病和植原体的症状相混淆。但是，受丝核菌侵染后，伴有地下部分茎染病的症状。

黑痣病的另外一个典型症状是真菌层覆盖在茎基部及植株与土壤接触的部分。在近地面和茎基部产生灰白色菌丝层，茎表面呈粉状，容易被擦掉。它们是由真菌形成的有性孢子。这些菌丝体及孢子不会对植株的经济价值产生影响。粉状物覆盖的茎组织正常。轻病株症状不明显，重病株可以形成立枯或顶部萎蔫或叶片卷曲。有时在亚热带气候条件下，这些孢子会在叶片上形成巨大的斑点，像早疫病或灰霉病的病斑。这种茎上有覆盖物的症状，易与褐座坚壳菌引起的症状混淆。但丝核菌的覆盖物通常长在地表以上，而坚壳菌症状常常出现在地表及地下深处。

3. 块茎症状

受丝核菌侵染的植株，有时块茎上也会生出大小不等的病斑，病斑会随着块茎的膨大而生长。块茎表面上的真菌延伸了其下部组织的生长，从而导致形成畸形块茎。真菌菌丝分枝的图案与表皮上的病斑一致。如图 3-18 所示。

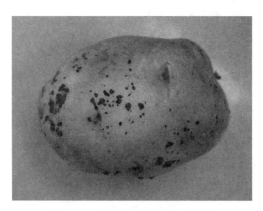

图 3-18 马铃薯黑痣病块茎症状

3.5.2 病原识别

马铃薯黑痣病病原为立枯丝核菌（*Rhizoctonia solani* Ktihn）属半知菌亚门丝核菌属立枯丝核菌。是一种自土壤中常见的致病真菌，可以对许多植株产生危害，在马铃薯上易引起一系列的症状。对种薯植株的大多数损害都是由存在于块茎上的菌核引起的。病菌初生菌丝无色，直径 $4.98\sim8.71\mu m$，分枝呈直角或近直角，分枝处多缢缩，并具 1 隔膜，新分枝菌丝逐渐变为褐色，变粗短后纠结成菌核。菌核初白色，后变为淡褐或深褐色，表面粗糙，形态各异，大小 $0.5\sim5mm$，如图 3-19 所示。黑痣是该病最为明显的症状，其特点是块茎表皮上出现黑色的壳状结构。这些黑色的菌核不能被水冲洗掉，在洗过的马铃薯表皮上清晰可见。但它们可以用指甲去掉。黑痣在发病初期呈白灰色垫状分布，为菌丝的集合体，经过几天后扩大变为黑色。块茎上黑痣的分布及菌核的大小各异。通常一个单独的菌核厚 $1\sim5mm$，长 $1\sim10mm$，有时某个块茎或一部分块茎会被黑色的外壳所覆盖。用化学制剂提早灭秧会加速黑痣病的发展，如果砍掉茎秆，可以延伸种薯染病的时间，因为此时丝核菌生长十分缓慢。

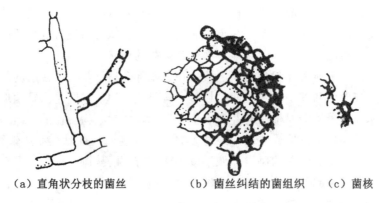

（a）直角状分枝的菌丝　　　（b）菌丝纠结的菌组织　　（c）菌核

图 3-19　丝菌核属的显微结构

病原真菌以菌核（黑痣）的形式附着于储藏中和土壤中的块茎上。在储藏地点的土壤太多，会增加黑痣病的发病几率。病原真菌还可以以菌丝体的形式在死亡的植物细胞上生存。菌丝体和菌核均可以被栖息于土壤中的微生物、昆虫和线虫破坏。在没有寄主植物时，特别是在冬季，病原菌的数量会显著减少，但是，由于病原菌生长十分迅速，在接下来的生长季，只要有合适的寄主植物存在，病原菌的数量又可以快速恢复。如果种植了感染黑痣病的种薯，病原菌会大量地被接种于土壤中。病原菌会在芽的附近并随着芽的萌发而生长。该病大多发生在 $10\sim24℃$。在这样的温度条件下，芽萌发的速度较慢，因此病原菌有足够的时间侵染地下茎。当出苗后及叶绿体形成后，植株的感病性显著降低。

随着马铃薯的生长，菌丝融合群 3（AG3）迅速增加。在没有马铃薯存在的情况下，AG3 显著减少。因此，在轮作周期较短的情况下，种植马铃薯易受到丝核菌的感染，造成巨大的损失，特别是在连续种植马铃薯的情况下。当作物轮作率为 1：2 或更长时，病原菌的影响便会瓦解，从而提高经济效益。

3.6　马铃薯黄萎病识别

马铃薯黄萎病又称为早熟病或早死病，是马铃薯上的一种重要病害。由黑白轮枝菌（*Verticillium alboatrmu*）和大丽轮枝菌（*Verticillium dahliae*）引起。在各马铃薯生长区均有发生，这种病的特征是植株提前成熟，感染此病后，成熟时间与正常情况相比较提前4~6周，造成严重减产，轻者损失 20%~30%，重者损失 50% 以上。此外，感病植株光合效率显著降低，对产量造成严重影响。对于不同品种，产量的损失程度不同。

3.6.1　症状识别

马铃薯黄萎病主要危害马铃薯茎叶，在整个生育期均可侵染。染病植株没有什么典型的症状，看上去就像是自然死亡一样。发病初期单个植株的典型反应是由叶尖沿叶缘变黄，后由黄变褐干枯，但不卷曲，直到全部复叶枯死，不脱落，如图 3-20 所示。根茎染病初期症状不明显，当叶片黄后，剖开根茎处维管束由金黄色变为褐色，后地上茎的维管束也变成褐色。随着侵染的扩展，维管系统逐渐褪色，可能导致皮层组织死亡，茎秆呈条纹状坏死。在一些较老的植株中，匍匐茎及块茎上的匍匐茎末端的维管组织也变为黄褐色。死亡后，感病茎秆变成蓝色和铅灰色。这是由于在表皮下形成大量的黑色微菌核所致。运用化学制品灭秧会使微菌核的形成显著增加。该病所造成的损害，在逆境条件下变得更加严重，如炎热、干旱、缺水、缺乏营养或营养过剩，以及不平衡施肥等。病害所造成的损失与土壤受污染的程度和受胁迫程度有着密切的关系。当污染和胁迫程度低于某一临界值时，几乎不会造成损害。此临界值不仅与土壤的污染水平有关，而且更大程度上依赖于温度情况。

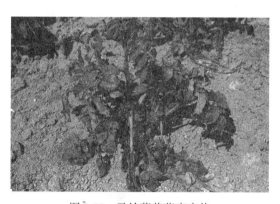

图 3-20　马铃薯黄萎病症状

黑白轮枝菌所引起的症状与大丽轮枝菌引起的症状不同，这种病菌会造成茎的死亡，特别是在开花期前后。在此之前，植株可能会出现分枝、变红或变黄、顶端成簇生长的现象。感病茎秆变黑，而不是如大丽轮枝菌入侵后的那样变为铅灰色，这是由于皮层下的黑色厚壁菌丝呈网状分布的结果。此外，黑白轮枝菌所引起的失绿和坏死症状要比大丽轮枝菌引起的症状严重得多。叶片上坏死病斑呈环状，宽约几毫米。与大丽轮枝菌相比较，黑白轮枝菌的发展不会受到任何胁迫的影响，如高温、干旱等。

块茎染病始于脐部，维管束变浅褐色至褐色，纵切病薯可见"八"字半圆形变色环。

3.6.2　病原识别

马铃薯黄萎病病原为黑白轮枝菌（*Verticillium alboatrmu*）和大丽轮枝菌（*Verticillium dahliae*）两种，属半知菌亚门轮枝孢属真菌，如图 3-21 所示。前者分生孢子梗直立，无色至淡色，常由 2~4 层轮辐状的枝梗及上部顶枝构成，基部略膨大，每层枝梗多为 3~5 枝，枝梗长 12~37.5μm；分生孢子无色，椭圆形，单细胞，大小 4.7~11μm×2~4μm；菌丝细长，初无色分隔，以后变褐色加粗。后者与前者营养菌丝相似，无色，纤细；分生孢子梗基部膨大，分枝轮生，形成若干层；分生孢子均无色、单孢、椭球形，大小相近。二者的区别在于：黑白轮枝菌后期易生成休眠的有隔的暗色膨胀菌丝；而后者易于形成具有黑色厚壁的拟菌核，致病菌以黑白轮枝菌为主，两种类型的轮枝菌可以在同一病株内存在。

大丽花轮枝菌在世界各马铃薯种植区均有发生。其寄主植物特别多。由黑白轮枝菌引起的黄萎病远远危险于由大丽花轮枝菌引起的黄萎病。

在不存在寄主的土壤中，大丽花轮枝菌以微菌核的形式存在，可以存活长达 7 年。但是，目前已知寄主植物的种类很多，包括各种作物和草类。马铃薯是能显著提高大丽花轮枝菌在土壤中污染水平的作物之一。为了将侵染控制在可承受的范围之内，减少损失，最好将作物的轮作周期控制在 3 年以上。在适宜的气候条件下，菌丝在感病茎秆上发展，并在其上形成孢子，侵染叶片。如果土壤中存在根斑线虫，则病症出现得更早且更严重。

黑白轮枝菌主要以厚壁菌丝体的形式寄生在块茎和植物残体上。植物残体腐烂后，菌丝也会死亡。这就是土壤污染通常不会持续半年以上的原因。黑白轮枝菌的典型特点是，不仅可以在感病的茎秆上萌发，也可以在未腐烂（死亡）的植物残体上萌发。

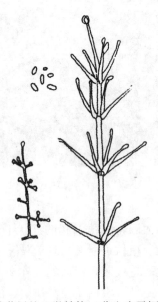

图 3-21　轮枝菌属的显微结构（分生孢子梗及分生孢子）

3.7　马铃薯枯萎病识别

马铃薯枯萎病是马铃薯常见病害，分布广泛，全国各种植区普遍发生，一般造成10%以上的产量损失。病原菌除主要危害马铃薯外，还可侵染番茄、球茎茴香、甜瓜、草莓等。

3.7.1　症状识别

发病初期，地上部出现萎蔫，如图 3-22 所示，剖开病茎，可见维管束变褐，如图3-23所示，湿度大时，病部常产生白色至粉色菌丝。

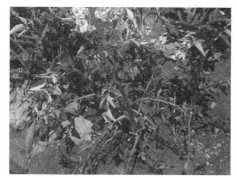

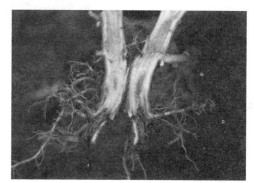

图 3-22　马铃薯枯萎病病株　　　　　　图 3-23　马铃薯枯萎病维管束变褐

3.7.2　病原识别

马铃薯枯萎病病原为尖镰孢菌［*Fusarium oxysporum* Schlecht.（Schlecht.）］，属半知菌亚门真菌。有隔菌丝，子座灰褐色。大型分生孢子在子座或粘分生孢子团里生成，镰刀形，弯曲，基部有足细胞。小型分生孢子 1~2 个细胞，卵形或肾形，多散生在菌丝间，一般不与大型分生孢子混生。厚垣孢子球形，平滑或具褶皱，大多单细胞，顶生或间生。

3.8　马铃薯灰霉病识别

马铃薯灰霉病可以危害茄科、葫芦科、十字花科、豆科、菊科等许多蔬菜作物。

3.8.1　症状识别

马铃薯灰霉病可以侵染叶片、茎秆，有时危害块茎，叶上症状明显。病斑多从叶尖或叶缘开始发生，呈 V 字形向内扩展，发病初期呈水渍状，后变褐色，形状常不规则，有时病斑上出现隐约环纹，受害残花落到叶片产生的病斑多近圆形，湿度大时，病斑上形成灰色霉层。后期病部碎裂、穿孔，严重时病部沿叶柄扩展，殃及茎秆，产生条状褪绿斑，病部产生大量灰霉。块茎偶有受害，收获前不明显，储藏期扩展严重，病部组织表层皱缩，皮下萎蔫，变灰黑色，后呈褐色半湿状腐烂，从伤口或芽眼处长出毛状密集的灰色霉层，如图 3-24 所示。有时呈干燥性腐烂，凹陷变褐，但深度常不超过 1cm。

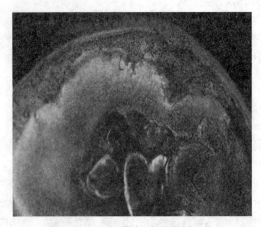

图 3-24 马铃薯灰霉病块茎症状

3.8.2 病原识别

马铃薯灰霉病由半知菌亚门葡萄孢属的灰葡萄孢菌（*Botrytis cinerea* Pers.）引起。分生孢子梗直立，褐色，多分枝，顶端膨大，有隔膜。孢梗大小为 800～1140μm×10～17μm，单生，分生孢子顶生，集群状，着生呈葡萄穗状，分生孢子球形至卵形，单细胞，无色或浅褐色，大小为 7～10μm×6.5～10μm。当田间条件恶化后，病部可见黑色片状菌核。

3.9 马铃薯白霉病识别

白霉病又称为茎裂病，可以侵染多种作物，主要的寄主植物有莴苣、豆科植物及油菜。当轮作中含有容易感病的蔬菜作物（豌豆、番茄、芹菜、花椰菜和甘蓝等）并遇高温、高湿条件时，易发病。某些年份，此病也会在马铃薯上发生，带来巨大的经济损失。主要影响生长在热带和温带冷凉地区的马铃薯，在荷兰围海造田的集约型种植区及高淀粉马铃薯种植区，该病害经常发生。虽然当季马铃薯作物自身常会遭受一些损害，但如果在种植马铃薯之后，再种植感病作物，其受到的损害将会增加。

3.9.1 症状识别

白霉病主要危害马铃薯茎的基部和块茎。在接近土壤的主茎、侧枝和接近叶轴处发生，初期出现小面积卵形或长条形灰色浸状病斑，轻微凹陷并沿茎向上延伸，病斑开始时像水浸过一样，后变为棕褐色，中间为白色，圆形或环状，随后长出一层棉絮状的菌丝体，并形成黑色菌核，直径 1～10mm，严重时茎的表面剥离，中髓被破坏并形成空洞，充满白色菌丝体，以后将形成 0.5～1.0cm 长的黑色硬块，地上部分可能萎蔫。茎秆开裂或从地表处折断，髓部有菌丝和菌核，整株死亡。靠近土壤表面的块茎，开始在芽眼附近的凹陷处呈现小的病斑，病斑扩大时块茎内部组织皱缩、腐烂，表面变黑呈水渍状，可挤压出无味汁液。切开病薯块，可见受害块茎内部变为长满菌丝和菌核的空洞。

3.9.2　病原识别

马铃薯白霉病病原为油菜核盘菌（*Sclerotinia sclerotiorum*），属子囊菌门核盘菌属真菌。病原菌菌核呈不规则形，鼠粪状，初形成菌核多被白色菌丝缠绕，后期裸生，直径 1.5~9mm，菌核表面黑色，内部粉红色，结构紧密。菌核在土壤中萌发产生子囊柄，子囊柄伸出土面形成褐色子囊盘，子囊椭圆形或棍棒形，无色，大小 86~132μm，每个子囊内有 8 个子囊孢子，子囊孢子排列成一行，椭圆形，单胞，无色，大小 8.2~15.6μm× 2.7~7.8μm，子囊孢子或菌核萌发产生菌丝，菌丝白色，有分枝，具隔膜，如图 3-25 所示。

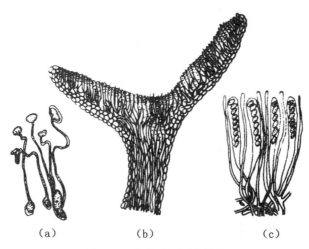

（a）　　　　（b）　　　　（c）

图 3-25　核盘菌属显微结构

菌核在该病的生命周期中扮演着十分重要的角色。菌核在土壤表面或土壤中休眠。在菌核上形成的漏斗形伞菌，生长在土壤上，由于菌核在土壤中的深度不同，所以伞菌茎秆的长度也不一样。这些伞菌宽 1~2cm，呈浅褐色和橘红色。在伞菌上形成有性孢子，成熟后，通过风大量释放和传播。孢子的释放发生在潮湿的环境下，特别是长期干旱后的潮湿阶段。在潮湿前经历的干旱时期越长，释放的孢子就越多。如果潮湿发生在开花期，或在近期刚经受过大风、雷雨、冰雹的损害，许多茎秆都会感病，而且会导致植株提前死亡。在污染严重的土壤上，侵染会立即从菌核上发生，因为菌核上可以形成菌丝直接入侵植株。这种侵染的典型症状是大多数病斑均出现在紧靠地表的地方。在收获前，病菌也可以通过这种方式入侵块茎。

3.10　马铃薯坏疽病识别

3.10.1　症状识别

马铃薯坏疽病主要危害叶片、茎秆和薯块。发生在块茎上时在块茎外皮上产生褐色或灰色的直径 3~5cm 的拇指状痕迹。病害若不进一步发展，则损害很小，虽然从组织中自然溢出的有侵染性的少量淡红色汁液尚未干涸，但当病斑干结后，很容易用手指甲挖出，留下一个空穴。切开发病初期的块茎，可以看到发病部位之下的薯肉呈淡褐色，如同干腐病一样，略带水渍状，后来色泽变橙红而带有灰色，患病组织收缩变暗以至成黑色。随着腐烂的发展，最后块茎起皱收缩或发生龟裂，内部出现空腔，布满松散的粉红色至褐色的菌丝体。而内部的腐烂和健康组织之间往往有一条暗色狭窄而坚硬的环带所限定。在叶片上主要出现失水状萎蔫，变黄，用手触摸有软绵的感觉，晴天表现得更加明显，一般是在植株的一侧或从复叶的一侧从下向上扩展，湿度较小时叶片纵卷，严重时整株萎蔫枯死，且带菌薯块不同芽眼所生长的植株发病严重程度不同。有些植株在马铃薯生长前期未出现枯死症状，但在枯死植株上没有发现病原菌产生的分生孢子器（组织分离培养可得该病原）。有些植株前期生长正常，后期表现出症状，在植株茎基部出现褐色病斑，并向上扩展，在茎和叶柄交替处症状明显，病组织变干凹陷，衰老的茎组织上产生大量的黑色小颗粒，为病原菌分生孢子器，叶片出现失水状萎蔫，逐渐枯死。

3.10.2　病原识别

引致马铃薯坏疽病的病原菌有两个变种，即 Phoma exigua Desm. Var. Foveata (Foister) Boerema 和 Phoma exigua Desm. Var exigua。属腔孢纲球壳目茎点霉属，属我国检疫性病害。茎点霉属病菌分生孢子器埋生或半埋生，有时突破表皮外露，球形、褐色、分散或偶尔聚生，有孔口，无乳突，少数种类可以形成线形分生孢子梗，产孢细胞瓮形或桶形，无色，内壁芽生瓶体式产孢。分生孢子椭圆形、圆柱形、梨形或近似球形，无色，单孢，偶有 1 个隔膜，常寄生于植物的果实、茎秆、老叶上。

发病块茎的皮层里往往形成大量针头大小的黑点，为病原菌的分生孢子器，呈心状，内含大量的分生孢子。

3.11　马铃薯癌肿病识别

马铃薯癌肿病最初发病地在南美的拉丁地区，19 世纪 80 年代传入欧洲后，相继在非洲、亚洲、南美洲和北美洲一些国家迅速蔓延，是严重危害马铃薯的一种国际国内检疫性病害。我国在云南、贵州、四川三省交界的局部地区有该病害的发生。在自然条件下主要侵染马铃薯，常发生区一般减产 50%，严重的绝收。病薯易腐烂，质地变硬，重病薯块不能食用，轻病薯块煮不烂。

3.11.1　症状识别

马铃薯癌肿病菌可以危害马铃薯叶片、茎秆、匍匐茎和块茎，甚至花序，但主要危害地下部分。被害块茎或匍匐茎等由于病菌刺激寄主细胞不断分裂，形成大大小小花菜头状的瘤，如图 3-26、图 3-27 所示。根是唯一不会受到侵染的部位。不同品种上所形成的花菜头状的瘤状物大小不同，从数毫米到 10cm 不等。瘤子表皮常龟裂，癌肿组织前期呈黄白色或灰白色，当暴露在阳光下后，变为浅绿色和绿色，后期变黑褐色，松软，易腐烂并产生恶臭，破裂后形成黑色的物质，包含有大量的休眠孢子。病薯在窖藏期仍能继续扩展危害，甚者造成烂窖，病薯变黑，发出恶臭。地上部分，田间病株初期与健株无明显区别，后期病株较健株高，叶色浓绿，分枝多。重病田块部分病株的花、茎、叶均可被危害而产生癌肿病变。

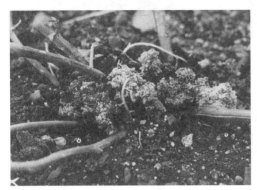

图 3-26　马铃薯癌肿病茎部症状

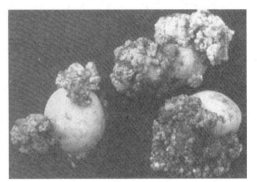

图 3-27　马铃薯癌肿病块茎症状

3.11.2　病原识别

马铃薯癌肿病病原为内生集壶菌或马铃薯癌肿菌 [*Synchytrium endobioticum* (Schulbersky) Percival]，属鞭毛菌亚门集壶菌属真菌。病菌内寄生，其营养菌体初期为一团无胞壁裸露的原生质（称为变形体），后为具胞壁的单胞菌体。当病菌由营养生长转向生殖生长时，整个单胞菌体的原生质就转化为具有一个总囊壁的休眠孢子囊堆，孢子囊堆近球形，内含若干个休眠孢子囊。休眠孢子囊球形，大小为 $50.4 \sim 81.9 \mu m \times 37.8 \sim 69.3 \mu m$，壁具不规则脊突。休眠孢子囊发生异常活跃，直径 $2 \sim 2.5 \mu m$ 夏孢子囊锈色，球形，具较多脊突，壁厚薄不均匀，大小为 $40.3 \sim 70 \mu m \times 31.4 \sim 64.6 \mu m$，萌发时释放出游动孢子或合子。游动孢子具单鞭毛，球形或洋梨形；合子具双鞭毛，形状如游动孢子，但较大。在水中均能游动，也可以进行初侵染和再侵染。

3.12　马铃薯炭疽病识别

马铃薯炭疽病广泛分布于美国等 50 多个国家和地区，是马铃薯种植地区非常普遍的病害。该病是毁灭性的，可以侵染马铃薯的各个生长部位，如地下部分（块茎、匍匐枝、根）、茎基部以及叶部，块茎的质量受到影响。侵染发生严重时，植株死亡并造成严重减产。

3.12.1　症状识别

马铃薯炭疽病主要危害叶片、地下茎和块茎。马铃薯染病后早期叶色变淡，顶端叶片稍反卷，在叶片上形成圆形至不规则形坏死斑点，赤褐色至褐色，后期变为灰褐色，边缘明显，病斑相互结合形成不规则的坏死大斑，至全株萎蔫变褐枯死。地下根部染病从地面至薯块的皮层组织腐朽，易剥落，侧根局部变褐，须根坏死，病株易拔出。茎部染病生许多灰色小粒点，茎基部空腔内长许多黑色粒状菌核。如图 3-28、图 3-29 所示。

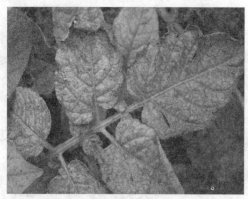 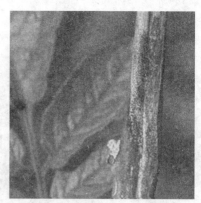

图 3-28 马铃薯炭疽病叶片症状　　　图 3-29 马铃薯炭疽病茎部症状

3.12.2 病原识别

马铃薯炭疽病病原为球炭疽菌 [*Colletotrichum coccodes*（Wallr.）Hughes，异名：*C. atramentarium*（Berk. Et Br.）Taub]，属半知菌亚门真菌。以极小菌核寄生在薯块表面或土层中的植物残体中，在寄主上形成球形或不规则形黑色菌核。分生孢子盘着生于寄主植物表皮下，黑色，聚生或散生于菌核上，有隔膜 1~3 个。分生孢子梗圆筒形，有时稍弯或分枝，无色或浅褐色。分生孢子圆柱形，单胞无色。

第4章 马铃薯细菌病害识别

细菌是一类十分微小的有机体，在土壤、水和植株上大量存在。大多数细菌是非致病菌。在植物组织中发现的许多细菌均不会对植株造成伤害，但是有几种细菌对马铃薯具有致病性。这种细菌不仅具有传染性，而且可以在植株及其后代中潜伏很长时间，还有可能突然暴发。由于细菌的传染性和潜伏性，在田间很难通过淘汰劣株达到完全控制这类病害的目的。

4.1 马铃薯青枯病识别

青枯病也有人称之为褐腐病。从发生地域或危害性来说，青枯病是马铃薯病害中仅次于晚疫病的一种常见病和多发病，为马铃薯世界性重大细菌性病害，各大洲均有分布，以温暖、潮湿和雨水充沛的热带、亚热带最为严重，现在温带地区也日趋严重。青枯病是我国南方马铃薯生产上最重要的病害之一，有的地块发病率可达30%~40%，严重时可以造成绝产。此病对马铃薯还有潜伏侵染，带菌块茎在储藏期间可以继续传染扩大危害，造成储藏期腐烂。

4.1.1 症状识别

1. 植株症状

青枯病是一种维管束病害，在马铃薯整个生长期都可发生，但因幼芽萌动和苗期温度、湿度不适宜青枯菌，所以不表现症状或症状不明显，而在现蕾开花期症状明显。在田间，发病后先是植株顶部细嫩叶片或花蕾出现萎蔫，紧接着主茎或分枝的上部出现急性萎蔫，开始早晚可恢复，持续4~5d后，最后整株茎叶全部萎蔫死亡，但叶片仍保持青绿色，只是颜色稍淡，不凋落，如图4-1所示。以上过程在其他茎秆和植株上反复发生。在冷凉的条件下，植株在枯萎前，生长减缓，叶片发黄。随后，感病植株的叶片变成浅绿色，最后变成褐色，不发生卷曲和折叠。当病原菌来自于种薯时，植株出苗后立即死亡。若病原菌来自于土壤或污染的灌溉水时，枯萎发生在生长季的后期。病菌侵害植株的维管束，使茎基部和根的维管束变褐色，尤其是导管部分变褐腐烂。用手挤压切断的病茎，就有污白色的黏液从断面的变色导管中渗出。

2. 块茎症状

块茎可能通过来自母株或在生长、收获及储藏过程中的外源病菌而染病。感病块茎有四个典型的症状："黑眼"，"眼上的芽变黑（死亡）"，"在维管束环形成菌液滴"，"褐腐"。

切开感病的块茎，可见维管束呈褐色，不需挤压切面就溢出白色菌脓，这是此病的重

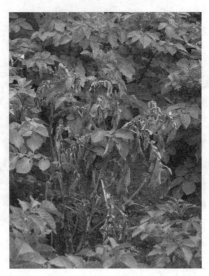

图 4-1　青枯病病株

要特征，严重时外皮龟裂，髓部溃烂如泥，区别于枯萎病，如图 4-2 所示。在维管束看似健康时，这种现象就会发生。在幼芽的萌发初期，芽眼死亡，随后变成黑色，细菌黏液开始从其中渗出。大量菌液从芽眼中分泌出来。如果黏液沾到了土壤，在收获时块茎的芽眼就会很脏。如果病菌是从芽眼和伤口进入块茎，则在侵入处会出现轻微的凹陷，在其周围表现出或多或少的褐色和红褐色腐烂。随着病菌的进一步侵染，维管束环变成灰褐色和褐色。最后，整个块茎被完全破坏。在感病末期，最初的褐腐症状迅速转变为其他类型的腐烂，散发出细菌性块茎软腐病的恶臭。

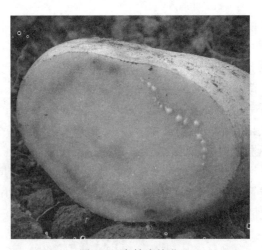

图 4-2　青枯病块茎

与环腐病和欧文氏菌引起的黑胫病和地上茎腐病相比较，青枯病的一个典型症状是枯萎，且这种枯萎现象发生十分迅速，在这之前不出现失绿、变黄和坏死症状。在青枯病中，细菌黏液可以自发从切开的块茎表面及脏芽眼中流出，而环腐病则不同。环腐病虽然也会出现菌液滴流出的现象，但必须有外力挤压块茎。另外，感染环腐病的植株叶片出现独特的卷曲。

4.1.2　病原识别

马铃薯青枯病病原为青枯劳尔氏菌（*Ralstania solanacearum*），属假单胞菌属，是一种毁灭性的土传病害。菌体短杆状，单孢，直形或略弯，两端圆，大小 0.5～1.0μm×0.8～0.9μm，端生鞭毛 1～3 根鞭毛，革兰氏染色阴性。一般不能在酸性（pH 值小于 4.5）培养基上生长，能利用乙酸盐作为基本营养，也能利用多种有机物作为碳源。在牛肉汁培养基上形成污白色畸形或近圆形菌落，菌落平滑、光亮。能引起寄主植物萎蔫、枯萎、软腐、叶斑、肿瘤等症状。

4.2　马铃薯环腐病识别

马铃薯环腐病又称为轮腐病，是一种细菌性病害。茎、叶、块茎均可染病，储藏期间可以继续危害，严重时引起块茎腐烂。1996 年首先发现于德国，现在欧美、北美、南美和亚洲均有发生。我国 20 世纪 50 年代首先于黑龙江发现此病，目前各马铃薯产区均有发生，是一种传染性极强的病害，一般造成减产 20%，严重的减产 30%，个别可达 60% 以上。此病虽然用现代方法可以检测出来，但病原菌很难完全消除。

4.2.1　症状识别

环腐病是一种维管束病害。地上部分染病分为枯斑和萎蔫两种类型。枯斑型多在植株基部复叶的顶上先发病，叶尖、叶缘及叶脉呈绿色，叶肉为黄绿或灰绿色，具明显斑驳且叶尖干枯或向内纵卷，病情向上扩展，致全株枯死。萎蔫型初期则从顶端复叶开始萎蔫，叶缘稍内卷，似缺水状，病情向下扩展，全株叶片开始褪绿，内卷下垂，终致植株倒伏枯死，如图 4-3、图 4-4 所示。

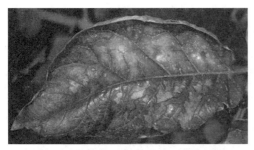
图 4-3　马铃薯环腐病病叶（枯斑型）

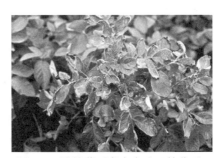
图 4-4　马铃薯环腐病病叶（枯萎型）

植株的一个或多个茎秆表现出感病症状。一些马铃薯品种的顶部叶片还会表现出典型的赤褐色。如同青枯病一样，将感染环腐病的茎秆末端切开后放入水中，会看到细菌黏液自发的喷射出来。当感染进一步加重时，挤压茎秆可以看到细菌黏液从断面上流出来。通常感病植株缓慢死亡，而感染青枯病后植株迅速死亡。

　　块茎可以在田间感病，在储藏时进一步扩展。块茎感病初期，纵切后可见维管束变为黄色或黄褐色，严重时连成一圈，皮层内现环形或弧形坏死部，故称为环腐，皮层与髓部发生分离，如图4-5所示。挤压块茎，珍珠状奶白色的菌液从维管束环流出。停止挤压后，菌液又收回到维管系统中。当病菌进一步发展后，挤压块茎时，会有一条带状的奶酪一样的菌液流出，在维管束的位置留下一个空洞。在感病末期，会有其他微生物入侵到块茎中，使维管束组织变成黑色，表皮破裂，芽眼周围变成红色。最后，由于干腐病和软腐病的二次侵染，整个块茎破裂。经储藏后块茎芽眼变黑干枯或外表爆裂的种薯，播种不出芽，或出芽后枯死或形成病株。

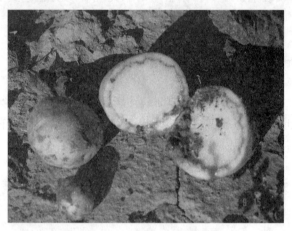

图4-5　马铃薯环腐病块茎

　　与青枯病相比较，切开感染环腐病的块茎后，在没有任何挤压的情况下细菌黏液不会自发流出，在成熟之前芽不会死亡，菌液并不能从芽眼中释放出来，且收获前芽眼也不会变脏。低温引起的维管束环坏死与环腐病的症状相似。

4.2.2　病原识别

　　环腐病病原为密执安棒形杆菌环腐亚种［*Clavibacte michiganense subsp. Sepedonicum*（Spieckermann & Kotthoff）Davis et al.］，属棒形杆菌属，异名环腐棒杆菌［*Corynebacterium sepedonicum*（Spieck. & Kotthoff）Skaptason & Burkholder］。菌体棒状，但新鲜培养菌用显微镜检查时，可见到V形、L形和Y形菌体，好气性，无鞭毛，无荚膜，不生芽孢，革兰氏染色阳性。大小为1～3μm×0.5～1μm。菌体生长慢，在培养基上7～10d才出现针头大的菌落，初为白色，薄而透明，有光泽。

　　该菌在自然条件下只侵染马铃薯，人工接种可侵染30余种茄科植物。

4.3　马铃薯软腐病识别

　　马铃薯软腐病是危害储藏期马铃薯块茎的一种细菌性病害，主要发生在过度潮湿和储藏条件下。遍布全世界马铃薯产区，每年发生程度不同，是欧美国家马铃薯的主要病害之一。感病块茎还有可能受到晚疫病和干腐病的二次侵染，造成较大损失，一般年份减产3%～5%。

4.3.1　症状识别

马铃薯软腐病在田间和窖藏期均能侵染薯块。感病初期皮孔略凸起，逐渐成黄褐色或淡黄色圆形或近圆形水渍状病斑，直径 1～3mm，初期出现的软腐仅仅是由于胡萝卜软腐欧文氏菌引起的。这种细菌一般存在于土壤中和马铃薯上。随后由于茎腐微生物菊欧文氏菌的侵染，扩展成不规则形大斑直至整个薯块腐烂，并伴有恶臭气味。在 30℃ 以上时病薯内部组织崩解，质地软化，腐烂，往往溢出泡状黏稠液，腐烂过程中若温度、湿度不适宜，则病斑干燥，扩展缓慢或停止，呈灰色粉渣状。在有些品种上病斑外围常有一变褐环带。窖藏期温度高时能形成烂窖，造成严重损失。如图 4-6 所示。

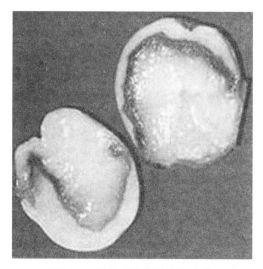

图 4-6　马铃薯软腐病块茎症状

4.3.2　病原识别

软腐病病原为胡萝卜欧文氏菌软腐亚种 ［*Erwinia carotovora subsp.* Carotovora （Jones）Borgey et al. ］、胡萝卜软腐欧文氏菌马铃薯黑胫亚种 ［*E. carotovora subsp.* Atroseptica （Van Hall）Dyel］ 和菊欧文氏菌 ［*E. chrysanthemi* Burkholder，*McFadden et* Dimockl］ 3 种。3 种细菌具有不同地理分布。

菌体直杆状，大小 1～3μm×0.5～1μm，单生，有时对生，革兰氏染色阴性，靠周生鞭毛运动，兼厌气性。不产生芽孢和荚膜。菌落圆形或不规则形，边缘明晰，稍带荧光。这种细菌能分泌消解寄主细胞果胶质的酶，使细胞分离，组织崩解，并受腐烂细菌的侵染，分解细胞，产生吲哚，因而产生臭味。

4.4　马铃薯黑胫病识别

马铃薯黑胫病又称为黑脚病，是一种重要的马铃薯细菌性病害。在气候适度冷凉的条件下侵染马铃薯，适合病原菌发展的温度为18~19℃，在我国北方各马铃薯产区都有不同程度的发生，田间发病一般为5%左右，重的达15%左右。

4.4.1　症状识别

马铃薯黑胫病主要侵染茎或薯块，从苗期到生育后期均可发病。发病重的薯块播种后不发芽，或刚发芽烂在土中，不能出苗，发病轻的薯块能正常发芽出苗，成为田间病株。腐烂症状从母薯块茎向茎秆蔓延，幼苗染病一般株高15~18cm出现症状，植株矮小，节间短缩，或叶片上卷，褪绿黄化，或腹部变黑，萎蔫而死，根系不发达，易从土中拔出。横切茎可见三条主要维管束变为黑褐色。通常只有茎秆的下部感病，但偶尔也会出现全部茎秆变黑的情况。感病茎秆散发出鱼腥味，顶部的叶片变成浅绿色，向上卷起，变黄，不久后全部枯萎。感病茎秆变硬，叶片直立。如图4-7~图4-9所示。由于它们生长缓慢，所以被周围健康的叶片所覆盖，从而隐藏起来不易被发现。感病的植株通常提早死亡。

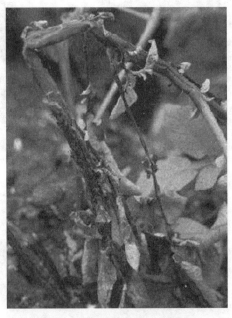

图 4-7　马铃薯黑胫病茎部症状

薯块染病始于脐部，呈放射状向髓部扩展，病部黑褐色，横切可见维管束也呈黑褐色，用手压挤皮肉不分离，温度高时，薯块变为黑褐色，腐烂发臭，别于青枯病。发病轻的薯块，只在脐部呈现很小的黑斑，有时能看到薯块切面维管束呈黑色小点或断线状。

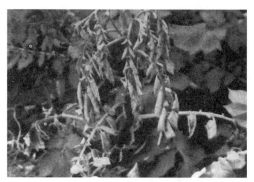

图 4-8　马铃薯黑胫病病叶

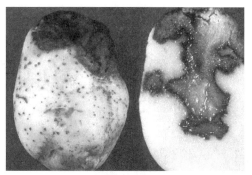

图 4-9　马铃薯黑胫病块茎症状

4.4.2　病原识别

马铃薯黑胫病病原物为胡萝卜软腐欧文氏马铃薯黑胫亚种 [Erwinia carotvora subsp. atroseptica (Van Hall) Dye]，属欧氏杆菌中造成软腐的一个低温类型细菌。菌体短杆状，单细胞，极少双连，周生鞭毛，具荚膜，大小 1.3~1.9μm×0.53~0.6μm，革兰氏染色阴性，具荚膜、芽孢。能发酵葡萄糖产出气体，发酵牛乳产酸、产气并产生乳胶，可液化明胶，还原硝酸盐为亚硝酸盐，不水解淀粉。在琼脂培养基上菌落微凸，边缘齐整圆形，半透明反光，质黏稠。在牛肉膏培养基上，菌落乳白色，圆形，边缘整齐，质地黏稠。胡萝卜软腐欧文氏菌马铃薯黑胫亚种适宜温度 10~38℃，最适为 25~27℃，高于 45℃即失去活力。

第5章 马铃薯其他病害识别

5.1 马铃薯病毒病识别

病毒是一种非常小的微生物。病毒颗粒只能用电子显微镜放大 50 000~100 000 倍才能看到。病毒通常由核酸和蛋白质构成。不同病毒的形状和大小各不相同,有的呈球形,如马铃薯卷叶病毒;有的呈杆状或丝状,如马铃薯 A、S、M、X、Y 病毒及珊瑚状的花叶病毒。病毒自身不能进行新陈代谢,其繁殖完全依赖于寄主的代谢。所以,在没有寄主的条件下,尤其是在干旱的条件下,其传染性会很快丧失。

马铃薯病毒有一个国际上公认的缩写,来源于它们的英文名字。如 X 病毒,也称为 PVX;马铃薯卷叶病毒也称为 PLRV;马铃薯帚顶病毒也称为 PMTV。

马铃薯病毒病可以通过接触机械、衣物及其相邻的植株传播,也可以通过传播媒介,如蚜虫、线虫以及真菌传播。在田间靠昆虫(主要是蚜虫)或叶片接触而传播,马铃薯感病后,植株畸形、矮小,产量降低,病毒病危害可以引起马铃薯"种性退化"。所谓"种性退化"是指优良品种引入种植几年后,发生严重的退行性变化,植株越来越衰弱,产量越来越低,以致不能再使用。

5.1.1 症状识别

受病毒侵染的影响,马铃薯植株和块茎会出现一些明显的症状。如植株形态、茎叶和块茎会发生一些肉眼可辨别的变化,不同病毒引起的变化是不相同的,这是症状学鉴别马铃薯病毒病的基础。一般在茎叶上会发生颜色异常,形态、大小或结构异常,叶片坏死,整个植株生长异常,块茎形状和质地畸形,块茎坏死等变化。

1. 茎叶颜色异常

(1) 明脉 叶脉的颜色比正常的浅。通常在小叶基部开始,为病毒初侵染的结果。这种症状是短暂的,通常是出现花叶的前奏。

(2) 花叶或斑驳 在叶片上出现淡绿或失绿区域,有时这些症状在数量上占优势,而使正常组织部分像"岛屿"或斑点。斑驳的淡绿区域或边缘比花叶更易识别。这些症状是降低叶绿素产生或破坏叶绿体的结果。当花叶与叶脉相联系时,产生两种类型的症状,一种是沿着主叶脉两边出现有规则的浅绿色或深绿色组织,另一种是淡绿色组织限制在叶片中脉之间的区域。

(3) 黄化 因叶绿素缺乏叶片失绿,胡萝卜素和叶黄素增加,鲜黄色全部或部分取代绿色,叶片表现为褪绿或为杂斑花叶。褪绿通常是从植株顶部受侵染的叶片开始,在整个叶片或部分叶片上正常的绿色分布不均匀。杂斑花叶斑大而鲜黄,具不规则边缘,通常分散于全部叶片上。如图 5-1 所示。

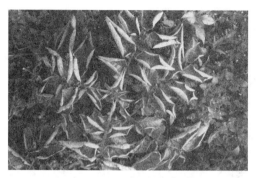

图 5-1　马铃薯病毒病病叶

（4）异常着色　某些色素物质产生过剩，且无规则地转移导致在马铃薯上出现两种类型的症状。一种是花青素沉集，即由于花青素不正常的产生和累积，叶子可能显示一系列的紫色、红色或蓝色，这些变异通常与叶片形状的变化有关；另一种是青铜病，是指表皮细胞产生坏死斑并覆盖大部分叶面，这种着色由黑色素或类似黑色素物质的生成所致，这类物质也能产生褐色或黑褐色色素沉淀。

2. 茎叶形状、大小或结构异常

（1）小叶　叶片与健康植株相比较，显得小。这通常与某些颜色变化有关。然而当单独发生时，若周围没有健康植株与之相比较，就无法判断。

（2）卷叶　小叶以中心叶脉为轴心严重向上卷。通过越接近小叶顶端，越卷得严重。卷叶也影响叶片结构。

（3）皱叶　此症状在叶缘处更明显，呈波浪形，叶片也受影响。皱叶通常与花叶或斑驳共同出现。

（4）畸形叶片　叶片过长或过宽，失去了正常的形状。在大多数情况下，叶片畸形与主脉增厚或其他部位畸形有关。

（5）革质化叶片　当叶片在手指间揉压时易断裂。这是由于碳水化合物转移受到影响，叶片细胞中淀粉累积所致。这种症状通常伴随着卷叶。

3. 叶片坏死

（1）顶端坏死　坏死从植株顶部和分枝开始，有时移向底部叶片，有时影响整棵植株。

（2）系统坏死　有坏死条斑，斑点或坏斑，分布于全部或部分叶片上，没有规范的形式。

（3）脉坏死　系统性脉坏死，尤其可以在叶片背面观察到坏死占满整个叶脉或部分叶脉。

4. 植株整体异常

（1）矮缩　有这种症状的植株通常出苗晚，且比健康的植株小。有些植株开始时发育正常，但植株会突然停止生长，叶或茎出现某些畸形。

（2）矮化　植株株型变小是病毒侵染后一个常见的症状。这种症状容易与矮缩混淆，但是生长受阻的植株不表现畸形，如图 5-2 所示。

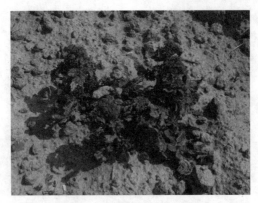

图 5-2　马铃薯病毒病矮化株

（3）衰弱　植株茎秆十分细弱，以致不能支撑瘦小的枝叶，植株匍匐于地面。

（4）簇生　叶片小而严重皱缩，并沿着茎紧密地生长在一起。这种症状有时被称为花束或丛生。

（5）丛枝　是指主茎上腋枝增生，与褪绿、叶片减少和生长受阻有关。

5. 块茎形状、质地畸形

（1）纺锤形块茎　块茎的直径逐渐减小，在基部更为严重。受侵染块茎的横截面通常是圆的。一般由纺锤块茎类病毒（PSTVd）引起。

（2）过度生长　块茎芽眼胀大或在大块茎上长小块茎。

（3）软化　块茎因淀粉积累突然停止而变软。

（4）气生薯　块茎直接在腋芽处产生。这类块茎有或没有匍匐茎连接。

（5）开裂　块茎表面有或深或浅的裂缝。

6. 块茎坏死

在薯肉表面或深处有线形、弧形或环形的坏死。

（1）坏死斑　病斑通常为圆形，大小各异，深而干燥。

（2）内部坏死　是指环状或不规则形状的坏死点或坏死斑。

观察马铃薯病毒病症状标本，注意马铃薯茎叶上发生的颜色异常、形态、大小或结构异常、叶片坏死现象；注意后期整个马铃薯植株生长异常、块茎形状和质地畸形、块茎坏死等特点。

7. 影响幼芽生产

（1）线状芽　芽长而细，成线状。老植株受侵染，抽芽表现出不同程度的症状。

（2）芽坏死　芽部分坏死或全部坏死，并表现出坏死条斑或坏死斑点。

5.1.2　病原识别

侵染马铃薯的病毒种类很多，有 30 余种病毒和 1 种类病毒。我国发生的主要有马铃薯卷叶病毒（PLRV）、马铃薯 Y 病毒（PVY）、马铃薯 X 病毒（PVX）、马铃薯 A 病毒

（PVA）、马铃薯 S 病毒（PVS）、马铃薯 M 病毒（PVM）和马铃薯纺锤块茎类病毒（PSTVd）等（括号内为病毒英文名称的缩写，全世界通用）。

1. 马铃薯卷叶病毒（potato leaf roll virus，PLRV）

马铃薯卷叶病由马铃薯卷叶病毒引起。该病毒在世界范围内普遍存在，与马铃薯 Y 病毒一起，曾经被认为是"马铃薯退化"的主要原因。该病在所有马铃薯种植区均有发生，主要对马铃薯的韧皮部造成影响。

马铃薯卷叶病毒粒体球状，直径 24~25nm。该病毒寄主范围狭窄，主要为茄科植物，对马铃薯的侵染局限于韧皮部。病毒稀释限点 10 000 倍，钝化温度 70~80℃，体外存活期 25℃下 12~24h，2℃低温下存活 3~5d。

2. 马铃薯 Y 病毒（potato virus Y，PVY）

马铃薯 Y 病毒是侵染马铃薯最重要的病毒之一，该病毒不仅易于传播，还能造成巨大损失。马铃薯 Y 病毒和马铃薯卷叶病毒被认为是引起"马铃薯退化"的最重要的两个病毒。在马铃薯上引起严重花叶或坏死斑和坏死条斑。该病毒寄主范围较广，侵染番茄、茄子、辣椒、烟草等茄科植物和一些观赏植物，如大丽花、矮牵牛、白英和龙葵。

病毒粒体线形，弯曲，长 730nm，病汁液稀释限点 100~1000 倍，钝化温度 52~62℃，体外存活期 2~3d。

3. 马铃薯 X 病毒（potato virus X，PVX）

在马铃薯上引起轻微的花叶症状，有时产生斑驳或环斑。在马铃薯种植区普遍发生，产生的症状轻，很难觉察到。病毒粒体线状，长 480~580nm，其寄主范围广，系统侵染的主要是茄科植物。病毒稀释限点 100000~1000000 倍，钝化温度 68~75℃，体外存活期 1 年以上。

4. 马铃薯 S 病毒（potato virus S，PVS）

马铃薯 S 病毒会引起轻微的花叶现象，在世界范围内的马铃薯上特别常见，其传染性很强。在许多国家的感染率为 100%。该病毒一般只会引起轻微的病症，几乎不会造成损失。

病毒粒体线状，长 650nm，其寄主范围较窄，系统侵染的植物仅限于茄科的少数植物。病汁液稀释限点 1~10 倍，钝化温度 55~60℃，体外存活期为 3~4d。

5. 马铃薯 A 病毒（potato virus A，PVA）

马铃薯 A 病毒会导致叶片上出现轻微的斑点（花叶）。虽然 A 病毒不如 Y 病毒常见，但是马铃薯 A 病毒几乎在所有的马铃薯种植区都有发生（安第斯山脉的高海拔地区除外）。该病毒对产量的影响不大，但是如果与 X 病毒或 Y 病毒一起发生时，可能会使大量马铃薯品种表现出褶皱的症状，造成巨大损失，一般会导致产量下降 40% 以上。

马铃薯 A 病毒粒体与马铃薯 Y 病毒相似，病汁液稀释限点 10 倍，钝化温度 44~52℃，体外存活期 12~24h。其寄主范围较窄，除马铃薯外，只有烟草和樱桃番茄是 A 病毒的寄主。

6. 马铃薯 M 病毒（potato virus M，PVM）

感染马铃薯 M 病毒后，叶片卷曲呈花斑状。除安第斯山区的马铃薯生长地区外，该病毒在世界范围内普遍存在。M 病毒只发生于茄科植物上，其中马铃薯是最重要的寄主。番茄虽可以携带病毒但不表现症状。马铃薯 M 病毒与马铃薯 S 病毒粒体相似，钝化温度 65~70℃，稀释限点和体外保毒期与马铃薯 S 病毒相同。

马铃薯纺锤块茎类病毒（PSTVd）为一种游离的低分子量核糖核酸，无蛋白质外壳，耐热性强，失活温度高于100℃，侵染能力强，仅存在于寄主植物细胞核中，能侵染多种植物，但仅少数茄科和菊科植物表现症状。

5.2 马铃薯疮痂病识别

马铃薯疮痂病在世界各马铃薯种植区均有发生，该病主要危害马铃薯块茎，可以在其表面形成痂状病斑，严重影响薯块的品质，从而造成经济损失。引起该病的病原菌还可以侵染其他块茎类作物，如甜菜、萝卜等。马铃薯疮痂病仅发生在薯块上，受害薯块品种低劣，芽眼减少，不能作为种薯。

5.2.1 症状识别

疮痂病斑的症状随着品种和病原菌的不同有很大的差别，主要表现为凸起状、凹陷状和平状三类，且具有一定的区域特点。不同类型的疮痂病能够被区分开，有在表面形成的，呈赤褐色，星形；有深度凹痕的；还有凸起的。如图5-3~图5-5所示。该病最普遍的症状是在表面形成粗糙的星形病斑，有时呈火山口形，0.5~1.5cm。病菌通常从薯块皮孔及伤口侵入，开始在薯块表面生褐色小斑点，以后扩大或合并成褐色病斑。病斑中央凹入，边缘凸起，表面显著粗糙，呈疮痂状。常有几个疮彼此连接，造成很深裂口。如图5-6所示。其病症易与粉痂病、根结线虫、黑痣病的痂状病斑及一些病毒病的症状相混淆。与粉痂病不同的是，疮痂病形成的木栓组织，在不破坏其下组织的情况下不能被去除。

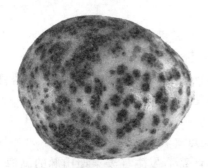
图5-3 疮痂病块茎（平状）

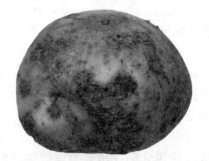
图5-4 疮痂病块茎（凹陷状）

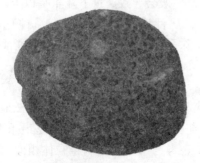
图5-5 疮痂病块茎（凸起状）

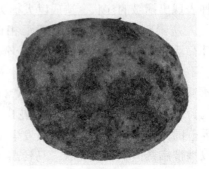
图5-6 疮痂病造成的深疮痂

5.2.2　病原识别

马铃薯疮痂病病原为疮痂链霉菌（streptomyces scabies），为厚壁菌门链菌属，是一种放线菌。菌体丝状，极细，尖端常呈螺旋状，连续分割生成大量孢子，孢子圆筒形，大小 1.2~1.5μm×0.8~1.0μm。

5.3　马铃薯线虫识别

5.3.1　马铃薯茎线虫病

马铃薯茎线虫，又称为腐烂茎线虫、马铃薯腐烂线虫或甘薯茎线虫，是危害马铃薯块茎的重要病害，不仅降低产量，而且严重影响马铃薯的品质。是我国对外检疫性有害生物。

　1. 症状识别

腐烂茎线虫主要危害寄主植物的地下部。此种线虫在马铃薯生长期间只侵染其块茎，地上部无特殊症状，最初的直观症状是在薯块上出现淡白色的小斑点，病斑下面的组织软化并呈颗粒状。薯块严重发病出现在储藏期，薯块收获后，线虫随薯块入窖，一旦入窖较早或储藏量过大，大量产生呼吸热而导致温度升高，线虫便严重发生，更多的块茎组织受到危害，当整个薯块全部被侵染后，块茎表皮变得像纸一样薄，并开裂、皱缩，内部组织呈干粉状，颜色变为灰色、暗褐色至黑色。且受线虫侵染的组织易被青霉、曲霉等病菌造成二次侵染。

　2. 病原识别

马铃薯茎线虫病病原为马铃薯腐烂茎线虫（*Ditylenchus destruor* Thorne），属线虫门（Nematoda），侧尾腺纲（Secernentea），垫刃目（Tylenchida），粒科（Anguinidae），茎线虫属（*Ditylenchus Filipjev*）。成熟的雌虫和雄虫都是呈圆筒状蠕虫形。雌虫较雄虫大。雌虫虫体线形，热杀死后虫体略向腹面弯曲，侧线 6 条，头部扁平，略缢缩，口针有明显的基部球。单卵巢、前伸，有时可伸达食道区。尾圆锥形，通常腹弯，端圆。雄虫体前部形态和尾形似雌虫，如图 5-7 所示。最初是在马铃薯上发现的，在我国首先发现于甘薯上。

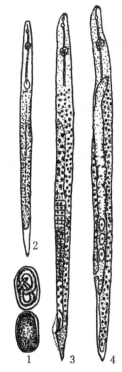

1—卵；2—幼虫；
3—雄成虫；4—雌成虫
图 5-7　茎线虫病病原线虫

5.3.2　马铃薯金线虫病

马铃薯金线虫病又称为马铃薯胞囊线虫病或金色球胞囊线虫病，是马铃薯毁灭性病害。马铃薯幼期至成株期均可受害。主要分布在美、欧大部分国家和亚洲少数国家，是我国外检对象。

马铃薯金线虫在温带地区对马铃薯危害非常严重。由于被该线虫侵染的植株根系受到很大损伤，导致植株生长发育不良，结薯少而小、品质差，大薯率显著降低，一般病田减产25%～50%。当土壤中每克土含有20个马铃薯金线虫卵时，每公顷可造成减产2000kg。大流行不防治和无抗病品种情况下可减产80%，甚至绝产。另外，当土壤中存在大丽轮枝菌时，能与线虫相互作用，共同造成更严重的危害，导致马铃薯早死病的发生。

1. 症状识别

马铃薯金线虫主要危害地下根部和块茎，一般地上部分症状并非特别明显可鉴。发病植株在田间呈块状分布。马铃薯金线虫病在马铃薯幼期至成株期均可受害。马铃薯受金线虫危害后，植株生长矮小，茎细长，叶片上生斑点或黄化，叶丛萎蔫或死亡，开花少或不开花。根部经常出现侧根增生，开花期症状尤其明显，扒开病根，可见金黄色的马铃薯胞囊雌虫死后形成的胞囊。被害块茎表皮常出现龟裂，易于受到其他腐生真菌或细菌的侵染而加剧枯亡。作物收获后胞囊褐色，遗留土壤中。如图5-8、图5-9所示。

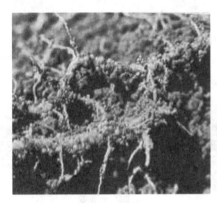 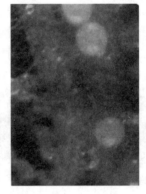 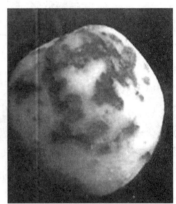

（a）根部胞囊　　　　　（b）放大胞囊

图5-8　马铃薯金线虫胞囊　　　　　图5-9　马铃薯金线虫病块茎症状

2. 病原识别

马铃薯金线虫病病原为马铃薯金线虫（金色球胞囊线虫）[*Globodera rostochiensis* （Wollenweber） Behrens]，属线虫纲球形胞囊线虫属。异名：Heterodora rostochiensis Wollenweber。雌、雄异型。

雄虫体为线形，尾短，钝圆，无孢片。热杀死后虫体后部弯曲90°～180°，虫体呈"C"形或"S"形。角质层环纹明显，侧区有4条刻线，环纹仅和两条外刻线交接。头部圆，缢缩，有6～7条环纹。口针发达。单精巢，长约虫体长的1/2。具交合刺1对，粗壮，呈弓形，位于尾端部。

雌虫球形或近球形，有突出的颈，头部小，有1～2条明显的环纹。虫体末端钝圆。虫体大部分角质层上都有网状脊纹，无侧区和刻线。成熟时金黄色，表面具刻点，后形成金黄色至褐色球形胞囊。虫体分卵、幼虫、成虫三个历期。幼虫具5个龄期。雄、雌虫体在成虫期才有形体上的明显区别。

第6章 马铃薯生理性病害

生理性病害是指因植物体内发生生理紊乱或不良环境因素等原因影响而表现出的病变，并非被病菌侵染，所以也称为非侵染性病害。

6.1 畸形薯

1. 症状

畸形薯大多是因块茎发生二次膨大形成的，有肿瘤型、哑铃型、次生块茎及链状二次生长等类型。

（1）肿瘤型 即块茎芽眼部位凸出，形成瘤状小薯。

（2）哑铃型 在靠近块茎顶部长出同样大小的块茎，中间形成"细脖子"状，形似哑铃。

（3）次生块茎 即在块茎上再形成新的块茎，或在块茎上长出新的枝叶。

（4）链状二次生长 即在块茎上长出葡匐茎再形成块茎。

2. 发病及预防

在块茎生长期，由于高温干旱使块茎停止生长，甚至进入休眠期，薯块表皮木栓化，形成周皮。随后由于降雨或灌水，恢复了适宜的生长环境，形成周皮的薯块不能继续膨大，吸收的养分就运输到能够继续生长的芽眼、块茎顶端等部位，形成畸形薯。

预防畸形薯应调整播种期，使块茎膨大期和当地降雨季节相吻合；及时灌水，经常保持土壤湿润，防止土壤过干；及时中耕松土，防止土壤板结。

6.2 粉红色芽眼病

1. 症状

粉红色牙眼病症状主要是在块茎顶部芽眼周围出现粉红色病斑，后变褐色，只危害块茎表面，有时也能扩展到块茎内部。在薯块形成到收获期间，如果土壤湿度大，则症状明显。典型粉红色变色区在潮湿土壤中刚挖出的薯块上容易看到，在干燥、未洗净的薯块难以观察到。

2. 发病及预防

不论田间还是储藏窖内，高温高湿有利于粉红色芽眼病的发生，且病薯容易腐烂。

预防粉红色芽眼病在遇大雨到暴雨后要及时中耕松土，以降低土壤含水量；储藏窖应保持冷凉干燥，防止薯块腐烂。

6.3 中毒种薯综合征

1. 症状

因马铃薯植株吸收了腐烂种薯流出的汁液而发生中毒，最初是叶片变黄卷起，叶缘干枯，后期导致植株死亡。

2. 发病及预防

因降雨或灌水而使土壤湿度过大，致使种薯腐烂，其流出的汁液被植株吸收而发病。

预防时应注意播种前严格挑选种薯，防止播种带病种薯和腐烂薯；适当推迟播种期，缩短出苗期；抢墒播种，促使壮苗早发。

6.4 青皮薯

1. 症状

青皮薯主要发生在生长后期或储藏期的块茎上。在马铃薯生长后期，某些薯块拱出土面后暴露在阳光下，薯块表皮由黄变绿，且绿色组织可向块茎内部扩展，并常有紫色色素沉积。在储藏期，薯块暴露在自然光下，薯皮也会变绿，有时甚至殃及深层组织。通常这种变绿不会因暗中储藏而恢复。

2. 发病及预防

马铃薯在阳光照射下，块茎组织内的白色体便会转化为叶绿素，使块茎组织变绿，并产生龙葵素。马铃薯因品种趋向于接近土壤表面坐薯，或薯秧培土薄，或由于根际周围土壤有裂缝，抑或块茎膨大拱土外露等都可能在马铃薯生长后期使块茎暴露在阳光下，导致青皮病发生。马铃薯品种不同，绿皮的严重程度和发展深度也不同，某些在接近土表结薯的品种青皮病易于发生。储藏期间，冷凉条件下比温暖条件下发病要缓慢。食用马铃薯在市场陈列时，受自然光和荧光照射，都会使块茎表面甚至深层组织变绿。田间，在生长期植株培土少、管理不适造成后期薯块暴露，青皮病更易发生。青皮病一旦发生，若再在黑暗中长期保存，绿色也不能褪掉。

预防马铃薯块茎变绿，要及时培土，防止薯块暴露在阳光下；选择薯块不易外露出土的品种；降雨后及时中耕松土，防止地表板结出现裂缝；储藏期尽量避免见光，且保持冷凉的窖温，减缓青皮发病速度；条件允许时可以用表面活化剂漂洗薯块，减轻发病程度。

6.5 空心薯

1. 症状

马铃薯空心薯多发生于块茎髓部，外部无任何症状。起初薯块中心组织呈水渍状或透明状，个别出现褐色坏死斑。后期在块茎中心附近形成一个空洞。空洞多时连在一起，呈透镜状或星状，边缘呈角状；有的空心形状呈球形或不规则形；空洞内壁呈白色、稻草黄色至棕褐色，形成不完全化的木栓层。通常，空洞会随着块茎的生长而逐渐扩大。有的块茎内部出现裂缝。

2. 发病及预防

空心薯病发病主要是植株群体结构不合理，使薯块生长过于旺盛，内外组织发展不均衡所致；钾肥缺乏，在临界含量以下；钙缺乏也是造成空心薯的因素之一；水分供应不合理，前期缺乏，后期水分充裕，发病重。不同品种发病率不同。

预防空心薯需栽植发病率低的品种；合理密植，适当缩小株间距离，增加植株间竞争，从而阻止块茎过速生长和膨大，降低空心薯发病率；加强肥水管理，增施钾肥，保证植株正常生长的水分供应情况下，避免出现旱涝不均，促使块茎均衡发育。

6.6　黑心薯

1. 症状

黑心薯是马铃薯储藏器官受害。主要是在块茎中心部分形成黑到蓝黑色不规则花纹，最后形成黑心，边缘界限明显。严重时整个薯块变色。不同品种薯块对引起黑心的反应有很大差异。

2. 发病及预防

由块茎内部组织缺氧引起。在不同环境条件下，从内部变粉褐色至坏死，直至发展形成黑心，均为供氧不足所造成。黑心病还受温度影响，温度较低，黑心病发展较为缓慢。但温度过低（0~2℃）时黑心发展较为迅速，温度过高（35~40℃）时，即使有氧气，但因不能快速通过组织扩散，黑心病也会发展。故过高或过低的温度以及过于封闭的储藏环境，都会加重黑心病。

黑心薯病的预防应做到收获后先将薯块放在通气干燥的环境中预藏一周左右，使薯块完成后熟阶段，进入休眠再入窖储藏；储藏量应在窖体容积的 1/2~2/3 为宜；薯堆过大时应在薯堆中间设置通气孔道。

6.7　内生芽

1. 症状

马铃薯内生芽是指薯块发芽后幼芽弯曲，向薯块内部生长，致使薯块开裂，有时还能结出内生薯块。

2. 发病及预防

马铃薯在储藏期因相互挤压，使得萌发的幼芽弯曲生长而长入薯块内部。可以采取降低窖温，防止薯块及早发芽或在薯块发芽后摊开在散射光下以抑制幼芽生长。

6.8　龟裂

1. 症状

因环境条件变化马铃薯块茎内部组织生长较表皮组织快，周皮产生裂缝，随着块茎膨大裂缝变宽，形成裂口，为龟裂。

2. 发病及预防

当天气持续干旱，块茎生长缓慢，表皮形成周皮，遇降雨后块茎迅速膨大而使周皮破裂。龟裂病预防应注意调整播种期，使块茎膨大期和当地降雨季节相吻合；及时灌水，经常保持土壤湿润，防止土壤过干；及时中耕松土，防止土壤板结。

第7章 马铃薯缺素症

7.1 缺氮

1. 症状

马铃薯缺氮常发生在有机质含量较低、酸性和沙质土壤中。在开花前显症，植株生长缓慢，茎蔓纤细矮小，长势弱，全株呈淡绿色甚至黄绿色。严重时叶片上卷呈杯状。生长后期，基部小叶皱缩，叶缘完全失绿呈黄色，有时呈火烧状，以致干枯脱落。

2. 防治

播种时施优质农家肥 3000kg/亩，尿素 20kg；缺氮初期追施尿素 1kg/亩。

7.2 缺磷

1. 症状

马铃薯早期缺磷影响作物根系发育和幼苗生长；生长缓慢，植株矮小，叶变小，叶色暗绿。现蕾至开花期缺磷，叶片皱缩，叶色深绿，严重时基部叶片变为淡紫色，植株僵直，叶柄、小叶及叶缘朝上，不平展，叶面积缩小。有时薯块内部易发生铁锈色病斑。

2. 防治

播种时施过磷酸钙 40~50kg/亩；马铃薯生长期缺磷时用磷酸二氢钾 150~200g/亩，兑水 45kg 进行叶面喷雾，每隔 7d 喷一次，连续喷 2~3 次。

7.3 缺钾

1. 症状

马铃薯缺钾症状出现较迟，在块茎形成期症状明显。植株缺钾呈丛生状，叶片皱缩，表面粗糙，幼叶呈现出蓝色玻璃光泽，叶缘和叶尖萎缩。严重时植株生长缓慢，叶片向下卷曲，表面粗糙皱缩发亮并呈古铜色，与叶柄形成的夹角小，甚至呈焦枯状，最后干枯脱落。地下部根茎长势衰弱，块茎变小。

2. 防治

首先增施农家肥，特别是增施草木灰，其次施用马铃薯专用肥，再是播种时施硫酸钾 14~2kg/亩。

7.4 缺钙

1. 症状

若经常过量施用氮肥和钾肥，土壤变得干燥，土壤溶液浓度高，就会阻碍马铃薯对钙的吸收和利用，植株出现缺钙症状。早期缺钙植株顶芽处幼龄小叶叶缘出现淡绿色色带，后坏死致使小叶皱缩或扭曲，严重时顶芽或腋芽死亡。地下部根茎易坏死，块茎小，表面及内部维管束细胞常坏死，块茎髓中有坏死斑。

2. 防治

预防马铃薯缺钙要根据土壤诊断分析情况，施用适量石灰。紧急时可以进行叶面喷施0.3%~0.5%氯化钙溶液，3~4d 喷一次，连喷 2~3 次。也可以施用惠满丰液肥 450ml/亩400 倍液，连喷 3 次、绿风 95 生长调节剂 600 倍液、促丰宝 R 型多元复合肥 700 倍液等。

7.5 缺铜

1. 症状

缺铜时马铃薯植株生长瘦弱，新生叶失绿发黄，上卷呈杯状，后期呈凋萎干枯状，叶尖发白卷曲，叶片上出现坏死斑点，侧芽增多，呈丛生状。

2. 防治

增施基肥，用硫酸铜 0.7~1kg/亩，拌细土 10~15kg，开沟施于播种行两侧，3~4 年施一次；拌种，每千克种薯拌硫酸铜 1g，先用少量水溶解，然后均匀喷在种薯上，阴干后播种；浸种，配 0.01%~0.05%硫酸铜溶液，将种薯浸泡 12~24h，捞出阴干后播种。也可以在马铃薯苗期至开花期喷施 0.02%~0.2%硫酸铜溶液，喷施 2~3 次，每次间隔 7~10d，每次每亩用肥 50~75kg。

7.6 缺铁

1. 症状

土壤偏碱性或磷肥施用过量，都会影响马铃薯植株对铁的吸收和转运，出现缺铁症，首先是在嫩叶上，叶片失绿黄化，叶缘上卷。

2. 防治

预防缺铁症应在马铃薯现蕾至开花期喷施 0.5%~1%的硫酸亚铁水溶液。

7.7 缺锌

1. 症状

在有机质含量较高的石灰性土壤因有机质的吸附使锌的有效性降低。过量施用磷肥的土壤会限制根系发育，也会缺锌。症状首先发生在嫩叶上。初期顶端叶片直立，叶片变小，叶缘上卷，叶片上出现淡褐色斑点。发展到全株时所有叶处出现坏死症状，叶柄和茎也出现褐色斑点，植株矮化，提早枯死。

2. 防治

可以进行叶面喷施 0.1% ~ 0.2% 的氧化锌或硫酸锌水溶液。

7.8　缺锰

1. 症状

一般在土壤黏重，通气不良的碱性土壤中易缺锰。马铃薯缺锰时先发生在新叶上，叶脉失绿，呈淡绿色，严重时叶脉几乎变成白色，后沿叶脉出现许多棕色小斑点。后期病斑枯死脱落，叶片穿孔。

2. 防治

采用叶面喷施 1% 硫酸锰水溶液 1 ~ 2 次。

第8章 马铃薯虫害识别

8.1 蚜虫识别

危害马铃薯的蚜虫主要是桃蚜 [*Myzus persicae* (Sulzer)]，又名烟蚜、菠菜蚜、波斯蚜、桃赤蚜、桃绿蚜，俗称腻虫、旱虫、油旱虫等，属同翅目、蚜总科、蚜科。分布广泛，是马铃薯田间最常见的蚜虫种类，食性杂，寄主多。越冬寄主多为蔷薇科木本植物（桃、李、梅、杏、樱桃等），夏寄主多为草本植物（除包括豆科、茄科、葫芦科、十字花科等蔬菜外，还包括1~2年生草本观赏植物，特别是温室花卉）。

8.1.1 形态识别

桃蚜的生活史很复杂，有多个虫态，最常见的是有翅孤雌蚜和无翅孤雌蚜。

无翅孤雌蚜。体长2mm，宽约1mm。体淡色，浅绿、浅黄至浅红色。头部色深。体表粗糙，背中域光滑，第7~8腹节有网纹。额瘤显著，中额瘤微隆。触角6节，黑色，长2.1mm，第3节长0.5mm，有毛16~22根。腹管长筒形，端部黑色，为尾片的2.3倍。尾片黑褐色，圆锥形，近端部1/3处收缩，两侧各有长毛3根。

有翅孤雌蚜。体长约2mm，头、胸黑色，腹部淡绿色。复眼红褐色，触角黑色，共6节，第3节有小圆形次生感觉圈9~17个。腹部第4~6节背面中部有一黑褐色近方形大斑，第2~6节各有大型缘斑，第8节背中有1对小突起，腹部有黑褐色斑纹。

有翅雄蚜与有翅孤雌蚜相似，但体型较小，腹背黑斑较大，触角第3~5节都生有感觉圈，数目很多。无翅有性雄蚜。体长1.5~2mm，赤褐色或灰褐色，头部额瘤向外方倾斜。触角6节，末端色暗。足跗节黑色，后足的胫节较宽大。

卵长椭圆形，长0.44mm。初产时淡黄色，后变黑色，有光泽。

8.1.2 危害状识别

主要危害桃、梨、杏等果树及茄科植物、十字花科蔬菜和瓜类等，除了直接吸食植物营养外，又是多种农作物病毒病的传毒媒介，尤其是马铃薯卷叶病毒、马铃薯Y病毒、马铃薯A病毒等多种重要病毒，也传播马铃薯纺锤块茎类病毒，造成更大的危害，尤其不利于种薯繁育。

成虫和若虫群集在叶片和嫩茎上，吸食植物体内的汁液，使植株生长不良。受害作物叶片和嫩枝叶卷缩、扭曲、变色，其分泌物污染叶面，影响光合作用的正常进行，受害的马铃薯植株表现卷叶、皱缩、条斑坏死等症状，不仅直接造成当年减产，薯块品质下降，还会导致种薯性状的改变，造成来年更大的产量损失。如图8-1所示。

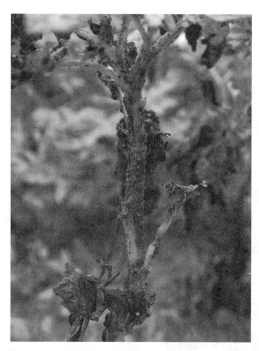

图 8-1　马铃薯蚜虫危害状

8.2　豆芫菁识别

豆芫菁是一种广食性害虫。从南到北分布于我国许多省（市）。寄主植物除马铃薯、大豆外，还有花生、棉花、甜菜、麻、番茄、苋菜等。

8.2.1　形态识别

豆芫菁［*Epicauta gorhami*（Marseul）］，属鞘翅目芫菁科。

1. 成虫　体长 14~27mm。体背黑色，具有绒毛和刻点。头部橙红色，具有 1 对扁平黑瘤，近复眼内侧黑色，额中央有一条赤纹。雌虫触角丝状。雄虫触角有明显发达的黑色长毛，第 3~7 节扁而宽。前胸背板中央有 1 条白色纵纹。鞘翅黑色，中央各有灰白色纵纹，鞘翅周缘灰白色，末端具灰白色长毛。

2. 卵　长椭圆形，长 2.5~3mm，宽 0.9~1.2mm，一端较尖，初产时淡黄色，渐变成黄色。卵块排列成菊花状。

3. 幼虫　芫菁是完全变态昆虫，各龄幼虫形态都不相同。初龄幼虫似双尾虫，口器和胸足都发达，足具 3 爪，腹部末端有 1 对长的尾须，形似蛴螬；2~4 龄幼虫胸足缩短，无爪和尾须，蛴螬形。5 龄幼虫形似象甲幼虫，胸足呈乳突状。6 龄幼虫又形似蛴螬，体长 13~14mm，头部褐色，胸部和腹部乳白色。

4. 蛹　体长约 16mm，全体灰黄色，复眼黑色。前胸背板后缘及侧缘各有长刺 9 根，第 1~6 腹节背面左右各有刺毛 6 根，第 7~8 腹节的左右各有刺毛 5 根。翅端达腹部第 3 节。

8.2.2 危害状识别

豆芫菁以成虫危害马铃薯、豆类、花生、番茄、茄子、辣椒、甘蓝、甜菜、油菜等作物，大量取食嫩叶、心叶和花瓣，咬食成孔洞或缺刻，甚至吃光，只剩网状叶脉，影响产量和品质。在马铃薯田间暴发时每平方米有成虫 30~50 头，有时达到 200~400 头，数十头群集在一株上，将整株叶片和花蕾吃光。幼虫以蝗卵为食，是蝗虫的天敌。如图 8-2、图 8-3 所示。

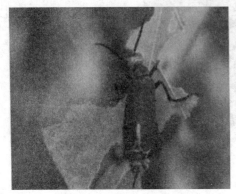 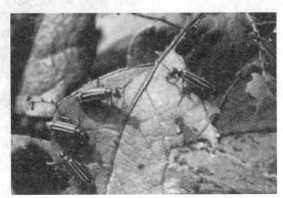

图 8-2　马铃薯豆芫菁　　　　　　　　　图 8-3　马铃薯蚜虫危害状

8.3　二十八星瓢虫识别

马铃薯瓢虫又名二十八星瓢虫（*Henosepiachna vigintion tomaschulsky*），是危害蔬菜的典型有害瓢虫，以危害茄子和马铃薯为主。二十八星瓢虫典型特点就是背上有 28 个黑点（黑斑），这是与其他瓢虫最显著的区别。主要分布在华东、华北、西北、西南和华中地区。除危害马铃薯外，还危害茄子、番茄、辣椒、烟草、大豆、苦瓜、丝瓜等 20 多种作物和杂草。寄主达 8 科 25 种之多，马铃薯瓢虫尤为喜食马铃薯、茄子等茄科植物。

8.3.1 形态识别

马铃薯瓢虫在昆虫学分类中属于鞘翅目瓢甲科。

1. 成虫　北方个体较大，体长 7~8mm，体表赤褐色，密被黄褐色细毛。鞘翅基部的 3 个黑斑后的 4 个黑斑不在一条直线上，两鞘翅合缝处有 1~2 对黑斑相连。南方个体较小，长约 6mm，黄褐色，鞘翅基部的 3 个黑斑、后方的 4 个黑斑几乎在一条直线上，两鞘翅合缝处黑斑不相连，虫体均为半球形。如图 8-4（a）所示。

2. 卵　纺锤形，初产淡黄色，后渐变为黄褐色。通常 20~30 粒排列于叶背，但较松散。

3. 幼虫　体较长，约 9mm，淡黄色，纺锤形，背面隆起，体背各节生有整齐的枝刺，前胸及腹部第 8~9 节各有枝刺 4 根，其余各节为 6 根。南方个体较短，约 7mm，由初产的淡黄色变为白色，枝刺白色。如图 8-4（b）所示。

4. 蛹　淡黄色，椭圆形，尾端包着末龄幼虫的蜕皮，背面有淡黑色斑纹。

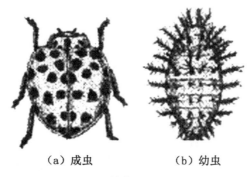

（a）成虫　　　　　（b）幼虫

图 8-4　马铃薯二十八星瓢虫

8.3.2　危害状识别

二十八星瓢虫主要取食茄科植物，以成虫、幼虫啃食叶片、果实和嫩茎，被害叶片叶肉被吃掉，残留表皮，形成透明密集的条状刻纹，呈"天窗"状，后变为褐色斑痕或者将叶片吃成穿孔仅留叶脉。受害叶片常皱缩干枯，危害严重时整株叶子被食而干枯死亡。茄果被啃食后形成许多凹陷纹，僵硬粗糙并有苦味，影响产量，降低品质，失去商品价值。如图 8-5 所示。

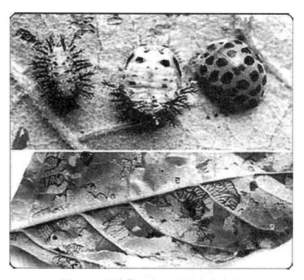

图 8-5　马铃薯二十八星瓢虫危害状

8.4　马铃薯块茎蛾识别

马铃薯块茎蛾别名马铃薯麦蛾、番茄潜叶蛾、烟潜叶蛾。分布在我国山西、甘肃、广东、广西、四川、云南、贵州等马铃薯和烟产区。是世界性重要害虫，也是重要的检疫性害虫之一。

8.4.1　形态识别

马铃薯块茎蛾［*Phthorimaea operculelle*（Zeller）］鳞翅目，麦蛾科。

1. 成虫　体长 5~6mm，翅展 13~15mm，灰褐色。前翅狭长，中央有 4~5 个褐斑，缘毛较长；后翅烟灰色，缘毛甚长。雌虫体长 5.0~6.2mm，雄虫体长 5.0~5.6mm。触角丝状。下唇须 3 节，向上弯曲超过头顶，第 1 节短小，第 2 节下方被有浓密刷状鳞片，第 3 节长度接近第 2 节，尖细，纺锤形。前翅独狭长，有黄褐色鳞片组成的 4 个斑纹。雄虫后翅前缘基部有 1 束长毛，翅缰 1 根，雌虫翅缰 3 根。雄虫腹部外表可见第 7、8 节前缘内侧背方各生 1 丛黄白色长毛，毛丛尖端向内弯曲。如图 8-6 所示。

2. 卵　约 0.5mm，椭圆形，黄白色至黑褐色，表面无明刻纹。初产时乳白色，孵化前变为黑褐色，带紫色光泽。

3. 幼虫　末龄幼虫体长 11~15mm，灰白色，头部棕褐色，老熟时背面呈粉红色或棕黄色。如图 8-7 所示。

4. 蛹　体长 5~7mm，表面光滑。初期淡绿色，末期黑褐色。触角伸达翅芽末端，与翅芽及后足尖端在同一水平线上。第 10 腹节腹面中央凹入，背面中央有一角刺，末端向上弯曲。茧灰白色，外面黏附泥土或黄色排泄物。

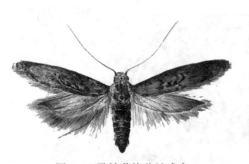　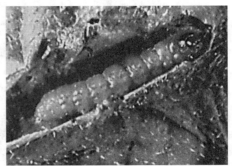

图 8-6　马铃薯块茎蛾成虫　　　图 8-7　马铃薯块茎蛾幼虫

8.4.2　危害状识别

马铃薯块茎蛾严重危害田间和仓储马铃薯。在田间危害茎、叶片、嫩尖和叶芽。幼虫可潜入叶内，沿叶脉蛀食叶肉，仅留上下表皮，呈半透明状，严重时嫩茎、叶芽也被害枯死，幼苗可全株死亡。田间或储藏期可钻蛀马铃薯块茎，造成弯曲隧道，蛀孔外有深褐色粪便排出，严重时整个薯块甚至全部蛀空，外表皱缩，并引起腐烂，甚至丧失食用价值，损失严重。马铃薯块茎蛾同时也是烟草的重要害虫，可以潜食于叶片的上下表皮之间，形成大片褐色斑。如图 8-8、图 8-9 所示。

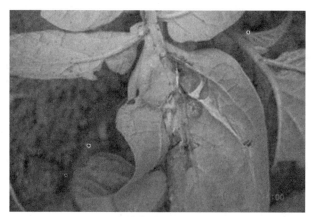

图 8-8 马铃薯块茎蛾叶片危害状

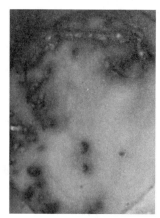

图 8-9 马铃薯块茎蛾叶片危害状

8.5 马铃薯地下害虫识别

地下害虫是指那些栖息在土壤中，取食作物、林果和牧草的根、茎、种子而进行生长发育的害虫。地下害虫具有种类多，分布范围广，食性杂，危害时间长的特点。危害马铃薯的地下害虫主要类群有蛴螬、金针虫、蝼蛄、地老虎等。

马铃薯地下害虫的危害特点是从春季到秋季，从播种到收获，均以成虫或幼虫咬食马铃薯的幼苗、根茎、薯块而造成危害。苗期受害，造成缺苗断垄，或植株瘦弱矮小；生长期受害，蛀食块茎，降低产量，影响品质，从而降低马铃薯的食用价值及经济价值。

8.5.1 蛴螬

蛴螬是鞘翅目金龟甲总科幼虫的通称，俗称白土蚕、地漏子等。是地下害虫中种类最多、分布最广、危害最大的一个类群。我国已经记载的蛴螬种类 100 余种，其中常见的有30 余种。以东北大黑鳃金龟、华北大黑鳃金龟、暗黑鳃金龟，铜绿丽金龟、中华阔头鳃金龟和大棕金龟甲等发生普遍而严重，几乎遍布国内各省（区）。

1. 形态识别

雌成虫个体比雄虫略大。初产卵为白色，略呈椭圆形，直径 3.8~4.9mm，表面密布花纹，有弹性。幼虫体肥色白，常弯曲成"C"形，胸足发达，腹足退化。蛹为离蛹，长32~35mm，宽 15~16mm，尾部能轻微蠕动。初孵乳白色，最后变为黄褐色。雄虫触角鳃叶大，雌虫鳃叶小，唇基、上唇、上颚、下唇及复眼均可肉眼分辨。胸足三对，后足最长，依次贴附在腹部腹面，翅已明显可见，贴于腹部。腹部明显可见 9 节，每节有一对气门，前四节气门较大，气门片明显，色深。如表 8-1、图 8-10 所示。

2. 危害状识别

蛴螬食性很杂，主要危害麦类、玉米、高粱、豆类、薯类、花生、棉花、甜菜等农作物和蔬菜、果树、林木的种子、幼苗及根茎等。蛴螬始终在地下危害，咬断幼苗根茎，断口整齐，使幼苗枯死，造成缺苗断垄甚至毁种；蛀食薯类、甜菜的块根、块茎，影响产量和品质，而且容易引起病菌侵染，造成腐烂。成虫主要取食叶片，尤喜食大豆、花生及各种果树、林木叶片，有些种类还危害果树的嫩芽、花和果实。

表 8-1   三种金龟甲成虫、幼虫形态特征比较

虫态	部 位	大黑鳃金龟	暗黑鳃金龟	铜绿丽金龟
成虫	体长	16~22mm	17~22mm	19~21mm
	体色	黑褐色，有光泽	暗黑色，无光泽	铜绿色，有光泽
	腹部	臀节背板包向腹面	背、腹板相会于腹末	臀节背板不包向腹面
	鞘翅	有 4 条纵隆线，翅面及腹部无短绒毛	纵隆线不明显，翅面及腹部有短小绒毛	有 4 条明显纵隆线，前胸背板及鞘翅铜绿色
	前足胫节	外侧有 3 个尖锐齿突	外侧有 3 个较钝齿突	外侧有 2 个齿状突起
幼虫	体长	35~45mm	35~45mm	30~33mm
	头 部 前 顶 刚毛	每侧 3 根，额缝侧上方 1 根	冠缝两侧各 1 根	冠缝两侧各 6~8 根，排成 1 纵列
	肛腹板覆毛区刺毛列	无刺毛列；钩状毛散生，排列不均匀，达全节的 2/3	无刺毛列；钩状毛排列散乱，但较均匀，仅占全节的 1/2	钩毛区中央有 2 列长钩状刺毛相对排列，每侧 15~18 根

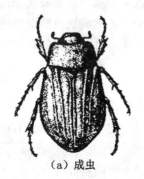 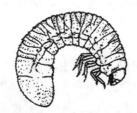

（a）成虫   （b）幼虫

图 8-10 大黑鳃金龟

在马铃薯田中，主要危害地下嫩根，地下茎和茎块，进行咬食和钻蛀，断口整齐，使地上茎营养、水分供应不上而枯死。块茎被钻蛀后，导致品质丧失或引进腐烂。成虫（金龟子）还会飞到植株上，咬食叶片。如图 8-11 所示。

8.5.2 蝼蛄

蝼蛄，又称为拉拉蛄、土狗，主要有华北蝼蛄（*Gryllotalpa unispina*）、台湾蝼蛄（*Gryllotalpa formosana*）、东方蝼蛄（*Gryllotalpa orientalis*），属直翅目，蝼蛄科。大型、土栖。触角短于体长，前足开掘式，缺产卵器。如表 8-2、图 8-12 所示。

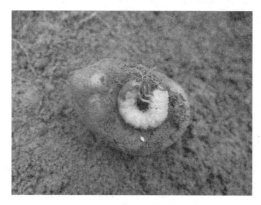

图 8-11 蛴螬危害状

表 8-2   华北蝼蛄和东方蝼蛄形态特征比较

虫态	部位	华北蝼蛄	东方蝼蛄
成虫	体长	36~55mm	30~35mm
	体色	淡黄褐到黄褐色	黄褐色
	腹部	近圆筒形	近纺锤形
	后足	胫节背侧内缘有棘 1 个或无	胫节背侧内缘有棘 3~4 或 4 个以上
若虫	体色	黄褐色	灰黑色
	腹部	近圆筒形	近纺锤形
	后足	5~6 龄以上同成虫	2~3 龄以上同成虫
卵		颜色较浅，孵化前呈暗灰色	颜色较深，孵化前呈暗褐色或暗紫色

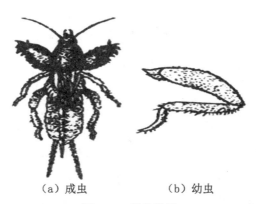

（a）成虫   （b）幼虫

图 8-12 华北蝼蛄

1. 形态识别

卵椭圆形。初产时长 1.6~1.8mm，宽 1.1~1.3mm，孵化前长 2.4~2.8mm，宽 1.5~

1.7mm。初产时黄白色，后变为黄褐色，孵化前呈深灰色。若虫形似成虫，体较小，初孵时体乳白色，2龄以后变为黄褐色，5~6龄后基本与成虫同色。老熟若虫口体长约25mm。若虫期共8~9龄。

2. 危害状识别

东方蝼蛄在国内南、北各省都有分布，是农田的优势种群。为多食性害虫。成虫、若虫都非常活跃，均喜欢取食各种农作物及蔬菜的种子和幼苗，特别喜欢取食刚发芽的种子，造成严重缺苗断垄；也咬食幼根和嫩茎，被害部常被咬成乱麻状，使幼苗生长不良或凋枯死亡；特别是蝼蛄活动力强，善爬善窜，常将表土层窜成许多隧道，使幼苗根部与土壤分离失水干枯而死。

在北方各省，尤以华北、西北地区干旱瘠薄的山坡地和塬区，危害严重的还有华北蝼蛄。

8.5.3　金针虫

金针虫（Elateridae）是鞘翅目叩甲科幼虫的总称，成虫俗称叩头虫。

1. 形态识别

成虫当虫体被压住时，头和前胸能做叩头状的活动，故俗称"叩头虫"。身体生有同色细毛，3对胸足大小相同。卵乳白色，圆形，直径0.5~1mm，因幼虫体色淡黄或茶褐色且有光泽，故名"金针虫"。初蛹乳白色，后变为黄色。羽化前复眼黑色，口器淡褐色，翅芽灰黑色。如表8-3、图8-13、图8-14所示。

表8-3　　　　　　　　　　　　　　沟金针虫和细胸金针虫形态特征

虫态	部位	沟金针虫	细胸金针虫
成虫	体长	14~18mm	8~9mm
	体色	浓栗色，全体密被金黄色细毛，足浅褐色	暗褐色，密被灰色短毛，并有光泽，足赤褐色
	鞘翅	长约为前胸的4倍，其上纵沟不明显	长约为前胸的2倍，上有9条纵列刻点
	前胸背板	呈半球状隆起，宽大于长，密布刻点，中央有细纵沟	略呈圆形，长大于宽
幼虫	体长	老熟时体长20~30mm	老熟时体长约32mm
	体色	黄褐色	淡黄褐色，有光泽
	体形	细长筒形略扁	细长圆筒形
	尾节	有3对锯齿状突起，尾端有2分叉，各叉内侧有1个小齿	圆锥形，近基部机两侧各有1个褐色圆斑和4条褐色纵纹

2. 危害状识别

金针虫长期生活于土壤中，可以危害麦类、玉米、高粱、谷子、薯类、豆类、棉花、甜菜、甘蔗等农作物和蔬菜以及果树、林木幼苗等。幼虫咬食种子的胚乳使之不能发芽；

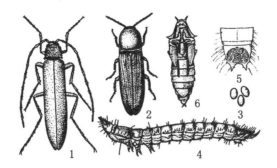

1—雄虫；2—雌虫；3—卵；4—幼虫；5—头；6—蛹

图 8-13　沟金针虫

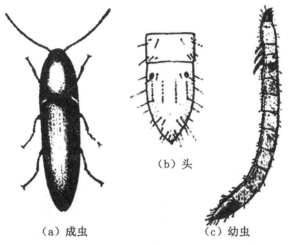

（b）头

（a）成虫　　　　（c）幼虫

图 8-14　沟金针虫

咬食幼苗根系或地下茎导致生长不良甚至枯死，还能蛀食薯类的块根、块茎，诱发细菌性腐烂。一般受害苗主根很少被咬断，被害部伤口不整齐而呈刷状。成虫食叶，但危害轻微。常见种类主要有沟金针虫、细胸金针虫、褐纹金针虫和宽背金针虫等。

图 8-15 为被金针虫危害成孔洞的薯块。病菌从孔洞侵入引起薯块腐烂。春季栽培的马铃薯若收获过迟，危害更加严重。有机质较多的疏松土壤有利其发生。

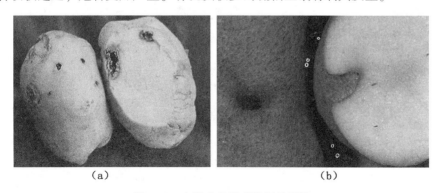

（a）　　　　　　　　　　（b）

图 8-15　金针虫危害成孔洞的薯块

8.5.4　地老虎

1. 形态识别

地老虎俗称土蚕、切根虫、夜盗虫，是各种夜行蛾 [猫头鹰蛾、小地老虎（*Agrotis* spp.）] 的幼虫，属鳞翅目夜蛾科。夜行蛾是一种身体很小，且颜色不鲜艳的蛾类。前翅小，呈三角形，上面有典型的"猫头鹰"图案。这种形状不仅可以伪装，而且对食虫鸟类具有威慑的作用。当其休息时，翅膀闭合，像屋顶一样覆盖整个身体。黄地老虎对农作物和园艺作物危害很大。这些蛾类的前翅为黄灰色或黄褐色，有黑色的猫头鹰图案；雄性的后翅为白色，雌性的后翅为灰褐色，边缘都有一狭窄的褐色区域。如图 8-16~图 8-18 所示。

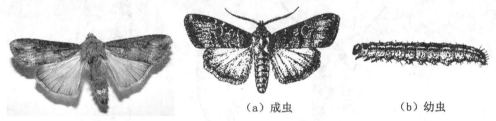

图 8-16　小地老虎"猫头鹰"图案　　　　　（a）成虫　　　　　（b）幼虫

图 8-17　小地老虎

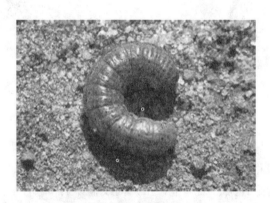

图 8-18　黄地老虎

蛾本身是没有害处的，但是从毛毛虫（地老虎）至化蛹要经过 6 个龄期，这段时间对大田作物及种在田间的蔬菜和树木的苗圃十分有害。它们喜欢温暖干燥的气候及腐殖质含量高、土质松软的土壤，因为在这样的土壤中它们易于移动，有足够的空间休息。蛾和地老虎都是真正的夜行生物，因此，它们的生命形式不易被人们注意到。

3 种地老虎的形态特征比较如表 8-4 所示。

2. 危害状识别

地老虎是世界性的大害虫，国内各省均有发生。年幼的地老虎最初以植物的地上部为食，主要是生存在叶片上，如图 8-19 所示。它们开始先取食叶片的边缘，也会在叶片上打洞。后期，它们主要生活在地下，首先对根造成伤害，然后，当块茎形成时，就取食块茎。常常使块茎上出现大而不规则的洞。以小地老虎为例，小地老虎的食性较杂，可以危害多种粮食作物、棉花、蔬菜、烟草、中药材及果树、林木的幼苗。低龄幼虫昼夜活动，取食子叶、嫩叶和嫩茎，3 龄后昼伏夜出，可以咬断近地面的嫩茎，轻则缺苗断垄，重则毁种重播。危害农作物比较严重的还有黄地老虎和大地老虎等 20 余种。

表 8-4　　　　　　　　　　　　　　　　　三种地老虎形态比较

虫态	部位	小地老虎	大地老虎	黄地老虎
成虫	体长	16~23mm	20~30mm	14~19mm
	翅展	42~54mm	42~52mm	32~43mm
	体色	暗褐色	暗褐色	黄褐色
	前翅	肾形斑外侧有一个尖端向外的长三角形黑斑，亚外缘线上还有 1~2 个尖端向内的三角形黑斑	肾形斑外侧为一不定形黑斑	肾形斑外侧无黑斑
幼虫	体长	37~44mm	40~60mm	33~43mm
	体色	黄褐色到暗褐色	黄褐色	灰黄褐色
	体表	体表粗糙，密布黑色颗粒	多皱纹，无明显颗粒	无明显颗粒
	第四腹节背面	前排中间两个毛疣比后排的两个小	前后毛疣几乎相等	前后毛疣几乎相等
	臀板	黄褐色，上有深色纵带两条	深褐色无纵带。密布龟裂状皱纹	黄褐色，有时有一条销暗的斑块

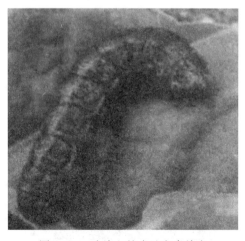

图 8-19　叶片上的小地老虎幼虫

8.6 马铃薯甲虫识别

马铃薯甲虫〔*Leptinotarsa decemlineata*（Say）〕属鞘翅目，叶甲科。是世界有名的毁灭性检疫害虫。原产地在美国，后传入法国、荷兰、瑞士、德国、西班牙、葡萄牙、意大利、东欧、美洲一些国家，是我国对外检疫性有害生物。寄主主要是茄科植物，大部分是茄属，其中栽培的马铃薯是最适寄主，此外还可危害番茄、茄子、辣椒、烟草等。

8.6.1 形态识别

马铃薯甲虫成虫体长 9~11.5mm，宽 6~7mm。短卵圆形，体背显著隆起，红黄色，有光泽。鞘翅色稍淡，卵圆形，隆起，每一鞘翅上具黑色纵带 5 条。头下口式，横宽，背方稍隆起，向前胸缩入达眼处。唇基前缘几乎直，与额区有一横沟为界，上面的刻点大而稀。复眼稍呈肾形。触角 11 节，第 1 节粗而长，第 2 节很短，第 5、6 节约等长，第 6 节显著宽于第 5 节，末节呈圆锥形。如图 8-20、图 8-21 所示。

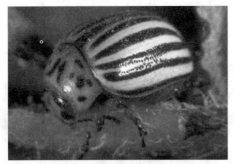

图 8-20 马铃薯甲虫成虫外观

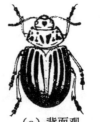

（a）背面观　（b）腹面观

图 8-21 马铃薯甲虫成虫

口器咀嚼式。前胸背板隆起，宽为长的二倍。基缘呈弧形，前角突出，后角钝，表面布稀疏的小刻点。小盾片光滑。足短，转节呈三角形，股节稍粗而侧扁；胫节向端部放宽，外侧有一纵沟，边缘锋利；跗节显 4 节。雄虫小于雌虫，雄虫最末端腹板比较隆起，具一凹线，雌虫无此特征。

卵长呈圆形，顶部钝尖，卵长 1.5~1.8mm，卵宽 0.7~0.8mm。初产时鲜黄，后变为橙黄色或浅红色，多聚产呈卵块，15~60 粒，卵粒与叶面多呈垂直状态。如图 8-22 所示。

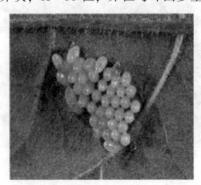

图 8-22 马铃薯甲虫卵

幼虫，1、2 龄幼虫暗褐色，由 3 龄开始逐渐变为鲜黄色、粉红色或橙黄色。1 龄、2 龄幼虫头、前胸背板骨片及胸、腹部的气门片暗褐色和黑色；3 龄、4 龄幼虫色淡，腹部膨胀隆起呈驼背状，头两侧各具瘤状小眼 6 个和具 3 节的触角 1 个，触角稍可以伸缩；腹部两侧各有两排黑色斑点。如图 8-23、图 8-24 所示。

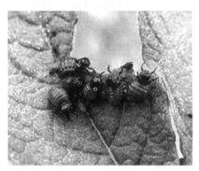
图 8-23 马铃薯甲虫幼虫外观

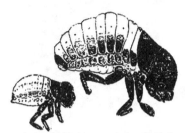
（a）1 龄幼虫　　（b）2 龄幼虫
图 8-24 马铃薯甲虫幼虫

蛹为离蛹，椭圆形，体长 9～12mm，体宽 6～8mm，橘黄色或淡红色。老熟幼虫在被害株附近入表层土壤中化蛹，黏性土壤化蛹主要集中在 1～5cm；沙性土壤化蛹主要集中在 1～10cm。如图 8-25 所示。

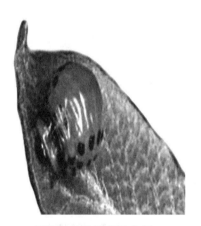
图 8-25 马铃薯甲虫蛹

8.6.2　危害状识别

马铃薯甲虫的危害通常是毁灭性的，成虫和幼虫危害马铃薯叶片和嫩尖。1～4 龄幼虫取食量分别占幼虫总取食量的 1.5%、4.5%、19.4% 和 74.6%，其主要以成虫和 3～4 龄幼虫暴食寄主。危害初期，叶片上出现大小不等的孔洞和缺刻，继续取食可以将叶肉吃光，留下叶脉和叶柄，尤其是马铃薯始花期至薯块形成期受害，对产量影响最大，严重的造成绝收。相关研究表明：5 头/株马铃薯甲虫低龄幼虫可以造成 14.9% 的产量损失；20 头/株马铃薯甲虫幼虫可以导致产量损失达 60% 以上。总之，危害一般造成马铃薯 30%～

50%的产量损失，严重减产可达90%，甚至造成绝收。因此，该虫所到之处，给当地马铃薯等茄科蔬菜生产构成严重威胁。另外，马铃薯甲虫还传播马铃薯褐斑病和环腐病。如图8-26、图8-27所示。

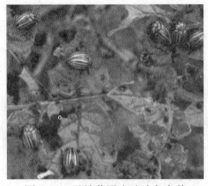
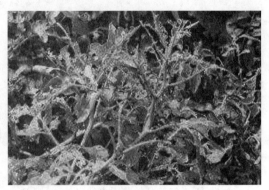

图 8-26　马铃薯甲虫叶片危害状　　　　图 8-27　马铃薯甲虫植株危害状

8.7　马铃薯叶蝉识别

叶蝉类隶属于同翅目（Homoptera），叶蝉科（Cicadellidac）。善跳跃，故又名叶跳蝉或叶跳虫。危害作物的叶蝉种类很多，分布在各个大陆，包括热带、亚热带、温带地区。存在于所有的草本植物、作物和灌木、果树上。世界范围内，叶蝉对病毒的携带和传播能力仅次于蚜虫，居于第二位。其中条沙叶蝉（*Psammotettix striatus* Linnaeus）、大青叶蝉（*Tettigella viridis* Linnaeus）、小绿叶蝉（*Empoasca flavescens* Fabricius）、黑尾叶蝉（*Nephotettix cincticeps* Uhler）、白翅叶蝉（*Thaia rubiginosa* Kuch）等对马铃薯形成危害。如图 8-28～图 8-32 所示。

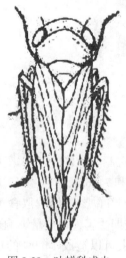
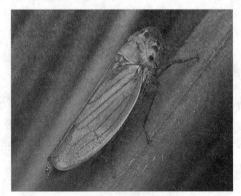

图 8-28　叶蝉科成虫　　　　　　　图 8-29　大青叶蝉

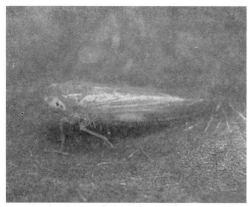

图 8-30　小绿叶蝉

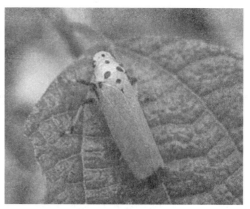

图 8-31　黑尾叶蝉

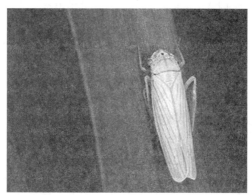

图 8-32　白翅叶蝉

8.7.1　形态识别

1. 条沙叶蝉

（1）成虫　体长约 4mm，灰黄色，头部呈钝角突出，头冠近端处具浅褐色斑纹三角形 1 对，后与黑褐色中线接连，中线两侧中部各具一不规则的大型褐色斑块，近后缘处又各生暗褐色逗点形纹 2 个，为条沙叶蝉主要特征。复眼深褐色，1 对单眼，赤褐色。前胸背板具 5 条浅黄色至灰白色条纹纵贯前胸背板上与 4 条灰黄色至褐色较宽纵带相间排列。前翅浅灰色，半透明，翅脉黄白色，脉纹侧缘具有浓淡不等的褐色小点，形成不规则的多数褐色条纹。胸部、腹部全为黑色。足浅黄色。

（2）卵　长 0.93mm，长圆筒形，中间稍弯曲，前端略细，卵初产为乳白色，孵化前变褐黄色，可以看到赤褐色的复眼点。

（3）若虫　初孵化或则蜕皮后，体色乳白，渐变为淡黄至灰褐色，共 5 龄，1~2 龄头部显得特大，腹部细小，3 龄后翅芽开始显见，5 龄时背部可见深褐色纵带，与成虫相比较只是体型大小不同。

2. 大青叶蝉

成虫体长 7~10mm，雄较雌略小，青绿色。头橙黄色，左右各具一小黑斑，单眼 2 个红色，单眼间有 2 个多角形黑斑。前翅革质，绿色略带青蓝，端部色淡近半透明；前翅反面、后翅和腹背均黑色，腹部两侧和腹面橙黄色。足黄白至橙黄色，跗节 3 节。

卵香蕉形，初产时乳白色，近孵化时变为黄白色。卵块由 10 余粒卵组成。

若虫与成虫相似，共 5 龄，初龄灰白色；2 龄淡灰微带黄绿色；3 龄灰黄绿色，胸腹背面有 4 条褐色纵纹，出现翅芽；4 龄、5 龄同 3 龄，老熟时体长 6~8mm。老龄若虫似成虫，但无翅。

8.7.2 危害状识别

条沙叶蝉分布于我国东北、华北、西北、新疆、安徽、台湾，主要危害小麦、莜麦、马铃薯、谷子、糜等作物及禾本科杂草。大青叶蝉在我国各地均有发生，寄主有马铃薯、玉米、棉花、果树、蔬菜、杂草等 39 科 160 余种植物；成虫和若虫均刺吸植物汁液；被害叶片失绿卷缩，后出现淡白点，而后连成片，直至全叶苍白枯死；也有的造成枯焦斑点和斑块，叶缘呈火烧状，使叶片提前脱落。马铃薯叶蝉还可以传播病毒病。

8.8 草地螟识别

草地螟（*Loxostege sticticalis* Linne），又名黄绿条螟、甜菜网螟、网锥额蚜螟，属鳞翅目螟蛾科。草地螟为多食性大害虫，可取食 35 科，200 余种植物。主要危害甜菜、大豆、向日葵、马铃薯、麻类、蔬菜、药材等多种作物。大范围发生时禾谷类作物、林木等均受其害。但该昆虫最喜取食的植物是灰菜、甜菜和大豆等。在我国分布广泛，主要发生在吉林、内蒙古、黑龙江、宁夏、甘肃、青海、河北、山西、陕西等地。

8.8.1 形态识别

草地螟成虫淡褐色，体长 8~10mm，前翅灰褐色，外缘有淡黄色条纹，翅中央近前缘有一深黄色斑，顶角内侧前缘有不明显的三角形浅黄色小斑，后翅浅灰黄色，有两条与外缘平行的波状纹。如图 8-33 所示。

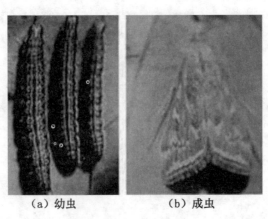

（a）幼虫　　　（b）成虫

图 8-33 草地螟

卵呈椭圆形，长 0.8~1.2mm，为 3、5 粒或 7、8 粒串状粘成覆瓦状的卵块。

幼虫共 5 龄，老熟幼虫 16~25mm，1 龄淡绿色，体背有许多暗褐色纹，3 龄幼虫灰绿色，体侧有淡色纵带，周身有毛瘤。5 龄多为灰黑色，两侧有鲜黄色线条。

蛹长 14~20mm，背部各节有 14 个赤褐色小点，排列于两侧，尾刺 8 根。

8.8.2　危害状识别

草地螟成虫产卵选择性很强，在气温偏高时，选择高海拔冷凉的地方，气温偏低时，选择低海拔向阳背风地，在气温适宜时选择比较湿润的地方。卵多产在黎科、菊科、锦葵科和茄科等植物上。幼虫 4、5 龄期食量较大，占幼虫总食量的 80% 以上，此时如果幼虫密度大而食量不足时可集群爬至他处危害。初孵幼虫取食叶肉，残留表皮，长大后可以将叶片吃成缺刻或仅留叶脉，使叶片呈网状，如图 8-34 所示。大范围发生时，也危害花和幼苗。

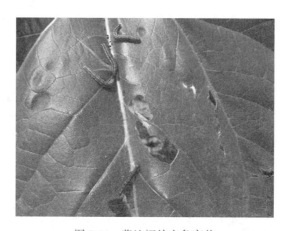

图 8-34　草地螟幼虫危害状

8.9　潜叶蝇识别

潜叶蝇属于双翅目潜蝇科（Agromyzidae）害虫，各地区均有发生，我国华南地区尤为严重。常见的潜叶蝇有豌豆潜叶蝇、菠菜潜叶蝇、三叶草潜叶蝇、菊花潜叶蝇等 10 余种，危害番茄、马铃薯、豌豆、油菜、甘蓝、萝卜、菠菜等。

8.9.1　形态识别

成虫头部黄色，短而宽，复眼红褐色，椭圆形，触角短小、黑色，由 3 节组成。胸腹部灰白色，其上疏生许多黑色刚毛。胸部发达，翅一对，透明，有紫色闪光，平衡棒黄色或橙黄色。足黑色，但腿、胫节的连接处为黄色。雌成虫腹部较肥大，末端有漆黑色产卵器；雄成虫腹部较小，末端有 1 对明显的抱握器。

卵长椭圆形，乳白色。

幼虫蛆状，初龄时乳白色，后变为黄白色，身体柔软、透明，体表光滑。前端有黑色口沟，可伸缩。蛹，卵圆形，略扁，初期乳白色，后变为黄色、黄褐色或灰褐色。如图 8-35 所示。

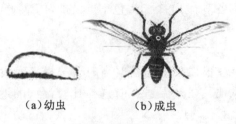

（a）幼虫　　　（b）成虫

图 8-35　潜叶蝇

8.9.2　危害状识别

潜叶蝇幼虫潜入叶片和叶柄而造成危害。蛀食叶肉，只留上下表皮，形成曲折虫道，严重时全叶枯萎，从而影响马铃薯的品质和产量。如图 8-36 所示。

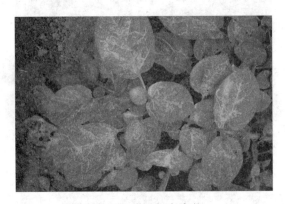

图 8-36　潜叶蝇危害状

第9章 马铃薯主要杂草识别

杂草是马铃薯生长的大敌，由于其抗逆性强，与马铃薯争夺水分、养分、光照和空间，影响作物的通风透光和光合作用，从而使作物生长受到阻碍，传播病虫害等，从多方面直接或间接地危害作物，结果使作物的产量和质量受到影响，给农业生产带来很大损失。杂草不同地区发生程度不同，其危害程度也受生态环境、栽培方式、管理水平及防除措施的综合影响。通常藜、扁蓄、稗、反枝苋、蒺藜、苍耳、苣荬菜、狗尾草、猪毛菜、田旋花等多种杂草共生，有时也成片形成单一群落。据相关调查，藜发生频率为50.72%，危害指数27.86%；密度大、生长快、株高枝多，危害较重，也是草地螟、地老虎等害虫的产卵场所。扁蓄发生频率为78.35%，危害指数48.04%，并可诱发黑绒金龟、蚜虫等多种害虫。猪毛菜发生频率为5.63%，危害指数2.5%，因其出苗早、生长快、生长期长，对地力消耗大。反枝苋发生频率为13.21%，危害指数5.91%。稗发生频率为28.71%，危害指数13.85%，大量发生时盖度大，强烈抑制作物生长。

1. 藜

藜属藜科。别名灰菜、灰条菜、白藜，如图9-1所示。1年生草本。茎直立，有条纹。叶互生，具长柄。叶形变化大，多数为卵形、菱形或三角形，尖端钝或尖，基部楔形，叶缘具不整齐的锯齿或稍呈缺刻状。花两性，花簇聚成密或疏的圆锥状花序，腋生或顶生。

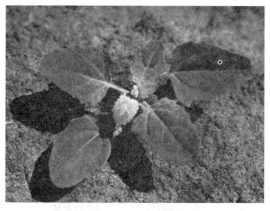

图9-1 藜

2. 扁蓄

扁蓄属蓼科，别名鸟蓼、萹竹竹、异叶蓼，1年生草本。种子繁殖。茎多分枝，平卧或斜生。叶柄短；叶片狭椭圆形或披针形，全缘。托叶鞘膜质，上部白色透明，下部褐色。花常1~5朵簇生于叶腋；花被5深裂，绿色，边缘淡红色或白色；雄蕊8，花柱3，

123

柱头头状。瘦果卵状三棱状，棕褐色或暗褐色，果脐三角形，颜色较浅，微露于花被片之外。如图9-2、图9-3所示。

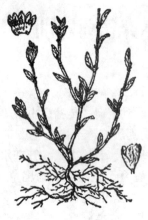

图9-2　扁蓄

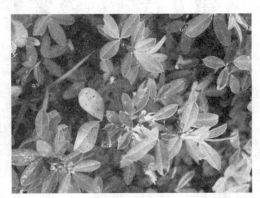

图9-3　扁蓄外观

3. 反枝苋

反枝苋属苋科。别名野千穗谷、野苋菜。1年生草本。株高20～60cm。茎粗壮，单一或分枝，密生短柔毛。叶菱状卵形或椭圆状卵形，顶端锐尖或微缺，具小芒状突尖，基部楔形。全缘或稍呈波状，两面及边缘披柔毛。花杂性，穗状花序集成圆锥花序，顶生或腋生；苞片锥形，干膜质，先端针芒状；花被片5，具1条绿色中脉，顶端具凸尖。柱头3。如图9-4所示。

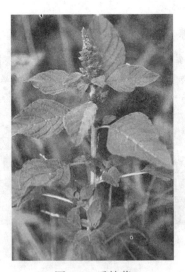

图9-4　反枝苋

4. 苍耳

苍耳属菊科，别名苍耳子，老苍子、刺儿苍子棵。1年生草本。茎直立，粗壮，上部有分枝。叶互生，心形或三角形卵形，边缘具缺刻状粗齿，基部具三基出脉，头状花序。如图 9-5 所示。

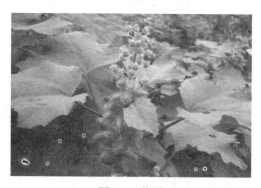

图 9-5　苍耳

5. 苣荬菜

苣荬菜属菊科，别名取麻菜、甜苣、苦菜。多年生草本，全体含乳汁。具发达的匍匐根，入土较深。茎直立，叶灰绿色，基生叶与茎下部叶宽披针形、矩圆状披针形或长椭圆形。先端钝或锐尖，具小尖头，基部半抱茎，具稀疏的波状牙齿或羽状浅裂，裂片三角形，基部耳状稍抱茎。头状花序，直径为 2～4cm，黄色，含舌状花 80 朵以上，总苞钟状。总苞片 3 层。瘦果长椭圆形，边缘狭窄，有纵条纹。冠毛白色，长达 12mm。如图 9-6 所示。

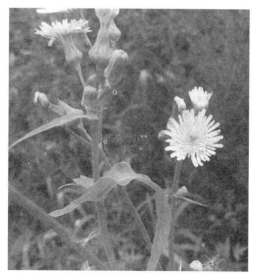

图 9-6　苣荬菜

6. 稗

稗属禾本科，别名稗子、水稗、野稗，1 年生草本，株高 50～130cm。秆丛生，无毛。

叶片条形，长 20~50 cm，宽 5~10 mm，中脉灰白色，叶鞘基部有毛，无叶舌。圆锥花序顶生、直立或下垂，紫褐色，小穗密集于穗轴一侧，小穗卵形，稃顶端有小尖头并且粗糙，边缘卷抱内稃。颖果卵状椭圆形，黄褐色，有光泽。如图 9-7 所示。

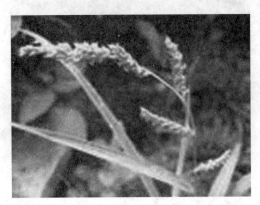

图 9-7 稗

7. 狗尾草

狗尾草属禾本科，别名毛莠莠、谷莠子，1 年生草本。直立，株高 30~60cm，通常丛生。叶片条状披针形，长 5~30cm；背面光滑，鞘口有毛；叶舌具 1~2 mm 纤毛。圆锥花序紧密成圆柱状，通常少弯垂，长 3~15cm。小穗椭圆形，顶端钝，长 2~2.5cm，3~6 个成簇着生，基部生有刚毛 1~6 条，长 0.4~1.2cm，绿色或变紫色；颖果椭圆形。如图 9-8 所示。

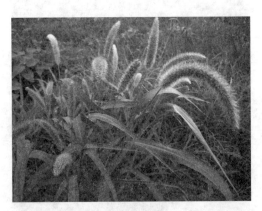

图 9-8 狗尾草

8. 马唐

马唐属禾本科，别名羊麻、羊粟、马饭、抓根草、指草等，1 年生或多年生草本。秆丛生，节着地生根。叶带状披针形，叶鞘基部及鞘口有毛。叶舌膜质，黄棕色，先端钝圆。指状花序，小穗成对着生于穗轴一侧，一有柄，另一无柄或具短柄。幼苗密生柔毛。第一片真叶卵状披针形，具 19 条平行脉，叶鞘脉 7 条。叶舌微小，顶端齿裂，叶鞘密被长柔毛。第二片真叶带状披针形，叶舌三角形，全株被毛。如图 9-9 所示。

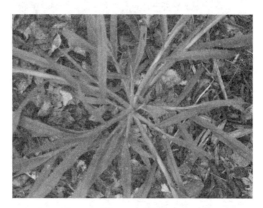

图 9-9　马唐

9. 田旋花

田旋花属旋花科旋花属，别名小旋花、中国旋花、箭叶旋花、野牵牛、拉拉菀等。多年生草本，近无毛，根状茎横走。茎平卧或缠绕，有棱。叶柄长 1~2cm；叶片戟形或箭形，长 2.5~6cm，宽 1~3.5cm，全缘或 3 裂，先端近圆或微尖，有小突尖头；中裂片卵状椭圆形、狭三角形、披针状椭圆形或线形；侧裂片开展或呈耳形。花 1~3 朵腋生；花梗细弱；苞片线性，与萼远离；萼片倒卵状圆形，无毛或被疏毛；缘膜质；花冠漏斗形，粉红色，长约 2cm，外面有柔毛，褶上无毛，有不明显的 5 浅裂；雄蕊的花丝基部肿大，有小鳞毛；子房 2 室，有毛，柱头 2，狭长。蒴果球形或圆锥状，无毛；种子椭圆形，无毛。如图 9-10 所示。

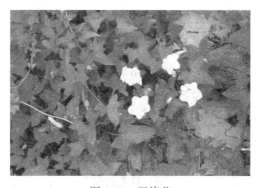

图 9-10　田旋花

10. 蒺藜

蒺藜属蒺藜科藜属，1 年生草本，种子繁殖。植株平卧，全体被绢丝状柔毛。茎由基部分枝，长可达 1m，淡褐色。双数羽状复叶互生，小叶对生，长圆形。花小，黄色，单生于叶腋，花瓣 5 个。果实为蒴果，扁球形，直径约 1cm，每个果瓣各有刺 1 对。如图 9-11 所示。

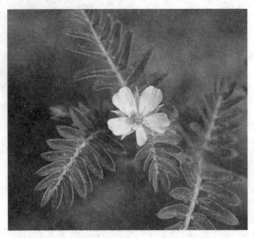

图 9-11 蒺藜

11. 牛筋草

牛筋草属禾本科䅟属，别名油葫芦草、蟋蟀草，种子繁殖，1 年生草本。须根较细而稠密，根深不易整株拔起。茎秆丛生，基部倾斜向四周展开。叶片条形；叶鞘扁，鞘口具毛，叶舌短。穗状花序 2~7 枚，呈指状排列在秆端；穗轴稍宽，小穗成双行密生在穗轴的一侧，有小花 3~6 个；颖和稃无芒，第一颖片较第二颖片短，第一外稃有 3 脉，具脊，脊上粗糙，有小纤毛。颖果卵形，棕色至黑色，具明显的波状皱纹。如图 9-12 所示。

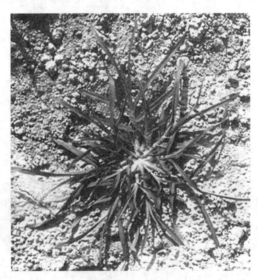

图 9-12 牛筋草

第10章　植物病虫害标本的采集、制作与保存

10.1　病害标本的采集、制作与保存

10.1.1　病害标本的采集

1. 材料用具

采集标本应准备的工具以轻便、坚固、实用为原则。一般必须具备的工具：标本夹、标本箱、塑料袋、小玻管、标本袋、标签、记录本、铅笔、记号笔、小土铲、刀、锯、剪、锄等。

2. 采集地的地理生态条件

要紧密联系病害的发生条件、病原物的生物特性等考虑，如采集鞭毛菌亚门真菌，应在潮湿低洼的地方或易积水结露的部位寻找；寄生性种子植物应与寄主相联系，列当在高纬度地区的双子叶草本植物上寄生，槲寄生类则在木本植物的茎秆上寄生；表现萎蔫的植株要连根挖出，有时还要连同根际的土壤等一同采集。对于粗大的树枝和植株，则宜削取一片或割取一截。有些野生植物上的病害症状很特殊，采集时一定要连同植株的枝叶或花一起采集，以便鉴定其寄主名称。

3. 取样部位

标本上有子实体的应尽量在老叶上采集，因为老叶上的子实体比较成熟，许多真菌有性阶段的子实体都在枯死的枝叶上出现，而无性阶段子实体大多在活体上可以找到。柔软多汁的子实体或果实材料，则应采集新发病的幼果。病毒病应尽量采集顶梢与新叶。线虫病害标本应采集病变组织，为害根部的线虫病害标本除采集病根外还应采集根围土壤。

4. 记录

完整的记录与标签同样十分重要，要有寄主名称、采集日期与地点、采集者姓名、生态条件和土壤条件等。

5. 合格的病害标本必须具备的条件

（1）病状典型；

（2）病征明显；

（3）避免混杂；

（4）有采集记录。

10.1.2　病害标本的制作

从田间采集回的标本，除一部分用做分离鉴定外，对于典型的病害症状最好是先摄影

然后再压制或浸渍保存。压制或浸渍的标本应尽可能保持其原有性状，微小的标本可以制成玻片或用其他小玻管小袋收藏。

1. 标本的摄影

通过摄影将病害症状的自然状况记录下来，使用彩色照相还能表现标本的真实色彩，其效果更好。

2. 标本的干燥保存

干燥法最简单、最经济、应用最广，适用于一般含水较少的茎、叶等病害标本的制作。将采集的标本夹在吸水纸中，同时放入写有采集地点、日期和寄主名称的标签，再用标本夹压紧后日晒或加温烘烤，使其干燥，干燥愈快愈能保持原有的色泽，标本质量亦愈高。夏季采集的标本在温度高、湿度大的情况下，容易发霉变色，换纸宜勤，通常在压制的最初 3～4 天每天换纸 1～2 次（视标本含水多少，及温度、湿度情况而定），以后每 2～3 天换纸 1 次，至完全干燥为止。在第一次换纸的同时，应将标本加以整理，因经初步干燥，标本变软易于铺展。烟草、蚕豆、梨、马铃薯的茎叶等很易发黑变色，都是很难保存颜色的标本，在制作过程中要特别注意快速干燥。需要保持绿色的干制标本，可以先将标本在 2%～4% 硫酸铜溶液中浸 24h，或经过醋酸铜溶液（配方及方法见以下浸渍法中醋酸铜的浸渍法）处理后再压制。也可以在叶面抹一层液体石蜡后再压，可以保持鲜绿色 2～3d。

3. 浸渍标本的制作

如果实、块茎、块根或担子菌的子实体等，必须用浸渍法保存。浸渍液体种类很多，有纯属防腐性的，亦兼有保持标本原色的，现介绍几种常用及效果较好的方法。

（1）防腐浸渍法

防腐浸渍法仅能防腐而没有保色作用，如萝卜、甘薯等，不要求保色的标本，洗净后直接浸于以下溶液中。

1）5% 福尔马林浸渍液。

2）亚硫酸浸渍液：1000ml 水中加 5%～6% 亚硫酸 15ml（一般市场销售的亚硫酸含量为 5%～6%）或用亚硫酸钠 10.5g，浓硫酸 8ml，水 500ml 配制成混合液。

（2）保持绿色标本的浸渍液及浸泡法

1）醋酸铜保（绿）色浸渍法：往 50% 的醋酸中逐渐加入醋酸铜结晶溶解至饱和作为母液（大约 1000ml 50% 的醋酸中加入 15g 醋酸铜即可达饱和），使用时兑水稀释 1～4 倍（稀释倍数视标本颜色而异，色深者稀释倍数可以小一些）。将此液加热煮沸，投入标本，开始时标本的绿色被漂去，再经数分钟后标本又恢复绿色，此时立即将标本取出，用清水洗净，保存于 5% 的福尔马林溶液中，该方法称为热处理。冷处理的方法是将标本置于上述稀释液中浸 3h 后标本褪色，再经 72h 后标本恢复绿色，此时将标本取出，取水冲净，保存于 5% 的福尔马林溶液中。该方法保持色泽时间较长，其保色原理大致是铜离子与叶绿素中的镁离子发生置换作用。所以，溶液经多次处理标本后，铜离子会逐渐减少。若要继续使用，应补入适量的醋酸铜。该方法保存标本往往略带蓝色，与植物标本原色稍有出入。

2）硫酸铜保（绿）色浸渍法：用清水冲洗标本，直接浸泡在 5% 的硫酸铜溶液中 1～7d，待标本略带褐色时取出用清水漂洗，去除标本表面多余的硫酸铜溶液，然后保存在亚硫酸浸渍液中。

　　3）保存黄色和橘红色标本的浸渍液：保存杏、梨、柿、红辣椒等果实标本用亚硫酸浸渍液，亚硫酸浸渍液有漂白作用，因此使用时要注意浓度，一般用 1%即可（浸杏时浓度可以再稀一些），因浓度太小，防腐力不够，可以加入适量酒精。为了防止果实崩裂，可以加入少许甘油。

　　4）保存红色标本的浸渍液：保存标本红色较难，因为红色是水溶性的花青素，很难保存。常用 Hesler 浸渍液保存，成分是：氯化锌 50g，福尔马林 25ml，甘油 25ml，水 1000ml。将氯化锌溶于热水中，加入福尔马林，若有沉淀，用其澄清液。此溶液适用于由于花青素而显红色的标本，如苹果、番茄等。

　　4. 显微切片的制作

　　对植物病害的病原物，一般都制成病原物玻片标本封藏保存。一般采用简便易行的徒手切片法：较硬的材料可以直接拿在手里切。细小而较软的组织，需夹在马铃薯薯条之间切。切时刀口应从外向内，从左向右拉动。切下的材料应达最薄限度。切下的薄片，应放在盛有清水的培养皿中。用挑针选取薄片，放在载玻片的水滴中，盖上盖玻片，用显微镜观察。对典型的切片，需长期保存时，可以用甘油明胶作浮载剂，待水分蒸发后，用加拿大树胶封固，即可长期保存。

10.1.3　病害标本的保存

　　制成的标本，经过整理和登记，然后依一定的系统排列和保藏。菌类标本一般按分类系统排列，要有两套索引卡片，一套是寄主索引，一套是菌类索引，以便于寻找和整理。

　　（1）标本盒保藏　教学和示范用的干制病害标本，采用玻面纸盒保藏比较方便，玻面纸盒的适宜大小为 20cm×28cm×2cm。纸盒中先铺一层棉花，并在棉花中加少许樟脑粉以驱虫。最后在棉花上放上标本和标签。

　　（2）标本瓶保藏　浸渍的标本放在标本瓶内保藏，为了防止标本下沉和上浮，可以将其绑扎在玻璃条上然后再放入标本瓶。标本瓶的口盖好后滴加石蜡封口，然后贴上标签。

　　（3）标本袋保藏　用牛皮纸叠成 15cm×33cm 的纸套制成标本袋，大量保存的干制标本，大多采用纸套保藏，将标本装入纸套内，并在纸套上贴好标签，放在标本柜中即可。

　　标本室（柜）要保持干燥、清洁，并要定期施药以防虫蛀与霉变。

10.2　昆虫标本的采集、制作与保存

10.2.1　昆虫标本的采集

　　1. 采集用具

　　（1）捕虫网　是采集昆虫的主要工具，由网圈、网杆和网袋组成，如图 10-1 所示。若有条件，可用轻质材料制成可伸缩的杆和能折叠的网圈，便于携带。按用途分为空网、扫网和水网 3 种类型。空网（气网）是用来采集跳跃力强和能飞翔的昆虫。如蛾、蝶、蜂、蜻蜓等。扫网是用来扫捕草丛或灌木丛中的昆虫，网袋与草和树枝的摩擦刮拉都很厉害，因此扫网的网袋布需要结实的，通常用亚麻布。水网是用来采集水生昆虫的，网袋要

求透水良好，通常用铜纱、尼龙筛网制成。如图 10-2 所示。

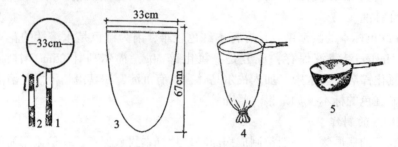

1—空网的装置；2—网圈网柄连接方法；3—网带的裁制方法；4—扫网；5—水网

图 10-1　捕虫网

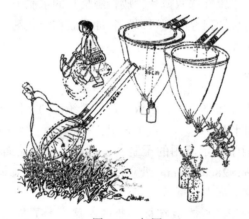

图 10-2　扫网

（2）吸虫管　是用来采集较小的昆虫，如蚜虫、蓟马、跳虫等小型昆虫的工具，如图 10-3 所示。这种采集工具对采集易坏而且不易拿取的小昆虫最为方便。

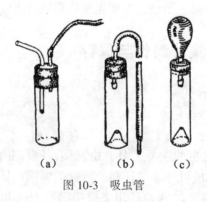

（a）　　　（b）　　　（c）

图 10-3　吸虫管

（3）毒瓶　一般用磨口广口玻璃瓶或塑料瓶（必须有能密封的瓶盖），在其最下层放置氰化钾或氰化钠，上铺一层木屑，用玻璃棒将木屑压紧再在上面加上一层石膏粉，滴上清水使之结成硬块即可，如图 10-4 所示。上铺一层吸水滤纸就可使用。也可以用三氯甲烷或乙醚制成简易毒瓶。

蛾、蝶不能同其他昆虫共用 1 个毒瓶，以免撞坏鳞粉。小虫可以用小毒瓶或毒管分装。毒瓶要注意清洁、防潮，瓶内吸水纸要经常更换，平时塞紧瓶塞，既避免对人的毒害，又可以延长毒瓶使用时间。毒瓶要妥善保存，破裂后就立即掘坑深埋。

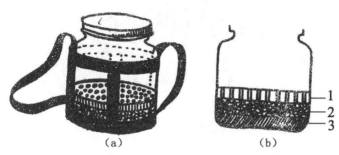

1—石膏层；2—锯末层；3—药层

图 10-4　毒瓶

（4）三角纸袋　最好用光滑的半透明纸来制作，通常用白色光面纸，折成等腰直角三角形，如图 10-5 所示，采集标本时 1 袋 1 虫，装袋前写明采集时间、地点和采集者。若在山区，应标明采集海拔高度。三角纸袋用来包装一些带有鳞片或一些其他易坏的标本。

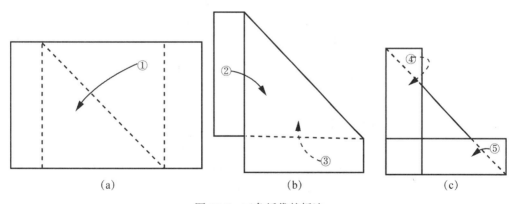

图 10-5　三角纸袋的折法

（5）活虫采集盒（笼）　需要带回饲养的幼虫或其他活虫，可以用特制的纱笼用轻金属作成扇面形，分成 3~4 格，各有一门及放虫孔。

（6）采集箱　防压的标本和需要及时插针的标本，以及用三角纸包装的标本，需放置在木制的采集箱内。

（7）采集袋　采集袋和一般的背包相似，形如挂包，上有许多大小不一的口袋，用来装盛小瓶、指形管、放大镜、修枝剪、镊子、记载本等用具。具体形式可根据需求自行设计。如图10-6所示。

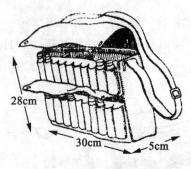

图 10-6 采集袋

（8）指形管 一般使用的是平底指形管，用来保存幼虫或小成虫。

（9）诱虫灯 专门用来采集夜间活动的昆虫。诱虫灯下设一漏斗，并加1个毒瓶，可以及时毒杀诱来的虫子。如图10-7所示。

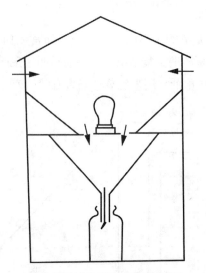

（箭头表示昆虫进入毒瓶的通路）

图 10-7 诱虫灯的构造

（10）扩大镜 在采集细小昆虫时要靠手持扩大镜帮助检查，或在野外观察虫体的构造时也要用到扩大镜。扩大镜通常有5倍、10倍和20倍不等。如图10-8所示。

2. 采集方法

（1）网捕法 用来捕捉空中善飞的昆虫。对能飞的昆虫，可以用捕虫网迎头捕捉或从旁掠取，并立即挥动网柄，将网袋下部连虫子一并甩到网圈上来。若捕到的是大型蝶蛾，可以由网外用手捏压其胸部，使其失去活动能力；若捕获的是中小型昆虫，且数量很多，可以将网袋抖动，使虫集中在底部，连网放入毒瓶，待虫毒死后再取出分装、保存。

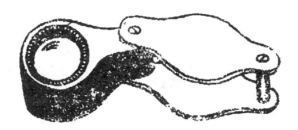

图 10-8　手持扩大镜

栖息于草丛或灌木丛中的昆虫，只能用扫网捕捉，采集者用扫网边走边扫。

（2）振落法　利用昆虫假死性，经振动昆虫就会坠地或叶丝下垂。对那些具有拟态的昆虫，只要稍稍振动树干，昆虫就会受惊起飞，从而暴露目标。然后再进行网捕。

（3）诱捕法　利用昆虫的特殊趋性和生活习性而设计的诱集方法。常用的有灯光诱集、食物诱集、性诱集等。

（4）观察和搜索法　适合采集隐蔽性生活的昆虫。如：地下、植株干部、蛀果、枝梢、卷叶、结网等害虫。这些场所需要人们仔细观察搜索，才能采获多种昆虫标本。

（5）吸虫管捕虫法　适合捕捉小型昆虫（如蚜虫、木虱等）。

10.2.2　昆虫标本的制作

1. 干制标本的制作

（1）制作用具

1）昆虫针　系不锈钢针，由于虫体大小不一，因而昆虫针的粗细也不同。型号分为 0、1、2、3、4、5，共 6 种，号越大越粗。其中 0 号 1cm 长，直径为 0.3mm，其余均为 4cm 长。以 4、3、2 号用途最广，针尾连一小球，便于手拿。

2）三级台（三级板）由一整块木板做成，长 7.5cm、宽 3cm、高 2.4cm，分 3 级。制作标本时将虫针插入孔内，使昆虫、标签在针上的位置整齐一致。如图 10-9 所示。

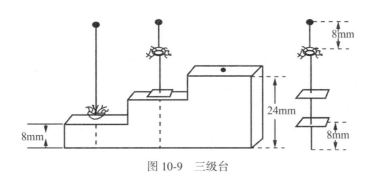

图 10-9　三级台

3）展翅板　是专门用来展开蛾、蝶、蜂、蜻蜓等昆虫翅膀而用的工具，通常用轻而软的木料、泡沫塑料等制成。展翅板底部是一块整木板，上面是两块可以活动的木板，以调节板间缝隙的宽度。展翅板 33cm×8cm×4cm。如图 10-10 所示。

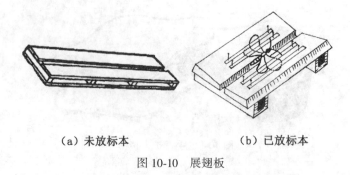

（a）未放标本　　　　　　（b）已放标本

图 10-10　展翅板

4）还软器　是软化已经干燥的昆虫标本的一种玻璃器皿。如图 10-11 所示。

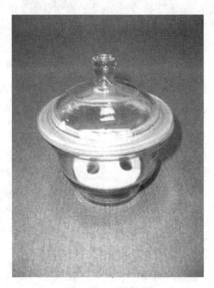

图 10-11　还软器

此外，还有幼虫吹胀干燥器、黏虫胶等用具。

（2）制作方法

1）插针法：除微小昆虫、蛹、幼虫不能用针插外，其他较大的昆虫都可以用针插成干制标本。昆虫针在虫体上的插针位置随昆虫种类不同，其位置也有所不同。鳞翅目、蜻蜓目、同翅目是从中胸背板正中插针；双翅目、膜翅目昆虫是从中胸中央偏右地方插针；蝗虫、蝼蛄等是从前胸背板的后部背中线偏右的地方插针；半翅目昆虫针插在中胸小盾片中央略微偏右的地方；鞘翅目昆虫针插在右鞘翅基部距翅缝不远的地方。如图 10-12 所示。

经插针后的标本，插在塑料板制成的整姿台上，将触角和足的姿势加以整理，使其保持自然姿态，整好之后用大头针加以固定，然后放入烘箱烘干，取出后，将针插入已写好的标签上。

原则：无论何种方式，昆虫插针后，应与其身体纵轴垂直。

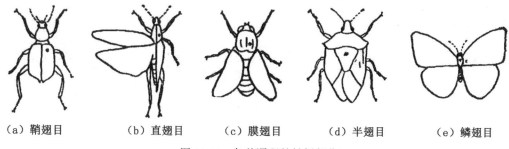

　（a）鞘翅目　　　（b）直翅目　　　（c）膜翅目　　　（d）半翅目　　　（e）鳞翅目

图 10-12　各种课程的针插部位

　　微小昆虫可以用黏虫胶黏在三角形台纸的尖端（纸尖黏在虫的前足与中足间），底部插在昆虫针上。纸的尖端指向左方，虫的头部向前。

　　2）展翅法：鳞翅目、双翅目、膜翅目及蜻蜓目等昆虫，插针后还需要展翅。各类昆虫展翅要求不一样，原则是能充分显露出翅面上的特征，并使其外形美观。直翅目、脉翅目、半翅目昆虫的两个前翅后缘必须在同一水平线上，后翅紧接前翅，不可被前翅覆盖；同翅目、膜翅目昆虫的前翅与后翅间有连锁器，展翅时可以利用；双翅目昆虫的两前翅顶角必须和头部平齐；鞘翅目必要时也可展翅，其两后翅前缘必须成一直线；鳞翅目标本制作时先选取大小适宜的昆虫针，将新鲜标本或还软后标本按三级台特定的高度插定。移至展翅板槽内，调节可活动展翅板，使其缝隙与虫体大小相适合，固定。用 2 根细的昆虫针，沿翅的前缘左右拉动 1 对前翅，使其后缘在同一直线上，用昆虫针固定。再拨动后翅，将前翅后缘压住后翅前缘，使其左右对称，充分展平，用透明纸压住，以大头针固定。整理触角，一般使其保持自然状态。将展翅板放在烘箱或室内一周左右，待标本干燥后取下，在标本下方插上标签（采集签、寄主签、定名签），保存。如图 10-13 所示。

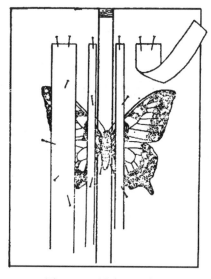

图 10-13　昆虫展翅方法

2. 浸渍标本的制作

体柔软或微小的成虫、螨类及昆虫的卵、幼虫和蛹，均可以浸泡在指形管或标本瓶的保存液里保存。保存液应具有杀菌和防腐作用，并尽可能保持昆虫原有的体形和色泽。

（1）常用保存液

1）酒精液　常用浓度为75%。小型昆虫或软体昆虫先用低浓度酒精浸泡，再用75%酒精保存，虫体就不会立即变硬。若在酒精中加入0.5%~1%的甘油，能使体壁保持柔软状态。半个月后，应更换一次酒精，以后保存液酌情更换1~2次，便可长期保存。

2）福尔马林液　福尔马林（40%甲醛）1份，加水17~19份，保存昆虫的卵，效果较好。

3）醋酸、福尔马林、酒精混合液　冰醋酸1份、福尔马林6份、95%酒精15份、蒸馏水30份混合而成。此种保存液保存的昆虫标本不收缩、不变黑、无沉淀。

3. 生活史标本的制作

制作时先收集或饲养得到昆虫的各个虫态（卵、各龄幼虫、蛹、雌雄性成虫），植物被害状，天敌等。成虫需要整姿或展翅，干后备用。各龄幼虫和蛹需保存在封口的指形管中。按昆虫的发育顺序，安装在一个标本盒中，贴上标签即可。

4. 玻片标本的制作

微小昆虫和螨类，必须制成玻片标本，放在显微镜下才能看清楚其特征。为了观察昆虫身体的某些细微部分，如蝶、蛾、甲虫等鉴定工作中用到的雌、雄外生殖器，也常制成玻片标本。一般采用阿拉伯胶封片法。

（1）胶液配方

阿拉伯胶12g、冰醋酸5ml、水合氯醛20g、50%葡萄糖水溶液5ml、蒸馏水30ml。

（2）制作步骤

1）固定　将采集的微小昆虫放在70%的酒精中固定数小时。

2）透明　将虫体放入8%~15%氢氧化钾（钠）溶液中，在水浴或烘箱（80~90℃）中加热（微小昆虫），或直接加热（外生殖器）。加热时间以材料基本透明为准。

3）清洗　透明后的材料用蒸馏水清洗数次。

4）染色　一般材料用0.5%~5%酸性品红染色。

5）脱水　染色后将材料放入75%→85%→95%酒精中各5min左右，再放入100%酒精中10min，取出材料置载玻片上，连续滴加二甲苯7份和无水酒精3份的混合液进行脱水，用吸水纸吸取混合液，再滴加丁香油，同时在油中进行整姿。

6）封固　用吸水纸吸去多余的丁香油，用解剖针蘸极少量树胶将材料黏在载玻片上，置入干燥器内干燥。待胶干燥后，再滴加适量的加拿大树胶，将盖玻片轻轻盖在载玻片材料上，置于干燥处数天后即可。

10.2.3　昆虫标本的保存

1. 保存器具

（1）标本盒　存放昆虫成虫的标本盒用玻璃木盒，周围裱漆布，盒底衬软木或泡沫塑料，盒内一角放置一樟脑块，周围斜插虫针使其固定。

（2）保存所用药品　生石灰、樟脑块、酒精、石碳酸、敌敌畏、二甲苯等。

2. 注意事项

（1）防潮防霉　在标本盒或橱内放置吸湿剂或室内装设抽湿机，若标本已经发霉，可以用无水酒精与石碳酸混合液（7：3）以软毛笔刷洗，也可以直接用无水酒精刷洗。

（2）防鼠防虫　防鼠比较容易，防虫则应注意标本盒盖要严密，少开，盒内随时保持驱虫剂或杀虫剂浓烈的气味。若有已生虫的标本，则用药棉浸敌敌畏原液，置于标本盒内，盖上盒盖，熏蒸数天，可以杀死蛀虫。

（3）防尘防阳光　盒子少开，密闭，灰尘落入自然少；门窗少开，窗上加窗帘，防止阳光直接照射在标本上，可以延长因日照褪色的时间。

（4）为了保护标本免受损坏，最好随时检查并每年用药剂熏蒸 1~2 次。

对采集的昆虫标本，当天要及时整理和保存，注意标本的完整性，并及时写好标签，标签上注明采集时间、地点、寄主、采集人姓名及编号。

第三部分　植物有害生物调查及预测预报

第 11 章　植物病虫害田间调查及预测预报

11.1　植物病虫害调查及预测预报

11.1.1　植物病虫害的调查

1. 植物病虫害调查的内容

病虫害调查一般分为普查和专题调查两类。普查只了解病虫害的基本情况，如病虫种类、发生时间、危害程度、防治情况等。专题调查是有针对性的重点调查。在病虫的防治过程中，经常要进行以下内容的调查：

（1）发生和危害情况调查

普查一个地区在一定时间内的病虫种类、发生时间、发生数量及危害程度等。对于当地常发性和暴发性的重点病虫，则应详细记载害虫各虫态的始盛期、高峰期、盛末期和数量消长情况或病害由发病中心向全田扩展的增长趋势及严重程度等，为确定防治适期和防治对象提供依据。

（2）病虫或天敌发生规律的调查

专题调查某种病虫或天敌的寄主范围、发生世代、主要习性及不同农业生态条件下数量变化的情况，为制定防治措施和保护利用天敌提供依据。

（3）越冬情况调查

专题调查病虫越冬场所、越冬基数、越冬虫态、病原越冬方式等，为制定防治措施和开展预测预报提供依据。

（4）防治效果调查

包括防治前与防治后、防治区与不防治区的发生程度对比调查，病虫害次数的发生程度对比调查，以及不同防治时间、采取措施等，为选择有效防治措施提供依据。

2. 植物病虫害调查的取样方法

取样必须有代表性，这是正确反映田间病虫害发生情况的重要环节。取样的地段称为样点，样点的选择和取样数目的多少，是由病虫种类、田间分布类型等决定的。最常用的病虫调查取样方法有：单对角线式、双对角线式或五点式、棋盘式、平行线式和"Z"字形取样。如图 11-1 所示。

（1）五点取样法　从田块四角的两条对角线的交驻点，即田块正中央，以及交驻点到四个角的中间点等 5 点取样。或者在距离田块四边 4~10 步远的各处，随机选择 5 个点取样，是应用最普遍的方法。

（2）对角线取样法　调查取样点全部落在田块的对角线上，可以分为单对角线取样法和双对角线取样法两种。单对角线取样法是在田块的某条对角线上，按一定的距离选定所需的全部样点。双对角线取样法是在田块四角的两条对角线上均匀分配调查样点取样。两种方法可以在一定程度上代替棋盘式取样法，但误差较大一些。

（3）棋盘式取样法　将所调查的田块均匀地划成许多小区，形如棋盘方格，然后将调查取样点均匀分配在田块的一定区块上。这种取样方法，多用于分布均匀的病虫害调查，能够获得较为可靠的调查结果。

（4）平行线取样法　在桑园中每隔数行取一行进行调查。该方法适用于分布不均匀的病虫害调查，调查结果的准确性较高。

（5）"Z"字形取样法（蛇形取样）　取样的样点分布于田边多，中间少，对于田边发生多、迁移性害虫，在田边呈点片不均匀分布时采用该方法为宜，如螨等害虫的调查。

不同的取样方法，适用于不同的病虫分布类型。一般来说，单对角线式、五点式适用于田间分布均匀的病虫，而双对角线式、棋盘式、平行线式适用于田间分布不均匀的病虫，"Z"字形取样则适用于田边分布比较多的病虫。

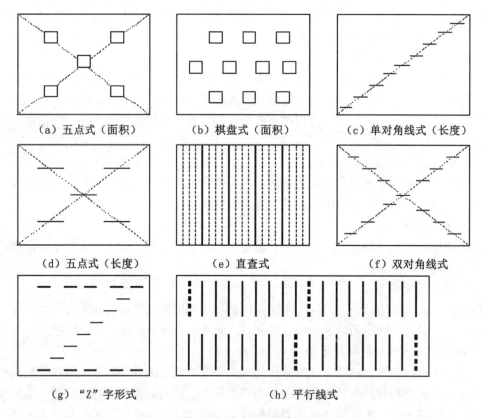

图 11-1　病虫调查取样法

3. 植物病虫害调查的记载方法

病虫害调查记载是调查中的一项重要工作，无论哪种内容的调查都应有记载。所有的记载应妥善保存。当地病虫害发生档案作为历年病虫害发生的历史记录，对本地区病虫害预测预报具有重要作用。调查记载是摸清情况、分析问题和总结经验的依据。调查记载要准确、简要、具体，一般都采用表格形式。表格的内容、项目可以依据调查目的和调查对象设计。对测报等调查，最好按统一规定，以便积累资料和分析比较。通常在进行群众性的测报调查时，首先进行病虫发生情况的调查：

（1）调查病虫危害植物的发生期，以确定防治时间。

（2）调查病虫田间的发生数量，以确定防治对象田，即"两查两定"。例如，防治玉米螟要进行以下调查：

1）调查卵块，定防治田块。卵块多的田块要防治。

2）调查卵色和孵化程度，定防治适期。当卵粒出现黑点和孵化卵块占一半左右时，定为防治适期。

4. 植物病虫害调查统计

对调查记载的数据资料要进行整理、计算、比较、分析，从中找出规律，才能说明问题。

（1）被害率　反映病虫为害的普遍程度。

$$被害率 = 有虫（有病）单位数 / 调查单位总数 \times 100\% \tag{11-1}$$

（2）虫口密度　表示在单位面积内的虫口数量。

$$虫口密度 = 调查总虫数 / 调查总单位数 \tag{11-2}$$

虫口密度也可以用百株虫数表示：

$$百株虫数 = 查得总活虫数 / 调查总株数 \times 100\% \tag{11-3}$$

（3）病情指数　取样点的每个样本，按病情严重度分级标准，调查出各级样本数据，代入公式计算出病情指数。

$$病情指数 = \sum \frac{各级病株数 \times 各级代表数值}{调查总样本数 \times 最高级代表数值} \times 100\% \tag{11-4}$$

（4）损失率　损失是指产量或经济效益的减少。所以，病虫所造成的损失应该以生产水平相同的受害田与未受害田的产量或经济总产值对比来计算，也可以用防治区和不防治的对照区产量或经济总产值对比来计算。

11.1.2　植物病虫害的预测预报

防治作物病虫害同对敌作战一样，必须掌握敌情，做到心中有数，知己知彼，百战百胜。病虫害的发生消长都有其规律，人们有目的地针对某种病虫的发生情况进行调查研究，结合掌握的历史资料、天气预报等，对该病虫的发生趋势加以估计匡算，这一工作称为预测。将预测的结果通过电话、广播、文字材料等多种形式，通知相关单位做好准备，及时开展防治，这一工作称为预报。

1. 病虫害预测预报类型

病虫害预测预报是为有效地进行病虫害防治服务的，其目的是要掌握病虫危害植物的主要发生期，以确定防治时间；还必须掌握病虫发生数量，以确定发生面积和估计危害程度，做好防治前的准备工作。

（1）按预测时间长短区分

1）长期预测　在病虫发生半年以前就发出预报的，称为长期预测。

2）中期预测 在病虫发生 1~2 个月以前发出预报的，称为中期预测。

3）短期预测 在病虫发生几天或十几天以前发出预报的，称为短期预测。

（2）按预测的内容区分

1）发生期预测 预测病虫害发生时间的，称为发生期预测。

2）发生量预测 预测病虫害发生数量的，称为发生量预测。

3）产量损失预测 预测产量损失的，称为产量损失预测。

2. 病虫害预测的基本方法

害虫的发生期预测方法主要有发育进度预测法、物候预测法、有效积温预测法。发生量预测方法主要有有效积温预测法、经验指标预测法。病害的预测方法主要有孢子捕捉预测法、病圃预测法、气象指标预测法和噬菌体预测法。下面以发育进度预测法为例介绍害虫发生期预测的具体方法。发育进度预测法又称为历期预测法，所谓历期是指昆虫各虫态在一定温度条件下完成其发育所要求的天数。这种预测法是通过对前一虫态田间发育进度，如化蛹率、羽化率、孵化率等的系统调查，当调查到其百分率达到始盛期（16%）、高峰期（50%）、盛末期（84%）的标准时，分别加上当时气温下各虫期的历期，即可推算出后一虫期的发生时期。例如，湖南省长沙农业学校于 2000 年系统调查了稻田二化螟越冬代化蛹率，4 月 16 日为 50% 左右，即越冬代化蛹高峰日为 4 月 16 日，可以继续求得越冬代成虫的发蛾高峰期：

$$发蛾高峰期 = 化蛹高峰期 + 蛹期 \qquad (11-5)$$

如当时气温下的蛹期为 16 天，则越冬代发蛾高峰期为 5 月 2 日。计算出发蛾高峰期，再测知产卵前期和卵期，则又可求得第一代卵孵高峰期：

$$卵孵高峰期 = 发蛾高峰期 + 产卵前期 + 卵期 \qquad (11-6)$$

如当时气温下产卵前期为 5 天，卵期为 15 天，则第一代二化螟卵孵高峰期为 5 月 22 日。依此类推，可以继续测知二、三龄幼虫高峰期。三龄前是害虫防治的最佳时期，对钻蛀性害虫，则掌握在卵孵高峰期防治。

3. 我国病虫害预测预报体系

中国是世界上开展农作物病虫害预测预报工作较早的国家之一，早在 20 世纪 30 年代，蔡邦华就曾运用气候图法对三化螟和飞蝗的发生分布区域进行了预测。中华人民共和国成立以后，尤其是改革开放以后，我国相关植保专家在借鉴国外经验和前人研究的基础上，经过不懈努力，发展了农作物病虫害的预测预报事业，取得了重要的研究进展。我国病虫害预测预报工作始终坚持专业性预测预报和群众性预测预报相结合，以省、地、县各级专业预测预报站作为预测预报体系骨干，同时广泛建立群众性的预测预报组织，发挥群众性预测预报的作用。如 1953 年在南方稻作区设置专人对稻螟虫进行定时定点调查记载，上报统计后，系统地发布虫害预报，这便是中国基层预测预报组织的雏形。从 1989 年起，国家计委正式立项，分期分批对全国重大农作物病虫害区域性预测预报站进行建设，至 1998 年，建成区域站 310 个。我国目前已经形成了从中央、省、地、县到乡级较为完善的病虫害预测预报体系，形成了机构健全、队伍稳定、有经费保证的预测预报网络。据 1996 年统计，全国共省级站 30 处，地（市）级站 180 多处，县级站 1800 多处，预测预报专职人员 8 788 人。我国各级预测预报组织结构如下：

（1）全国农业技术推广服务中心农作物病虫害预测预报站

全国农业技术推广服务中心农作物病虫害预测预报站直属国家农业部，负责全国农作物病虫害预测预报和管理工作，除和各省（市、自治区）植保（预测预报）站互通农作物病虫害信息，并对其进行业务管理外，还在全国范围内根据农作物病虫害发生区划和病虫害流行、迁飞路线，选择了 400 个地、县级植保（预测预报）站作为全国农作物病虫害预测预报网区域站，直接对重大病虫害进行监测与分析，提供给农业生产决策部门和农业管理部门，并及时向各级区域站反馈信息，通报情况，指导全国的农作物病虫害防治工作。

（2）各省（市、自治区）植保植检（病虫害预测预报）站

各省（市、自治区）植保植检（病虫害预测预报）总站直属省（市、自治区）农业厅，是各省（市、自治区）农作物病虫害预测预报网络中心，承担全省农作物病虫害预测预报体系规划、建设及相关业务管理工作，对市、县两级的病虫害信息进行定期汇报和重大病虫害情况会商，然后做出中、长期或超长期预测，并通过传真、电视、电子邮件等方式进行信息传递，指导下级农作物病虫害预测预报站的病虫害综合防治工作。

（3）市、县植保植检（病虫害预测预报）站

市、县植保植检（病虫害预测预报）站直属同级农业局，是农作物病虫害预测预报网络的中坚力量，一般都有 2~3 名专职人员负责汇集、分析各乡、镇预测预报点的农作物病虫害信息，进行病虫害的短、中期预测，定期编写病虫害情况报告，提供防治技术指导，制定重要农作物病虫害的综合防治措施，并通过电视、电台、电话、有线广播、邮件进行信息传递，有效地指导基层和广大农户的病虫害防治工作。

（4）乡、镇农技站病虫害预测预报点

乡、镇农技站病虫害预测预报点直属同级乡政府，一般都有专人负责，定点、定期进行系统调查和分析，并及时上报调查结果。这些预测预报点人员具有一定的专业知识，接受县植保站的统一培训、指导和检查，调查结果相对可靠。乡镇农技站根据市、县植保站提供的病虫害预测预报信息，负责制定适合本地区情况的病虫害综合防治措施，指导当地主要农作物的病虫害防治工作，供应高效低毒优质农药和适用药械，并负责药械的维修保养等工作。

11.2　马铃薯病虫害田间调查及预测预报

11.2.1　马铃薯晚疫病田间调查

1. 中心病株调查

马铃薯晚疫病在田间流行一般先是出现中心病株。根据英国 Beaument 提出的"标蒙氏规律"（据病害发生与温度、湿度的关系得出）：在 48h 内，气温不低于 10℃，相对湿度在 75%以上，经 1 个月左右，田间就会出现 1%的中心病株。中心病株出现后，在适宜的条件下 10~14d，就会扩展蔓延到全田。据甘肃省以前的研究结果，陇东川塬地区和陇南渭河上游地区中心病株的出现气候基本符合此规律；洮岷高山多雨地区病害侵入的湿度条件经常存在，故中心病株出现的限制因子是日最低气温；在河西灌区的武威，春夏干旱，秋季多雨，中心病株出现的时间多依灌溉的多少及秋雨来临的迟早而异，一般多在 7 月中下旬形成，且比较恒定。

应该注意的是，晚疫病一般在马铃薯开花至成熟时期发生。比较潮湿的地段如低洼

地、山谷地、河流及其他水域旁的地块，雾大和露水多的林带之间的地方等出现的比较早。早熟、感病品种出现得早。一般在马铃薯孕蕾期开始调查，为了发现始发病株，应该拨开茎叶，仔细检查接触土壤的下层叶子或是位于靠近土表的叶子。

根据病害发生的轻重对植物影响不同，可以将病害分级，调查时记录每级发病田块数、平均株（叶）发病率。

马铃薯晚疫病病情分级标准：

每株发病叶片占全株总叶片数的比例，分为5级表示。

0级：无病；

1级：病叶占全株总叶片数的1/4以下；

2级：病叶占全株总叶片数的1/4~1/2；

3级：病叶占全株总叶片数的1/2~3/4；

4级：全株叶片几乎都有病斑，大部分叶片枯死，甚至茎部也枯死。

采用按行踏查方法，踏查面积667m²，若未见中心病株，应扩大调查面积。发现病株后则细查其严重度级别，估计植株密度，计算、记载中心病株出现日期、病株率及其病情指数。结果记入马铃薯晚疫病中心病株调查表，如表11-1所示。

表11-1　　　　　　　　　　马铃薯晚疫病中心病株调查表

日期	地点	田块类型	品种	生育期	调查面积（m²）	调查株数	发病株数	病株率/（%）	各级严重度发病株数					病情指数	备注
									0级	1级	2级	3级	4级		

2. 病情动态调查

晚疫病在发现中心病株后，选择2~3块有代表性的田块进行定点系统调查，以掌握田间病情自然消长规律。每块田定5个点（其中2个点定在中心病株附近），每点查30~50株，每5d调查1次，至收获前15d为止，每次调查记载发病叶片、严重度和病株数。结果记入马铃薯晚疫病病情系统调查表，如表11-2所示。备注标明系统田或观测圃。

表11-2　　　　　　　　　　马铃薯晚疫病病情系统调查表

日期	地点	田块类型	品种	生育期	调查株数	发病株数	病株率/（%）	各级严重度发病株数					病情指数	备注
								0级	1级	2级	3级	4级		

3. 马铃薯晚疫病预测预报

马铃薯晚疫病的发展必须有一定的温度和湿度条件，病菌喜中低温和高湿度条件。在感病品种上，最低温（夜间）为 7℃ 及最高温（日间）15℃ 时，潜育期为 9d，当夜间温度为 17℃ 及日间温度为 28℃ 时，潜育期最短时间为 3d，在良好的天气条件下，由一些零星病株经过 10~15d 能够感染全田。因此，多雨年份、空气潮湿、多雾条件下发病重。种植感病品种，只要出现湿度高于 95%持续 8h 以上，日均气温 17℃ 左右，叶片上有水滴持续 14h 以上，该病即可发生，在干燥天气时，病株干枯，在潮湿天气时则腐败。

11.2.2　马铃薯地下害虫田间调查

1. 田间调查

挖土调查是地下害虫种类和数量调查中最常用的方法。一般在春季作物播种前进行。选择有代表性的地块，分别按不同土质、地势、茬口、水浇地、旱地等进行调查。采用对角线 5 点取样或棋盘式取样方法，每点 1m²（长、宽各 1m 或长 2m、宽 0.5m 均可），1hm² 内取 5 点，1hm² 以上每加大 0.7hm² 增加 1 点，挖土深度 30cm，记录各种地下害虫的种类及数量，统计虫口密度（头/m²）。如进行蝼蛄垂直活动调查，则要分层挖土。一般分为 0~15 cm、16~34 cm、34~45 cm、46 cm 以下 4 层进行，分别统计虫口数。5 点内未发现地下害虫，应增加点数，至少挖到 1 头地下害虫为止。也可以采用灯光诱测、食物诱集或目测的方法进行调查或在作物苗期调查被害率。如蝼蛄在上午 10 时以前调查土表虚土堆或短虚土隧道数以确定虫量。

2. 预测预报

地下害虫的发生受多种因素影响，应根据当地情况对不同种类采取不同的预测方法。

（1）调查成虫发生盛期，定防治适期

小地老虎可以采用蜜糖液诱蛾器，如果平均每天每台诱蛾器诱蛾 5~10 头，表示进入发蛾盛期，蛾量最多的 1d 即为发蛾高峰期，后推 20~25d 为二、三龄幼虫盛期，即为防治适期；诱蛾器如果连续 2d 诱蛾在 30 头以上，预示小地老虎将有再发生的可能。金龟甲可以从当地优势种常年始见期开始，设置诱虫灯逐日观测，或在金龟甲经常活动的场所，如大豆田、灌木丛等，固定 3~5 个点，每点 10m²，由专人于 18~20 时检查虫量。当金龟甲数量激增时，即为防治成虫的适期。

（2）调查害虫活动情况，定防治对象田

春季当蝼蛄已上升至表土层 20cm 左右、蛴螬和金针虫在 10cm 左右、田间发现被害苗时，即须及时防治。蝼蛄达 0.5 头/m²（或有新鲜不浮土或隧道 1 个/m²），或作物被害率在 10% 左右；蛴螬达 3~5 头/m²，或作物受害率达 10%~15%；小地老虎幼虫达 1 头/m²，或作物被害率（花叶）达 25%；金针虫达 5 头/m² 的田块应列为防治对象田。

第 12 章　马铃薯田杂草调查

12.1　调查方法

在杂草高峰期进行调查。调查取样按照全国农技推广服务中心统一制定的倒置 W 九点取样法进行。调查者到达选定的地块后，沿地边向前走 70 步，然后向右转再向地里走 24 步，开始倒置 W 九点的第 1 点取样（调查地块较大时可以相应调整向前向后的行走步数）。第 1 步调查结束后，向纵深前方走 70 步，再向右转后向地里走 24 步，开始第 2 步取样。以同样的方法完成 9 点取样转移到另一选定地块取样。每点取样面积 0.25m^2，用样框（边长为 0.5m 的正方形铅丝框）进行取样。

12.2　调查、统计项目

为便于记载，杂草的株数以杂草茎干表示。调查记载各样点中出现的杂草种类、株数、高度（或长度）等。统计各种杂草的密度（D）、平均密度（MD）、田间均度（U）、频率（F）、相对频率（RF）、相对均度（RU）、相对密度（RD）、相对多度（RA）等，各项目含义如下：

密度（D）：单位面积内某一杂草的个体（株）数/ 单位面积，以株/m^{2}表示。

频率（F）：某种杂草的频率为这种杂草出现的田块数占总调查田块数的百分比。

相对频率（RF）：某种杂草的频率（F）/各种杂草的频率和。

田间均度（U）：某种杂草在调查田块中出现的样方次数占总调查样方数的百分比。

平均密度（MD）：某种杂草的平均密度株/m^{2}为这种杂草在各调查田块样方中的密度之和与调查田块数之比。

相对多度（RA）：某种杂草的相对多度（RA）为该种杂草的相对频率（RF）、相对均度（RU）、相对密度（RD）之和，即 RA=RF+RU+RD。

第四部分　马铃薯病虫草害综合防治

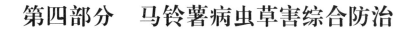

第13章　植物有害生物综合防治

13.1　综合防治方案制定

13.1.1　综合防治的含义

植物病虫害的防治方法很多，各种方法各有其优点和局限性，单靠其中某一种措施往往不能达到防治目的，有时还会引起其他的一些不良反应。1967年联合国粮农组织在罗马召开的"有害生物综合治理"会议上，提出IPM的定义为：综合治理是一种有害生物的管理系统，依据有害生物的种群动态及与之相关的环境关系，尽可能协调地运用一切适当的技术及方法，将有害生物控制在经济损害允许水平之下。

我国于1975年春全国植保会议上，确定了"预防为主，综合防治"的植保工作方针。指出"以防作为贯彻植保方针的指导思想，在综合防治中，要以农业防治为基础，因地因时制宜，合理运用化学防治、生物防治、物理防治等措施，达到经济、安全、有效地控制病虫危害的目的"。

1986年11月中国植保学会和中国农业科学院植保所在成都联合召开了第二次农作物病虫害综合防治学术讨论会，提出综合防治的含义是："综合防治是对有害生物进行科学管理的体系，它从农业生态系统总体出发，根据有害生物与环境之间的相互联系，充分发挥自然控制因素的作用，因地制宜协调应用必要的措施，将有害生物控制在经济允许水平之下，以获得最佳的经济、生态和社会效益"。防治和国外流行的害虫综合治理的意义内涵基本一致，都包含了经济观点、生态观点、综合协调观点和安全环保观点。

13.1.2　综合防治方案的制定

1. 综合防治方案的基本要求

在制定有害生物综合防治方案时，选择的技术措施要符合"安全、有效、经济、简便"的原则。"安全"是指人、畜、作物、天敌及其生活环境不受损害和污染。"有效"是指能大量杀伤有害生物或明显压低其密度，起到保护植物不受侵害或少受侵害的作用。"经济"是指以最少的投入，获取最大的经济效益。"简便"是指要求因地、因时制宜，防治方法简便易行，便于群众掌握。其中，安全是前提，有效是关键，经济与简便是目标。

2. 综合防治方案的类型

（1）以单个有害生物为对象　即以一种主要病害或害虫为对象，制定该病害或害虫的综合防治措施，如对马铃薯晚疫病的综合防治方案。

（2）以一种作物为对象　即以一种作物所发生的主要病虫害为对象，制定该作物主要病虫害的综合防治措施，如对马铃薯病虫害的综合防治方案。

（3）以整个农田为对象　即以某个村、镇或地区的农田为对象，制定该镇或地区各种主要农作物的重点病、虫、草等有害生物的综合防治措施，并将其纳入整个农业生产管理体系中，进行科学系统的管理。如对某个乡、镇的各种作物病、虫、草害的综合防治方案。

13.2　综合防治主要措施

13.2.1　植物检疫

植物检疫也称为法规防治，是指一个国家或地区由专门机构依据相关法律法规，应用现代科学技术，禁止或限制危险性病、虫、杂草等人为的传入或传出，或者传入后为限制其继续扩展，所采取的一系列措施。

1. 植物检疫的工作范围

根据国家所颁布的相关法令、法规、双边协定和农产品贸易合同上的检疫条文等要求开展工作。对植物及其产品在引种、运输、贸易过程中进行管理和控制，其目的是防止危险性有害生物在地区间或国家间传播蔓延。

2. 植物检疫的任务

（1）禁止危险性病、虫及杂草随着植物及其产品由国外输入或由国内输出；

（2）将国内局部地区已经发生的危险性病、虫及杂草封锁在一定的范围内，防止蔓延，并积极采取措施，逐步消灭；

（3）当危险性病、虫及杂草传入新地区时，采取紧急措施，就地消灭。

3. 植物检疫的内容

植物检疫分为对内检疫和对外检疫两部分。对内检疫又称国内检疫，是国内各级检疫机关，会同交通运输等部门根据检疫条例，对所调运的植物及其产品进行检验和处理，以防止仅在国内局部地区发生的危险性病、虫及杂草等有害生物的传播蔓延。对外检疫又称国际检疫，是国家在对外港口、国际机场及国际交通要道设立检疫机构，对进、出口的植物及其产品进行检疫处理。防止危险性病、虫及杂草等有害生物的传入和输出。

4. 植物检疫对象确定的原则

植物检疫对象是指国家有关植物检疫部门根据一定时期内国际国内的病、虫、杂草发生分布情况和本国、本地区的实际需要，经科学审定，并明文规定要采取检疫措施禁止传播蔓延的某些植物病、虫及杂草。确定植物检疫对象的原则，一是国内尚未发现或只在局部地区发生；二是危险性大，一旦传入可能造成农林业重大损失，且传入后难以防治的；三是能随植物及其产品、包装材料等远距离传播，尤其是能随种子、苗木人为传播的危险性病、虫、杂草。

5. 植物检疫检验的方法

（1）直接检验　随种子、苗木或其他植物产品运输传播的病、虫、杂草，如有明显的症状或容易辨认的形态特征，用直接检验法。

（2）过筛检验　在虫体、虫瘿、菌核、菌瘿、杂草种子与作物种子或其他粮谷类产品混杂的情况下，多采用这种检验法。

（3）解剖检验　许多病害或病害初发阶段，在种子、苗木及其他植物产品表面无明显症状，诊断比较困难时，需用解剖检验进行鉴别。

此外，还有比重检验、荧光反应检验、染色检验、漏斗分离检验、洗涤检验、分离培养检验、噬菌体检验、血清检验、生物化学反应检验、萌芽检验、隔离试植检验、电镜检验、DNA 探针检验等。

13.2.2　物理防治

物理防治是指利用各种物理因子和简单器械防治有害生物的方法。物理防治见效快，防效好，不发生环境污染，可以作为有害生物的预防和辅助措施。

1. 物理防治措施

（1）温度处理

各种有害生物对环境温度都有一定要求，在超过适宜温度范围以外的条件下，均会导致失活或死亡。根据这一特性，可以利用高温或低温来控制和杀死有害生物。种子的温汤浸种是利用一定温度的热水杀死病原物。感染病毒病的植株，在较高温度下处理较长的时间，可以获得无病毒的繁殖材料。利用低温进行果蔬保鲜，可以抑制有害生物的繁殖和危害。

（2）光波的利用

利用害虫的趋光性，可以设置黑光灯，高压电网灭虫灯或用激光的光束杀死多种害虫。

（3）微波辐射技术的利用

微波辐射技术是借助微波加热快和加热均匀的特点，来处理某些农产品和植物种子的病虫。辐射法是利用电波、γ 射线、X 射线、红外线、紫外线、超声波等电磁辐射技术处理种子、土壤，可以杀死害虫和病原微生物等。

2. 机械防治措施

（1）捕杀法　根据昆虫的生活习性，利用人工或简单的器械捕捉或直接消灭害虫的方法称为捕杀法。如人工扒土捕杀地老虎幼虫，用振落法防治叶甲、金龟甲，人工摘除卵块等。

（2）诱杀法　利用害虫的趋性或其他习性，人为设置器械或引诱物来诱杀害虫，常用的方法有：

①灯光诱杀　利用害虫的趋光性进行诱杀。常用波长 365nm 的 20W 黑光灯或与日光灯并联或旁加高压电网进行诱杀。

②潜所诱杀　利用害虫在某一时期喜欢某一特殊环境的习性，人为设置类似的环境引诱害虫来潜伏，然后及时消灭。如在树干基部绑扎草把或包扎布条诱集梨星毛虫、梨小食心虫越冬幼虫。在玉米地插枯草把诱集黏虫成虫产卵，在玉米苗期地头堆放新鲜杂草，诱集小地老虎幼虫潜伏草下，然后捕杀。

③食饵诱杀　利用害虫的趋化性，在其喜欢的食物中掺入适量毒剂来诱杀害虫。例如常用炒香的麦麸、谷糠拌入适量敌百虫、辛硫磷等来诱杀蝼蛄、地老虎等地下害虫；常以

糖、酒、醋加敌百虫来诱杀地老虎、黏虫成虫。

④色板诱杀　将黄色黏胶板设置于田间、菜地、果园，可以诱杀到大量有翅蚜、白粉虱、斑潜蝇等害虫，蓝色诱虫板则可以诱杀到大量蓟马。

⑤银膜驱蚜　有翅蚜对银灰色有负趋性，可以用银灰色反光塑料棚薄膜覆盖蔬菜育苗地，避蚜效果良好，减少蚜虫的传毒机会。

（3）阻隔法　人为设置各种障碍，以切断各种病虫侵染途径的方法，称为阻隔法。如果实套袋，树干涂白、涂胶、粮面压盖，纱网阻隔，土壤覆膜或盖草等方法，能有效地阻止害虫产卵、危害，也可以防止病害的传播蔓延。甚至可因覆盖增加了土壤温度、湿度，加速病残体腐烂，减少病害初侵染来源而防病。

（4）汰选法　利用害虫体形、体重的大小或被害种子与正常种子大小及比重的差异，进行器械或液相分离的方法，剔出带病虫种子的方法。常用的有风选、筛选、盐水选种的方法。如剔除大豆菟丝子种子，一般采用筛选法；剔除小麦线虫病的虫瘿，油菜菌核病的菌核，常用盐水选种法。

13.2.3　农业防治

农业防治就是运用各种农业调控措施，压低有害生物的数量，提高植物抗性，有目的地创造有利于作物生长发育而不利于有害生物发生的农田生态环境，直接或间接地消灭或抑制有害生物发生与危害的方法。这种方法不需要额外投资，一般可以结合耕作、栽培管理等农业操作措施进行，能达到经济、安全、有效的目的，是最经济、最基本的防治方法，也是其他防治方法的基础。但这种防治方法效果缓慢，当有害生物大面积发生时，还必须依靠其他防治措施与之协调，才能奏效。农业防治的具体措施主要有以下几方面：

1. 抗性品种的利用

最理想的作物品种既具有良好的农艺性状，又能够对环境中不良因素（如病虫）表现出综合抗性。具有综合抗性的品种在有害生物的综合治理工作中发挥着重要作用。抗病虫育种的方法有系统选育、杂交育种、辐射育种、组织培养和分子生物技术育种等。

2. 马铃薯茎尖脱毒和无病毒种薯繁育

（1）茎尖培养

①选择材料和灭菌　选择活跃生长的芽供培养使用，一般顶芽的茎尖生长要比腋芽的快，成活率也高。为获得无菌的茎尖，应把供试植株种在灭过菌的盆土中，并放在温室进行栽培。对于田间种植的植株，可以切取插条，插在实验室的营养液中，以减少污染。为保险起见，在切取外植体之前必须进行表面消毒。消毒的方法是将顶芽或侧芽连同部分叶柄和茎段一起在 0.1%次氯酸钠中处理 8~10min。

②剥离茎尖和接种　剥离茎尖一般在超净工作台上进行，同时还需要解剖镜、解剖针和刀片。在解剖镜下剥取茎尖时，一手用一把细镊子将茎芽按住，一手用解剖针将叶片和叶原基剥掉，直至露出圆亮的生长点。这时可以将这一茎尖切下，茎尖可以带有 1~2 个叶原基，然后将其接种到培养基上。要注意确保切下的茎尖不能与已经剥去部分、解剖镜台或持芽的镊子接触，尤其是当芽未曾进行过表面灭菌时更须如此。

③培养　培养的关键是将脱毒后的茎尖诱导产生有完整根、茎、叶的植株。因此，选择适合的培养基就显得十分重要。培养马铃薯的茎尖，一般选用 MS 和 Miller 基本培养

基，且附加少量（0.1～0.5mg/L）的生长素或细胞分裂素或两者都加。

茎尖的发育对培养器皿的要求不高，从减少污染和节约培养基的角度考虑，以 15cm×2cm 的试管为宜，每试管盛 10ml 培养基，接茎尖一个。

（2）脱毒效果的检验

对于一个由茎尖或愈伤组织产生的植株，在把它们用做母株以生产无病毒原种之前，必须针对特定的病毒进行检验。在植物组织中测定病毒是否存在最简单的方法，是检验叶和茎是否有该种病毒所特有的可见症状。一般用于检验病毒最为敏感的方法是病毒的汁液感染法。此外，还有血清测验法和电镜观察法。

（3）无毒材料的保存

一个无病毒品种经过脱毒和检测两方面的许多处理后才可能获得，因此代价很高。但无病毒植株并没有获得额外的抗病性，它还可能再次被同一病毒或不同病毒感染。为此，应将无毒原种种植在温室或防虫罩内灭过菌的土壤中，以防止蚜虫传毒以及各种条件下的机械传毒。在大规模繁殖这些植株时，应把它们种植在田间隔离区内，或采用春播早留种和夏播留种的方法。也可以把经过茎尖脱毒处理和检测的植株通过离体培养进行繁殖和保存。

（4）微型薯生产

20 世纪 80 年代初出现的微型薯生产方法，为马铃薯种质保存、交换以及无毒种薯生产和运输提供了一条便利的途径。微型薯是指由试管苗生产的直径在 3～7mm，重 1～30g 的微小马铃薯。许多国家已经在马铃薯良种繁育体系中采用微型薯生产方法，并且以微型薯的形式作为种质的保存和交换材料。

3. 加强栽培管理

（1）建立合理的种植制度　长期单一的种植模式，为病虫提供了稳定的生态环境，容易导致病虫猖獗发生。合理的轮作倒茬，既有利于作物健康生长，提高抗病虫能力，又因恶化某些病虫的生态环境，达到控制病虫的目的。合理的间套种能明显抑制某些病虫害的发生和危害。

（2）深耕改土　土壤是多种病虫生活和栖息的场所。深耕改土，不仅可以改变土壤的理化性状，有利于作物的生长发育，提高抗性，还可以恶化病虫的生活环境，抑制病虫的生长发育。深耕可以将病虫暴露于表土或深埋土中，甚至机械损伤病虫，达到防治病虫害的目的。

（3）覆盖技术　覆盖技术是通过地面覆盖，达到保温、保水和增加土壤有机质，促进作物生长发育和提高抗害力为目的的方法。如在蔬菜和大田经济作物中应用推广的地膜覆盖栽培技术，在夏季高温季节，利用晒土和覆膜技术控制某些地下害虫和土传病害等。高脂膜防病是将高脂膜兑水稀释后喷到植物体表，其表面形成一层很薄的膜层，其膜允许氧和二氧化碳通过，真菌芽管可以穿过和侵入植物体，但病原物在植物组织内不得扩展，从而控制病害。高脂膜稀释后还可以喷洒在土壤表面，从而达到控制土壤中的病原物，减小发病的几率。

（4）合理密植　合理密植既有利于作物生长发育，又能减轻某些病虫发生危害。过度密植，造成田间郁蔽，通风透光不良，作物徒长，抗性降低，有利于病虫发生危害。如水稻过度密植，有利于稻飞虱、稻叶蝉等大量发生。

（5）加强田间管理 田间管理是农业生产中的一个重要环节。既可以改善作物生长发育条件，又能有效地控制病虫发生危害。合理的肥水管理，既可提高植物的抗害性，又能抑制某些病虫发生危害。中耕、松土、除草，既可增温保墒，又可清除杂草，恶化病虫的滋生条件，还能直接消灭部分病虫。清洁田园，可以减少病虫基数，减轻病虫危害。

13.2.4 生物防治

生物防治是以有益生物及其代谢产物控制有害生物种群数量的方法。生物防治不仅可以改变生物种群组成成分，而且可以直接消灭病虫，对人、畜、植物安全，不伤害天敌，不污染环境，不会引起害虫的再猖獗和产生抗性，对一些病虫有长期的控制作用。但是，生物防治也存在一些局限性，生物防治不能完全代替其他防治方法，必须与其他防治方法有机地结合在一起，才能有效地防治有害生物。

1. 利用天敌昆虫防治害虫

（1）捕食性天敌昆虫的利用

常见的捕食性天敌昆虫有蜻蜓、螳螂、猎蝽、草蛉、虎甲、步甲、瓢虫、胡蜂、食虫虻、食蚜蝇等。农业生产中利用瓢虫可以有效地控制蚜虫、蚧壳虫；利用草蛉防治蚜虫、蓟马、棉铃虫卵、玉米螟卵、白粉虱等都取得了明显效果。

（2）寄生性天敌昆虫的利用

常见的寄生性天敌昆虫主要是寄生蜂和寄生蝇。这些昆虫寄生于害虫各虫态的体内或体表，以害虫的体液或内部器官为食，致害虫死亡。在自然界，每种害虫都可能被数种甚至上百种天敌昆虫所寄生，如玉米螟的寄生蜂可达80种以上。

（3）天敌昆虫的利用途径

①保护和利用本地天敌昆虫 害虫的自然天敌昆虫种类虽多，但其实际作用因受各种自然因素和人为因素的影响，而不能很好地发挥控制害虫的作用。为了充分发挥自然天敌对害虫的控制作用，就必须有效地加以保护，使其种群不断地增殖。如北方地区实行棉麦套作，小麦成熟时，麦蚜数量减少，而棉花正值苗期，棉蚜数量逐渐增加，为麦蚜的天敌提供了食物，天敌大量迁入棉田取食棉蚜，有效地控制了棉蚜种群数量。保护天敌安全越冬，合理使用农药等措施，都能有效地保护天敌昆虫。

②天敌昆虫的大量繁殖和释放 通过室内的人工大量饲育天敌昆虫，在适宜的时间释放到田间消灭害虫，见效快。如在广东、湖南等利用赤眼蜂防治稻纵卷叶螟取得了很好的效果。

③引进天敌昆虫 从国外或外地引进天敌昆虫防治本地害虫，是生物防治中常用的方法。我国曾引进澳洲瓢虫防治柑橘吹绵蚧取得了显著成效。

2. 利用微生物及代谢产物防治植物病虫害

利用病原微生物防治病虫害，对人、畜、作物和水生动物安全，无残毒，不伤害天敌，不污染环境，形成一定的制剂后，使用方便，并能与化学农药混用，被称为微生物农药。

（1）利用微生物防治害虫

①真菌 全世界已知的致病真菌达530多种，已形成规模生产的是白僵菌和绿僵菌。真菌致死害虫尸体硬化，而呈白色、绿色等颜色。主要用于防治玉米螟、稻苞虫、地老

虎、斜纹夜蛾等害虫，但在蚕区不宜应用。

②细菌　在已知的病原细菌中，作为微生物杀虫剂在农业生产中大量使用的是苏云金杆菌和芽孢杆菌。因细菌致病的害虫，虫体发软变色，有臭味。苏云金杆菌主要用于防治鳞翅目害虫，乳状芽孢杆菌则用于防治金龟甲幼虫。

③病毒　已发现的昆虫病原病毒主要是核多角体病毒（NPV），其次为颗粒体病毒（GV）。因病毒致死的虫体变软，组织液化，体壁破裂后流出白色或褐色的黏液，无臭味。幼虫病死后，往往臀足紧附在植株上，体躯下吊，前胸膨大。

④杀虫素　某些放线菌类微生物在代谢过程中能够产生杀虫的活性物质，称为杀虫素。我国已批量生产的有阿维菌素、杀蚜素等。

（2）利用微生物及其代谢产物防治作物病害

利用微生物及其代谢产物防治作物病害是通过微生物直接或间接地削弱或减少病原物的接种数量与活动，或者促进作物生长发育，从而达到减轻病害，提高产品数量和质量的目的。

①抗生作用的利用　抗生作用是一种生物产生某种特殊的代谢产物或改变环境条件，从而抑制或杀死另一种生物的现象。

②交互保护作用及其利用　在寄主植物上接种亲缘相近而致病力弱的菌株，以保护寄主不受致病力强的病原物的侵害，这种现象称为交互保护作用。其主要用于植物病毒病的防治。

农业生产中可以通过适当的栽培方法和措施，如合理轮作和施用有机肥，改变土壤的营养状况和理化性状，使之有利植物和有益微生物而不利于病原物的生长，从而提高自然界中有益微生物的数量和质量，达到减轻病害发生的目的；或通过各种途径获得的有益微生物，经工业化大量培养和发酵，制成生防制剂后用于拌种、处理土壤或喷雾于植株，以获得防病效果。

3. 利用有益动物防治害虫

在自然界，除利用天敌昆虫防治害虫外，还可以采用蜘蛛治虫、螨类治虫、蛙类治虫、鸟类治虫、线虫治虫、禽类治虫。

4. 利用昆虫激素防治害虫

昆虫体内所分泌的具有活性，能调节和控制昆虫个体各种生理功能的物质称为激素。由内分泌器官分泌到体内的激素称为内激素；由外激素腺体分泌到体外的激素称为外激素。

（1）外激素的应用　已经发现的外激素有性外激素、结集外激素、追踪外激素及告警外激素。目前已能人工合成，广泛用于害虫测报和防治方面的是性外激素。如小菜蛾性诱剂，棉铃虫性诱剂等。

（2）内激素的应用　昆虫的内激素主要有保幼激素、蜕皮激素及脑激素。在农业生产中已成功利用保幼激素防治蚜虫。主要是人为改变害虫体内激素的含量，阻碍害虫正常的生理功能，造成畸形，甚至死亡。

不育性治虫是采用辐射源或化学不育剂处理昆虫或用杂交方法使其不育，然后释放到田间，使其与正常的防治对象交配，无法繁殖后代，经过多代释放，可以造成害虫种群数量不断下降，达到防治害虫的目的。这种方法对某些一生只交配一次的昆虫效果更好。

13.2.5 化学防治

化学防治就是利用各种有毒的化学药剂来防治病、虫、草害等有害生物的一种方法。其优点是杀虫普广、快速高效、使用方法简便，不受地域限制和季节限制，便于大面积机械化防治等。但使用不当容易引起人、畜中毒；环境污染；杀伤天敌，引起次要害虫再猖獗；长期使用同一种农药，可使某些病虫产生不同程度的抗药性，作物易产生药害等。

但是，当某些病虫害大发生时，化学防治可能是唯一的有效方法。今后相当长时期内化学防治仍然占重要地位。至于化学防治的缺点，可以通过发展选择性强、高效、低毒、低残留的农药以及通过改变施药方式、减少用药次数等措施逐步加以解决，同时，还要与其他防治方法相结合，扬长避短，充分发挥化学防治的优越性，减少其毒副作用。

第14章　马铃薯病害综合防治

14.1　马铃薯真菌病害综合防治

14.1.1　马铃薯晚疫病防治

1. 发生规律

马铃薯晚疫病病菌主要以菌丝体在薯块中越冬。播种病薯后，多数病薯失去发芽能力或在出土前腐烂，只有少数感病轻微的病芽出土后可以生长，成为中心病株。潮湿环境下基部产生孢子囊，孢子囊借气流或雨水传播进行再侵染，形成发病中心，由点到面，迅速蔓延扩大，引起病害流行。病叶上的孢子囊还可以随雨水或灌溉水渗入土中侵染薯块，形成病薯，成为翌年主要侵染源。

病菌喜日暖夜凉高湿条件，相对湿度95%以上、18~22℃条件下，有利于孢子囊的形成，冷凉（10~13℃，保持1~2h）有水滴存在，有利于孢子囊萌发产生游动孢子，温暖（24~25℃，持续5~8h）有水滴存在，利于孢子囊直接产出芽管。因此多雨年份，空气潮湿或温暖多雾条件下发病重。种植感病品种，植株又处于开花阶段，只要出现白天22℃左右，相对湿度高于95%持续8h以上，夜间10~13℃，叶上有水滴持续11~14h的高湿条件，即可发病，发病后10~14d病害蔓延全田或引起大流行。

不同品种之间的抗病力有很大差异。地势低洼、排水不良的地块发病重。平作比垄作发病重。密植程度高，偏施氮肥，有利于发病。

2. 防治方法

（1）种植抗病品种。根据本地气候条件和地理条件选择适宜的抗病品种。如庄薯3号、陇薯7号等这些品种在晚疫病流行年份，受害较轻，各地可以因地制宜选用。

（2）严格精选种薯。病害可以通过种薯带菌传播，播种前淘汰病薯，如：除去冻、烂、病、伤、萎蔫的块茎，源头上控制种薯质量。

（3）加强栽培管理，适期早播，选择土质疏松、地势较高，排水良好的砂壤土种植；发现中心病株，及时清除；在施肥上要控制氮肥用量，增施磷钾肥，促使马铃薯健壮生长，提高抗病能力，减轻病害；马铃薯生长后期，深培土可以减少游动孢子侵染薯块的机会；在流行年份，收获前两周割秧，可以避免薯块与病株接触，减低薯块带菌率。

（4）种薯处理。

①药剂拌种　播种前7~10d将种薯摊开放在通气良好的房间，隔天翻动薯块，拣除病薯、烂薯，用72%的霜脲锰锌（克露）、72%甲基托布津或50%多菌灵和滑石粉，按0.05∶0.05∶1的比例混合后拌种；或选用80%丙森锌、70%甲基托布津和95%的滑石

粉，以 3：2：95 的比例混合后拌种，每千克混合剂可处理 100kg 种薯；或选用 58% 甲霜灵·锰锌可湿性粉剂 75～100g 加 2～3kg 细土或细灰混合均匀后干拌在 100kg 种薯上，拌药后的种薯应晾干，使薯块切口木栓化后播种。

②浸种 切种后用 72% 的霜脲锰锌（克露）可湿性粉剂 500 倍出液浸种 5min，捞出晾干后播种；或选用 58% 甲霜灵·锰锌可湿性粉剂 75～100g 加 2～3kg 水均匀喷洒在 100～150kg 种薯表面，避光晾 2h 以上，待药液吸收后播种，干旱地区还可以用 58% 甲霜灵·锰锌可湿性粉剂和稀土旱地宝各 100g 加水 30kg，将 100kg 种薯浸入其中 10h，捞出晾干后播种。可以推迟晚疫病发生时期，减轻发病程度。

（5）消灭中心病株 当在田间发现中心病株时，将病株连同薯块一起挖出，带出田外深埋，病穴内用生石灰撒施消毒或用霜脲氰 1000～1500 倍杀菌剂喷雾，对土壤进行消毒处理，对病株周围 25m 范围内的植株及地表进行喷药处理。

（6）药剂防治。

①切刀消毒 病菌主要通过伤口侵入，切种薯时准备切刀两把以上，浸放在盛有 0.1% 高锰酸钾或 75% 酒精的器皿中，用其中一把刀切块，当切到病薯（或可疑病薯）、烂薯后立即换另一把刀。

②药剂防治 预防为主，是马铃薯晚疫病防控的重要措施。发病前每亩选用 75% 代森锰锌水分散剂或 70% 丙森锌可湿性粉剂 75～100g 喷雾预防；发现中心病株后选用 72% 克露粉剂 600～800 倍液，或 40% 疫霉灵粉剂 250 倍液，或 58% 甲霜灵锰锌粉剂 500 倍液，或 30% 百菌清 500 倍液喷雾防治。间隔 7～10d 喷一次，连喷 2～3 次。

14.1.2 马铃薯早疫病防治

1. 发生规律

马铃薯早疫病病菌以菌丝体和分生孢子在病薯上和土壤中的病残体或其他茄科植物上越冬，翌年种薯发芽病菌即开始侵染。病苗出土后，其上产生的分生孢子借风、雨传播。病菌通过表皮、气孔或伤口直接侵入叶片。在生长季节的早期，初侵染发生在较老的叶片上，然后是幼嫩组织。条件适宜时，病菌汇潜育期极短，5～7d 后又长出新的分生孢子，引起重复侵染。经过多次再侵染使病害蔓延扩大。

早疫病对气候条件的要求不如晚疫病严格，较高的温度有利于发病。病菌生长最适温度为 26～28℃，分生孢子萌发一大适度为 28～30℃，通常温度在 15℃ 以上，相对湿度在 80% 以上开始发病，25℃ 以上时只需短期阴雨或重露，病害就会迅速蔓延。因此 7～8 月雨季温度合适时易发病，若这期间雨水过多、雾多或露水重、暴风雨次数多，发病重。

植株在不同生育期抗病性不同。苗期至孕蕾期抗病性强，始花期开始抗病性减弱，盛花期至生长期抗性最弱。一般早熟品种易感病，晚熟品种较抗病。沙质土壤肥力不足或肥料不平衡或缺锰，发病重；收获时机械损伤多，储藏期温度偏高（10℃ 以上）的薯块，发病严重。过早过晚栽种，氮、磷肥多量可增加感病性，多施钾肥可以提高抗病性。

2. 防治方法

（1）选用早熟耐病品种，适当提早收获。

（2）加强栽培管理 选择肥沃的干燥田块种植，实行轮作倒茬，增施有机肥，增施钾肥，提高寄生抗病能力，是防治此病的主要栽培措施。重病地最好与豆科、禾本科作物轮作 3～4 年。加强田间管理，及时灌溉，促进植株生长。清除田间病残体，减少侵染来源。

（3）合理储运　尽量减少收获和运输中的损伤，收获充分成熟的薯块，病薯不入窖。储藏温度以 4℃ 为宜，不可高于 10℃，并且通风换气。

（4）药剂防治　发病初期或发病前喷施 70% 代森锰锌可湿粉 500 倍液、或 64% 杀毒矾可湿粉 500 倍液，隔 7～10d 1 次，连续防治 2～3 次。

14.1.3　马铃薯粉痂病防治

1. 发生规律

马铃薯粉痂病病菌以休眠孢子囊球在种薯内或随残物遗落土壤中越冬，病薯和病土成为翌年的初侵染源。病害的远距离传播靠种薯的调运；田间近距离的传播则靠病土、病肥、灌溉水等。休眠孢子囊在土中可以存活 4～5 年，当条件适宜时，萌发产生游动孢子，游动孢子静止后成为变形体，从根毛、皮孔或伤口侵入寄主；变形体在寄主细胞内发育，分裂为多核的原生质团；到生长后期，原生质团又分化为单核的休眠孢子囊，并集结为海绵状的休眠孢子囊球，充满寄主细胞内。病组织崩解后，休眠孢子囊球又落入土中越冬或越夏。

土壤湿度 90% 左右，土温 18～20℃，土壤 pH 值 4.7～5.4，适于病菌的发育。一般雨量多、夏季较凉爽的年份易发病。本病发生的轻重主要取决于初侵染病原菌的数量，田间再侵染即使发生也不重要。

2. 防治方法

（1）重病区与非茄科作物实行 5 年以上轮作。马铃薯种植在排水很好的无病土壤或长期与牧草轮作，可以显著降低该病害的发生。

（2）选用抗病品种，种植无病种薯。

（3）不用带病薯块饲喂家畜。

（4）加强田间管理。增施底肥，配合施用磷、钾肥。酸性土壤宜施用生石灰调节土壤酸碱度。提倡高垄栽培，禁止大水漫灌，雨后避免田间积水。

（5）药剂防治：播种前可以用 2% 盐酸溶液，或 4% 福尔马林 200 倍液浸种 5min，或用 40% 福尔马林 200 倍液浸湿种薯后用塑料膜密闭 2h，晾干播种。

14.1.4　马铃薯干腐病防治

1. 发生规律

马铃薯干腐病为土传病害。病菌以菌丝体及孢子在病残组织或土壤中存活越冬，以分生孢子从伤口或芽眼侵入致病。病菌侵染可以发生在块茎膨大期和收获、运输及种薯切块过程中。田间靠雨水溅射而传播，引起再侵染，外观症状不表现或不明显，储藏期或储运销售过程中，通过接触传染陆续显现症状。储藏或储运时通风条件差，或伤口多易发病。

病菌在 5～30℃ 条件下均能生长。储藏前期发病较轻，随着储藏时间延长和窖温的升高，该病危害逐渐加重。储藏条件差，通风不良更利于发病。当窖温高、湿度大时，储藏的大量薯块发病腐烂；翻窖、倒窖次数多，易造成新的机械损伤，对该病菌的侵入提供了有利条件，发病重。

2. 防治措施

（1）生长后期和收获前抓好水分管理，雨后要及时清沟排渍降湿。

（2）选晴天收获，尽量减少薯块伤口。收获及运输过程中避免块茎擦伤，收获后田间晾晒，晒干块茎表皮，再进行装运。

（3）储藏前将块茎摊在通风干燥处 2~3d，使薯皮晾干，伤口愈合。同时，储藏前做好窖内清洁消毒工作，于薯块储藏前半月，将窖内杂物清理干净。每立方米用 40% 甲醛 32ml、水 16ml、高锰酸钾 16g，将甲醛和水倒入瓷器后，再加入高锰酸钾，稍加搅拌，关闭窖门和通气孔，熏蒸 48h 后揭开窖门打开通气孔，通气 24h 后储藏；入窖后做好温（1~4℃）湿调控，保持通风干燥。储藏期间定期定时检查，及时清除病烂薯；发病严重地区，在储藏前种薯可以用 0.2% 甲醛液均匀喷雾，注意处理后要晾干表皮。

（4）种薯切块后防止切块被雨水淋湿或太阳直晒，切块风干后播种。

14.1.5　马铃薯黑痣病防治

1. 发生规律

马铃薯黑痣病病菌以病薯上或留在土壤中的菌核越冬。在适宜条件下，菌核萌发并侵染幼苗、匍匐茎及薯块，低温、高湿、排水不良均有利于该病的发生。带病种薯是翌年初侵染源，也是远距离传播的主要途径。菌丝生长最低温度 4℃，最高温度 32~33℃，最适温度 23℃，34℃ 时停止生长，菌核形成适温 23~28℃。

该病的发生与春寒及潮湿条件有关，春季播种早，土温较低时发病重；土质黏重、低洼积水地块不易提高地温，易于诱发黑痣病；病区连作地块发病较重。

2. 防治方法

（1）选用抗病品种。各地可因地制宜选择农艺性状和抗性优良的品种。

（2）建立无病留种田，采用无病薯种薯。

（3）发病重的地区，尤其是高海拔冷凉山区，要特别注意适期播种，避免早播。

（4）轮作倒茬。一般发病田块与非禾本科作物实行 3 年以上轮作，重发田块实行 5 年以上轮作，防止菌核在土壤中积累，减少土壤中菌核数量。

（5）种薯消毒。播前可以用 3% 丙森锌加 2% 的甲基托布津加 95% 的滑石粉混合剂，每千克混合剂处理 100kg 种薯，或者用 70% 代森锰锌可湿性粉剂、80% 丙森锌可湿性粉剂、50% 多菌灵可湿性粉剂、15% 恶霉灵水剂 500 倍液，或 50% 福美双可湿性粉剂 1000 倍液，或 5% 井冈霉素水剂、20% 甲基立枯磷乳油 1500 倍液浸泡种薯 10min 后，捞出晾干播种，或用 2.5% 咯菌腈种衣剂切种后进行包衣，每 100kg 种薯需 100~200ml 种衣剂，阴干后播种。

（6）田间处理。播种时每亩用 25% 嘧菌酯悬浮剂 40ml 兑水 30kg 喷施在播种沟内，播种后覆土；在出苗后若发现有丝核菌侵染，用 25% 嘧菌酯 1000 倍液进行灌根治疗，每株灌 50ml 药液。

14.1.6　马铃薯黄萎病防治

1. 发生规律

马铃薯黄萎病是典型土传维管束病害。病菌以休眠菌丝和拟菌核在土壤中、病残秸秆及薯块上越冬。翌年条件适宜可以通过根毛、伤口、枝条和叶面进行侵染。侵入后菌丝在细胞内和细胞间向木质部扩展。病菌侵入导管可以大量繁殖,并随液流迅速向上向下扩展至全株,导致萎蔫并使组织中毒变褐。分生孢子在田间随灌溉水、雨水、农事活动也能传播侵染,但不起主导作用。

病菌发育最适温 19~24℃,最高温 30℃,最低温 5℃,菌丝、菌核 60℃经 10min 致死。一般气温低,种薯块伤口愈合慢,利于病菌由伤口侵入。从播种到开花,日均气温低于 15℃持续时间长,发病早且重;此间气候温暖,雨水调和,病害则明显减轻。地势低洼、施用未腐熟的有机肥、灌水不当及连作地发病重。土壤线虫和地下害虫多,发病也重。

2. 防治措施

(1) 选用抗病品种。

(2) 加强田间管理。施用沤制充分腐熟的有机肥。晴天浇水,勿大水漫灌,浇水后及时中耕,防除田间杂草,拔除病株,农事操作注意减少伤根,收获后及时清除田间病残体,减少侵染源。

(3) 种薯播种前用 50%多菌灵可性粉剂 500 倍浸种 1h。

(4) 与非茄科作物实行 4 年以上轮作。

(5) 发病重的地区或田块,每亩用 50%多菌灵可湿粉剂 2kg 进行土壤消毒;发病初期喷施 65%十二烷胍可湿性粉剂 800~1000 倍液或 37%多菌灵草酸盐可溶性粉剂 500 倍液。此外可以浇灌 30%琥胶肥酸铜悬浮剂 500 倍液,每株灌兑好的药液 0.5L,或用 12.5%增效多菌灵可溶性液剂 200~300 倍液,每株浇灌 100ml,隔 10 天 1 次,灌 1~2 次。

14.1.7　马铃薯枯萎病防治

1. 发生规律

马铃薯枯萎病属于典型的土壤传播病害。病菌以菌丝体或厚垣孢子随病残体在土壤中或在带菌的病薯上越冬。翌年病部产生的分生孢子借雨水或灌溉水传播,从伤口侵入。

田间湿度大,土温高于 28℃或重茬地、低洼地易发病。

2. 防治措施

(1) 与禾本科作物或绿肥等进行 4 年以上轮作。

(2) 选择健薯留种,施用腐熟有机肥,加强管理水肥管理,可减轻发病。

(3) 必要时浇灌 12.5%增效多菌灵浓可溶剂 300 倍液。

14.1.8　马铃薯灰霉病防治

1. 发生规律

马铃薯灰霉病病菌越冬场所广泛,菌核在土壤里,菌丝体及分生孢子在病残体上、土表、土内以及种薯上均可越冬,成为翌年的初侵染来源。在田间,病菌分生孢子借助气流、雨水、灌溉水、昆虫和农事活动传播,由伤口、残花或枯衰组织侵入,条件适宜即可发病,多次进行再侵染,扩展蔓延。

病菌发育受 16~20℃的低温和 95%以上的高湿影响,湿度影响尤为重要。低温高湿、早春寒、晚秋冷凉时发病重。重茬地,密度过大、冷凉阴雨等条件下病害易于侵染。干燥、阳光充足时病斑扩展受到抑制。收获后块茎在低温高湿下储存，不利于伤口愈合，会加重侵染和腐烂。

2. 防治方法

（1）重病地实行粮薯轮作；高垄栽培，合理密植，减低郁蔽度；春季适当晚播，秋薯适当早收，避开冷凉气温；增施钾肥，提高植株抗性；适当灌水，提高地温，增加伤口愈力；清除残体，减少侵染菌源。

（2）发现初期病株，立即喷药。可以选用75%百菌清可湿性粉剂、40%多硫悬浮剂600倍液。或50%农利灵可湿性粉剂、50%腐霉利可湿性粉剂、65%甲霜可湿性粉剂1000倍液，或60%灰霉克可湿性粉剂、40%嘧霉胺可湿性粉剂800倍液。

（3）种薯收获后干燥高温下阴干一段时间，可以减少发病。并清洁储藏窖，通风降湿。彻底清除储藏窖内残存物，撒生石灰消毒，打开通气孔或窖口通风3~5d，然后入窖。

14.1.9　马铃薯白霉病防治

1. 发生规律

马铃薯白霉病菌核在土壤中至少存活3年。病菌以菌核在土壤和病残体上越冬，翌年在一定条件下，菌核萌发形成菌丝体或者小的、肉质的、杯状蘑菇，即子囊盘，菌丝和从子囊盘产生的子囊孢子均可侵染马铃薯茎部和薯块。白霉病喜好冷凉、潮湿的气候，在冷凉潮湿的条件下有利于病菌的侵染和发展，日光温室脱毒马铃薯原种生产田、网棚原种繁殖田发病重于大田。

2. 防治方法

（1）加强栽培管理　与禾本科作物进行4年或更长时间轮作，减少病害初侵染源；高垄栽培，合理套作及密植，改善通风透光条件，降低田间密闭程度；春季适当晚播，秋薯适当早收，避开冷凉气温；增施钾肥，提高植株抗性；适当灌水，以浇灌根际周围为主，切忌大水漫灌。及时清除病残体，减少侵染菌源。

（2）通风降湿　日光温室脱毒马铃薯原种生产田、网棚原种繁殖田要及时通风排湿，减轻发病。种薯收获后在高温、干燥、避光条件下摊开放置一段时间，促进伤口木栓化。

（3）发现初期病株，立即喷药。药剂除参照灰霉病防治药剂外，还可以选择50%异菌脲悬浮剂每亩100g；50%氟啶胺悬浮剂每亩26~32ml，兑水60kg，喷雾或滴灌，施药间隔7~10d，连续施药2~4次。

14.1.10　马铃薯坏疽病防治

1. 发生规律

马铃薯坏疽病属土传病害。在连续种植马铃薯的田间，土壤里存在着病菌的许多分生孢子器和分生孢子，可以随农作工具或土壤里的害虫侵染新形成的块茎。亦可在收获时随土壤黏附在块茎上，通过运输过程中所造成的伤口进行侵染。

病原菌通常只有在块茎损伤的条件下才发生侵染。在马铃薯收获、装载、运输和储藏等一系列操作过程中，块茎所遭受的各种损伤都能导致病害的发生。故带病种薯调运是该病害远距离传播的主要途径。

长期低温（5℃以下）储藏，对病害的发生极为有利。但在相对湿度高时则不利于病害的发展。土壤持水量在 20% 时病菌可以存活很长时间，持水量超过 50% 时，病菌的生命力显著减退。

2. 防治方法

（1）选种留种　精选薯皮光滑细嫩，芽眼深浅一致，无病斑，无畸形，无龟裂，无杂薯的健康薯块作种。

（2）防止创伤，捡除病薯，清洁窖室　田间收获、拉运、储藏过程中碰伤的伤口是病菌侵入的主要途径，故在搬运过程中要做到轻拿轻放，入窖前捡除烂薯、病薯，在室内储存 20~30d，待水分散失后入窖，其间防止阳光照射，引起薯块变绿变味。清洁储藏场所，避免块茎受伤，有条件时可以用农药进行喷雾消毒。

（3）种薯处理　用 7.25% 咯菌腈悬浮种衣剂 1kg 兑水 3~5kg 处理种薯 2000kg。

（4）药剂防治　在马铃薯块茎膨大期用 32% 嘧酯苯醚悬浮剂 1500 倍液或 72% 霜脲·锰锌可湿性粉剂 300 倍液茎叶喷雾，每隔 7~10d 防治 1 次，连防 3 次。

14.1.11　马铃薯癌肿病防治

1. 发生规律

植株病残体腐烂解体后释放出大量休眠孢子囊。病菌以休眠孢子囊在病组织内或随病残体遗落土中越冬。休眠孢子囊抗逆性很强，甚至可以在土中存活 25~30 年或更长时间。当条件适宜时，萌发产生游动孢子和合子，从寄主表皮细胞侵入，经过生长产生孢子囊。孢子囊可释放出游动孢子或合子，进行重复侵染，并刺激寄主细胞不断分裂和增生。在生长季节结束时，病菌又以休眠孢子囊转入越冬。

马铃薯癌肿病病菌对生态条件的要求比较严格，在低温多湿、气候冷凉、昼夜温差大、土壤湿度高有利于病害发生、流行。在环境影响中，最重要的是土壤湿度、温度和酸碱度。土壤相对湿度在 45% 时，休眠孢子囊萌发良好，土壤相对湿度在 90%~100% 时，游动孢子释放最多，温度在 12~24℃，土壤 pH 值 4.5~7.0 为该病最有利条件。连作发病重，轮作次之，新垦荒地发病低。该病疫区一般在海拔 2000m 左右的冷凉山区。此外土壤有机质丰富和酸性条件有利发病。

2. 防治措施

（1）严格检疫制度　严禁从国外马铃薯癌肿病疫区进口马铃薯种薯，还要防止国外的病苗传入，禁止疫区种薯向外调运，引种时要求对方提供植物检疫证书，带病土壤及病田内生长的其他植物也严禁外调。

（2）选用抗病品种　大力推广脱毒种薯是控制该病的重要手段。

（3）轮作倒茬　重病流行地不宜再种植马铃薯，一般病地也应根据实际情况改种非茄科作物，必要时对病地进行土壤消毒。

（4）加强栽培管理　采用双行高垄覆膜栽培，创造有利于马铃薯生长、不利于病菌繁殖、传播的环境条件。做到勤中耕，施用腐熟粪肥，增施磷、钾肥，及时挖除病株集中烧毁，病穴撒施生石灰处理。

（5）及早施药防治　坡度不大、水源方便的田块于 70% 植株出苗至齐苗期，用 20% 三唑酮乳油 1500 倍液浇灌；在水源不方便的田块可以于苗期、蕾期喷施 20% 三唑酮乳油 2000 倍液，每亩喷施药液 50~60L，有一定防治效果。

14.1.12 马铃薯炭疽病防治

1. 发生规律

马铃薯炭疽病主要以菌丝体和菌核在薯块或病残体上越冬，菌核能在土壤中保持较长时间，菌丝体和菌核从土壤几厘米深处侵入茎基部皮层。在适宜的环境条件下，菌丝体可以迅速到达植株的维管束，进入叶片。翌春产生分生孢子，借助雨水飞溅传播蔓延，孢子萌发产出芽管，经伤口或直接侵入。生长后期，病斑上产生的粉红色黏稠物内含大量分生孢子，通过雨水溅射到健薯上，进行多次再侵染。

沙质土壤、低氮、高温排水不畅的地块发病重。马铃薯收获、拉运和储藏过程中形成的伤口极易被感染，造成窖藏薯块腐烂。

2. 防治方法

（1）选用健康种薯，进行播前种薯处理。可以选用 25% 溴菌清可湿性粉剂、70% 甲基托布津可湿性粉剂 600 倍液浸种 5~10min。

（2）合理轮作。避免与番茄、辣椒、茄子等茄科作物轮作，最好与禾本科作物实施轮作 5 年以上。

（3）加强田间管理，及时清除病残体。增施有机底肥和磷钾肥，避免偏施氮肥；避免田间积水，灌水或降雨后及时中耕松土，避免土壤板结和湿度过大，提高植株抗病力。

（4）发病初期开始喷洒 50% 多·硫悬浮剂 500 倍液，或 50% 多菌灵可湿性粉剂 800 倍液、80% 炭疽福美可湿性粉剂 800 倍液、70% 甲基硫菌灵可湿性粉剂 1000 倍液加 75% 百菌清可湿性粉剂 1000 倍液。防效优于单用上述杀菌剂。以上药剂 7~10d 防治一次，连续防治 2~4 次。

14.2 马铃薯细菌病害综合防治

14.2.1 马铃薯青枯病防治

1. 发生规律

马铃薯青枯病病菌随病残组织在土壤中或侵入薯块在储藏窖里越冬，若无寄主可在土中腐生。带病种薯是青枯菌远距离传播的途径。病薯播下后遇适宜温度、湿度而发病。块茎上的青枯菌可遇雨水、灌溉水进入土壤中并长期存活，条件适宜时从茎基部或从根部伤口侵入，也可以透过导管进入相邻的薄壁细胞，导致茎部出现不规则水浸状斑。

青枯病是典型维管束病害，病菌侵入维管束后迅速繁殖并堵塞导管，妨碍水分运输导致萎蔫。该菌在 10~40℃ 均可发育，最适温度为 30~37℃；适宜土壤 pH 值为 6~8，最适 pH 值为 6.6，一般酸性土壤发病重。温暖潮湿、雨水充沛的环境下发病严重，尤其是田间土壤含水量高、连阴雨或大雨后转晴气温急剧升高发病重。

2. 防治方法

（1）选用抗病早熟品种。选用生育期短的早熟品种，早种早收，不让成熟的薯块留在地下时间过长，减少感染。

（2）轮作倒茬。与十字花科或禾本科作物实行 3~4 年以上轮作，实行间套轮作或水旱轮作制，使土壤中的病菌失去寄主而丧失活力，间种套作还能减少病株行间的蔓延，明显减轻危害。

（3）加强管理，选择土层深厚、透气性好的沙壤土或壤土，施入腐熟有机肥和钾肥，控制土壤含水量。种薯播种前杀菌消毒和催芽，大薯切块后用杀菌剂和草木灰拌种杀菌。播种前对种薯进行催芽以淘汰出芽缓慢细弱的病薯，减少发病。

（4）药剂防治。发病初期选用 72%农用链霉素 2500~5000 倍液或用 1∶1∶240 倍波尔多液喷雾，也可以用 77%氢氧化铜可湿性粉剂 500 倍液、47%春雷氧氯铜可湿性粉剂 700 倍液灌根，每隔 7~10d 施药一次，连续灌根 2~3 次，对延缓病害的发生有良好的效果。

14.2.2　马铃薯环腐病防治

1. 发生规律

马铃薯环腐病菌在土壤中存活时间很短，但在土壤中残留的病薯或病残体内可以存活很长时间，甚至可以越冬，但是第二年或下一季在扩大其再侵染方面的作用不大，收获期是该病的重要传播时期，病薯和健薯可以接触传播，在收获、运输和入窖过程中有许多传染机会。影响环腐病流行的主要环境因素是温度，病害发展最适土温为 20~23℃，最高 31~33℃，最低 1~2℃，致死温度为干燥情况下 50℃经 10min。一般来说，温暖干燥的天气有利于病害发展，储藏期温度对病害也有影响，在温度 20℃上下储藏比低温 1~3℃储藏发病率高得多。病害的轻重还取决于生育期的长短，夏播和二季作一般病情较轻。

在种薯中越冬的病菌，成为翌年初侵染源。染病种薯播下后，一部分芽眼腐烂不发芽，一部分出土的病芽中病菌沿维管束上升至中部，或沿茎向下进入新薯块而致病。传播途径主要是在切薯块时，病菌通过切刀带菌传染，经伤口侵入，不能从气孔、皮孔、水孔侵入，受到损伤的健薯只有在维管束部分接触到病菌才能感染。昆虫、水流对病害传播作用不大。

2. 防治措施

（1）建立无病留种地，生产无病种薯。当年种植的马铃薯田，在开花期进行严格的田间检查，选择健株并做标记，收获时，先将做标记的健康种薯单收单储，做来年种薯。

（2）切刀消毒。种薯需要切块时，应备 2 把刀具，并用 0.1%高锰酸钾溶液、75%酒精浸泡消毒，或切薯时，烧一锅开水，并放入少量食盐，将切刀煮沸 5~10min，待冷凉后再切薯，严格做到"一刀一薯"，严防切口传病。

（3）拔除病株，淘汰病薯。在盛花期，深入田间调查，不留病田薯作种薯，发现病株，及时连同薯块挖除干净，对降低发病率有一定效果。种薯入窖时，挑除带病薯块，可以避免烂窖。

（4）药剂防治。将种薯用 77%氢氧化铜可湿性粉剂（可杀得）500~700 倍液浸泡 3~5min，捞出晾干后播种。或每亩用 77%氢氧化铜可湿性粉剂 130g、或 46.1%氢氧化铜水分散粒剂 50g 叶面喷雾防治 1~3 次。

14.2.3 马铃薯软腐病防治

1. 发生规律

马铃薯软腐病病原细菌潜伏在薯块皮孔、表皮、病残体或土壤中越冬，在种薯发芽及植株生长过程中，经伤口、自然孔口或幼根传入薯块或植株体内，借助雨水飞溅、灌溉水及昆虫传播蔓延。潜伏在薯块的皮孔内及表皮上的病原菌，遇高温、高湿、缺氧，尤其是薯块表面有薄水膜层，薯块伤口愈合受阻，病原细菌即大量繁殖，在薯块薄壁细胞间隙中扩展，同时分泌果胶酶降解细胞中胶层，引起软腐。腐烂组织通过露水传播侵染其他薯块，导致成堆腐烂。

此外，由于病菌的寄主范围很广，其他感病植物也是重要的侵染来源。塘水、沟水及河水等也往往受到病菌的污染，若用于灌溉也可引起侵染和危害。带菌的昆虫（如跳甲和蝇类等）和农具也是传病媒介或侵染来源。带菌种薯是该菌远距离和季节间传播的重要来源。

块茎未成熟，受伤，阳光的照射，其他病原物侵袭，温暖高湿和缺氧等都有利于块茎软腐。在储藏初期，往往因通风不良，而使块茎处于缺氧状态，这种条件有利于病菌侵染和薯块腐烂。过量施用氮肥也会提高感病性。

2. 防治措施

可以从大田、入库和储藏三个环节上抓好该病害的防治。

（1）选用抗病品种及采用小薯。小薯整播是最好的防治方法。

（2）加强田间管理，减少薯块带菌量。增施钙肥可以提高细胞壁钙含量，增施磷肥可以提高组织酚含量，均有利于增强薯块的抗病力。

（3）收获避免造成机械伤口。入库前除去伤薯、病薯，用0.05%硫酸铜液剂或0.2%漂白粉液洗涤或浸泡薯块可以杀灭潜伏在皮孔及表皮的病菌。

（4）适时收获，安全储藏。马铃薯充分成熟并在土壤温度降低到20℃以下时收获块茎，剔除伤薯、病薯，储藏中早期温度控制在13~15℃，经2周促进伤口愈合，以后在5~10℃通风条件下储藏。

14.2.4 马铃薯黑胫病防治

1. 发生规律

带菌种薯和田间尚未完全腐烂的病薯是马铃薯黑胫病的初侵染源，土壤一般不带菌。病菌主要依靠带菌种薯传播，通过伤口侵入，生活于种薯表皮组织的细胞间隙里，沿维管束扩展进入茎部，引起植株发病。发病后大量细菌释放到土壤中，可以在根系和某些杂草周围繁殖，通过雨水、灌溉水从伤口或皮孔侵染。感病薯块收获后成为翌年初侵染源，温暖潮湿病害蔓延迅速。在储藏期病薯与健薯接触通过伤口或皮孔侵染，因此用刀切病种薯是扩大病害传播的主要途径，而无伤口或已木栓化的薯块不受侵染；冷湿地区薯块伤口愈伤组织形成慢，易发病；切好的薯块堆放在一起，不利于切面伤口迅速形成木栓层，田间发病率增高；田间积水烂薯严重。

温度、湿度是影响病害流行的主要因素。温暖潮湿的条件有利于细菌经皮孔侵入块茎。在排水不良的地里发病重，常致薯块腐烂，田间灌水次数增加，发病程度随之增加。

薯块播入冷湿土壤中，植株生长缓慢，降低伤口抗侵染能力，有利发病。收获后，在通风不良和高湿储藏有利病害发展。

2. 防治措施

（1）选用抗病、耐病品种和无病种薯。严格挑拣，淘汰病薯。

（2）药剂浸种。用0.1%的春雷霉素或0.2%高锰酸钾溶液溶液浸种30min，捞出晾干后用以播种。

（3）对切刀、芽块装载器具及播种工具，经常进行清洁和消毒。

（4）加强栽培管理。选择地势高、排水良好的地块种植，播种、耕地、除草和收获期都要避免损伤种薯。及时清除病株残体，避免昆虫从侵染源传播欧氏杆菌。降雨后及时疏松土壤，培土起垄，防止茎叶上的病菌趁雨水渗入土壤侵染新结薯块。

（5）药剂防治。发病初期用72%农用链霉素可湿性粉剂2500倍液，或用77%氢氧化铜可湿性粉剂（可杀得）、46.1%氢氧化铜（可杀得3000）水分散粒剂800倍液，或20%喹菌酮可湿性粉剂1000倍液喷雾防治。

14.3　马铃薯病毒病综合防治

14.3.1　马铃薯卷叶病毒病（PLRV）防治

1. 发生规律

马铃薯卷叶病毒不能通过汁液传毒。在自然条件下，仅由蚜虫传毒或嫁接传毒。带毒薯块长成的植株成为初侵染来源。田间最有效的传播媒介是桃蚜，其他蚜虫如马铃薯长管蚜等十多种蚜虫均可将PLRV传播到马铃薯上。蚜虫为持久性传毒。蚜虫经较长时间饲毒后才能成为带毒蚜，一旦获毒，便终身带毒，但不传给下一代。带毒无翅蚜可以近距离传毒，带毒有翅蚜也可以随气流迁飞进行远距离传毒。

2. 防治方法

（1）种植脱毒无毒良种。

（2）实施测土配方施肥，避免偏施氮肥。

（3）防治蚜虫。蚜虫发生初期，用40%乐果乳油1000倍液，或2.5%溴氰菊酯乳油4000倍液、20%氰戊菊酯乳油4000倍液、10%吡虫啉可湿性粉剂2000倍液喷雾，每亩喷施药液45kg。每隔10d防1次，连防2~3次。

（4）喷药控病。在病毒病发生初期，喷施0.5%茄类蛋白多糖水剂（抗毒丰）300液、或5%菌毒清水剂500倍液、1.5%植病灵乳油1000倍液、15%病毒必克可湿性粉剂500倍液喷雾，每亩喷施药液45kg。每隔7~10d喷施1次，连喷3~5次。

14.3.2　马铃薯Y病毒病（PVY）防治

1. 发生规律

在自然情况下，通过汁液、嫁接、蚜虫非持久性进行传毒。有翅蚜的数量与Y病毒的感染程度有明显的关系，蚜虫传毒效率与病株上取毒时间的长短有关，取毒饲育或接毒饲育1min后，立即传毒，但不能终身带毒的跨龄传毒。马铃薯被病毒侵染后影响发育的程度取决于湿度高低。高温有促进病毒增殖的作用。但在高山凉冷地区种植马铃薯，气温对病毒有抑制作用，并使症状减轻，甚至呈潜隐型，但植株体内仍有病毒存在。

2. 防治方法

同马铃薯卷叶病毒病。

14.3.3　马铃薯 X 病毒病（PVX）防治

1. 发生规律

带毒种薯是田间初侵染来源。病毒很容易通过汁液接触传染，病株与健株在自然界中的相互接触，可以传播病害。在田间，风、动物皮毛、机械作用等均能有效传播病害。切刀可以传毒，菟丝子也可传毒，内生集壶菌的游动孢子可传毒，但蚜虫不能传播该病毒，而一些咀嚼式口器的昆虫如蝗虫等可以传毒。

马铃薯 X 病毒病症状在 16~20℃ 的相对低温下表现明显，而在 28℃ 以上时，症状表现轻微甚至隐症。在植株发育早期感染该病毒，病毒会很容易运转到新生块茎中，而在生育后期感染该病毒，则很可能运转不到新生块茎上。马铃薯不同品种抗性表现有差异，该病毒在茎尖脱毒中较难脱掉。

2. 防治方法

（1）选用适合本地的抗病和耐病品种。

（2）选用无毒种薯。

（3）加强田间管理，减轻病害。适时播种，高垄栽培，合理灌溉，增施肥料，增强植株抗性。

（4）适时防治传毒害虫，降低传病。

14.3.4　马铃薯 A 病毒（PVA）防治

1. 发生规律

在自然情况下，马铃薯 A 病毒属以蚜虫和汁液均能传毒，以蚜虫传毒为主，传播该病毒的蚜虫在我国比较常见的至少有 7 种，以非持久性的方式传毒，其中最严重的是桃蚜。PVA 还可以通过汁液机械摩擦接种。

2. 防治方法

（1）选用推广抗耐病品种。

（2）采用无毒种薯，建立无毒种薯繁育基地。

（3）加强监测预报，做好蚜虫预防工作。

14.3.5　马铃薯 S 病毒病（PVS）防治

1. 发生规律

马铃薯 S 病毒寄主范围较窄，能系统侵染的仅限于茄科的少数植物，能持续存在于薯块内，很容易通过汁液接触传播、嫁接传播及桃蚜传播。在田间 PVS 传播比 PVX 传播快。脱毒种薯大田种植后，由于毒源丰富，传播媒介大量存在，会很快重新感染上病毒。据相关报道，原种在大田连续繁殖 4 年后，各级种薯病毒重新感染的情况随种薯脱毒的代数的不同而不同，代数越高，病毒重新感染和积累越严重。当年感染 3%，第三年达

13.3%，第五年高达 30%。

2. 防治方法

（1）选用脱毒种薯，推广一级良种生产商品薯。

（2）改进栽培技术措施。实行精耕细作，高垄覆膜栽培，及时培土，注意中耕除草。避免氮肥过多，增施磷钾肥。及时拔除病株，消灭毒源。灌区实行浅灌，防止漫垄。

（3）防治传毒媒介。加强预测预报，掌握蚜虫发生动态，必要时可以进行药剂防治。10% 吡虫啉可湿性粉剂 2500 倍液，40g／亩，或 20% 杀灭菊酯乳油 1500 倍液，50~70g／亩，或 40% 克蚜星乳油 800 倍液，隔 7~15d 喷 1 次，连喷 2~3 次。交替用药，效果更好。

（4）药剂保护，防止病毒扩散。发病初期喷施抗毒丰即 0.5% 茄类蛋白多糖水剂 300 倍液、20% 病毒 A 可湿性粉剂 500 倍液、5% 菌毒清水剂 500 倍液、1.5% 植病灵 K 号乳剂 1000 倍液或 15% 病毒必克可湿性粉剂 500~700 倍液，可以在一定程度上控制病情发展。

14.3.6　马铃薯 M 病毒病（PVM）防治

1. 发生规律

马铃薯 M 病毒主要靠汁液传毒；桃蚜能进行持久性传播；此外，鼠李蚜、马铃薯长管蚜也能传播该病毒。

2. 防治方法

（1）选用无毒种薯，建立无毒种薯繁育基地。

（2）改进栽培措施。留种田远离茄科地块；及早拔除病株；实行精耕细作，高垄覆膜栽培，及时培土；避免偏施过施氮肥，增施磷钾肥；注意中耕除草；控制秋水，严防大水漫灌。

（3）药剂防蚜。出苗前后及时防治蚜虫。尤其靠蚜虫进行非持久性传毒的条斑花叶病毒更要防治好。可以选用 40% 克蚜星乳油 800 倍液或 35% 卵虫净乳油 1000~1500 倍液、20% 好年冬乳油 800 倍液、50% 抗蚜威可湿性粉剂 1500 倍液、5% 增效抗蚜威液剂 2000 倍液、10% 吡虫啉可湿性粉剂或 1.8% 阿维菌素 2000~3000 倍液、70% 吡虫啉水分散剂 6000 倍液等进行叶面喷施。

（4）药剂防治。发病初期喷洒抗毒丰即 0.5% 茄类蛋白多糖水剂 300 倍液或 5% 菌毒清水剂 500 倍液、1.5% 植病灵 K 号乳剂 1000 倍液或 15% 病毒必克可湿性粉剂 500~700 倍液或 20% 病毒宁水溶性粉剂 500 倍液。

14.4　马铃薯其他病害综合防治

14.4.1　马铃薯疮痂病防治

1. 发生规律

马铃薯疮痂病病菌不但能在马铃薯上寄生，也能在土壤中营腐生生活，一旦传到新区，就能在当地病薯和土壤中越冬并存活多年。病土、带菌肥料及病薯是主要的初侵染源。在块茎形成和发育期间，病原菌可以通过皮孔、气孔和伤口侵入。当块茎表皮木栓化后，病菌侵入较困难。块茎成熟期是病害发生高峰期。中性或微碱性沙土的马铃薯田易发病。一般在高温干燥条件下发病较重，病菌发育适温为 25~30℃，最宜相对湿度 33%，适宜 pH 值 5.2~8.6。该病品种之间的抗病性差异较大，白色薄皮品种易感病，褐色厚皮品种较抗病。夏播马铃薯发生严重，低洼地块发生较重，海拔 2200~2700m 间的生产区域发生严重。

2. 防治措施

（1）选用抗病品种或从病田中严格挑选种薯。

（2）实行轮作 5 年以上，最好水旱轮作。除甜菜、萝卜、胡萝卜等根菜类外，与其他作物都可轮作。增施充分腐熟的有机肥，可以抑制发病。

（3）种薯消毒。播种前用 0.1% 的 HgCl$_2$ 液浸种 8~10min 后用清水冲洗，再用种衣剂外包营养土播种；或用 0.2% 福尔马林（含甲醛 40%）浸种 2h，捞出晾干后播种。

（4）药剂防治：在开花期可以选用 72% 农用链霉素可溶性粉剂 5000 倍液、新植霉素（100 万单位）5000 倍液；45% 代森铵水剂 900 倍液、47% 春雷氧氯铜可湿性粉剂 600 倍液；77% 氢氧化铜可湿性粉剂 600 倍液或用 46.1% 氢氧化铜（可杀得叁千）水分散粒剂 800 倍液等喷雾，每隔 7~10d 喷一次，连喷 2~3 次。

14.4.2 马铃薯茎线虫防治

1. 发生规律

马铃薯茎线虫以卵、幼虫、成虫在病薯内越冬，或以成虫在土壤内越冬。用带虫的种薯育苗后，线虫从薯苗茎部附着点侵入，沿髓或皮层向上移动。病薯苗栽入大田，茎线虫随之传入并生长发育，顺根基进入薯块顶端移动，向薯块纵深危害，薯块生长的最后一个月左右是危害盛期；如果大田栽插无病薯苗，土壤和粪肥中的病原线虫可以从苗的幼嫩根或初形成的小薯块表面通过口针直接侵入。病薯、病苗是进行远距离传播的主要途径。在病区，土壤、粪肥、流水、农具及耕畜的携带都可以传播。春薯、连作田、沙土地发病较重。

侵入组织内的线虫在适宜条件下，便不断产卵繁殖，由于世代重叠，同一时期卵、幼虫、成虫兼有，虫态不整齐，收获时成虫、幼虫和卵都可存活于被害春、夏薯块内，在储藏窖内或加工食用前还可继续危害，引起更大损失。在田间缺少高等植物寄主时，茎线虫很容易在土壤中的杂草和习居的真菌上存活。对温度适应范围广，病原在 7℃ 以上就能产卵并孵化和生长，发育最适温度 20~25℃，2℃ 时开始活动，35℃ 活动受抑制，对低温忍耐力强，在温度下降至 -28℃ 的土壤中仍可存活。湿润、疏松的沙质土利于其活动危害，极端潮湿、干燥的土壤不宜其活动。

2. 防治方法

（1）实行种薯种苗检疫，杜绝传播蔓延。严禁随意调运种薯种苗。

（2）建立无病留种地，选留无病种薯。

（3）合理轮作。提倡与小麦、谷子、玉米、高粱和棉花等非寄主作物进行轮作。

（4）加强田间管理。收获后及时清除病残体，带出田外烧毁或深埋，以减少菌源。使用净肥，不要用病薯及其制成的薯干、病秧做饲料，防止茎线虫通过牲畜消化进入粪肥传播。

（5）药剂防治。98% 必速灭熏蒸土壤，每亩用量 250~300g，栽苗前三周垄行开沟，将药剂均匀撒施于沟底，然后覆土压实，栽苗前 2d 将施药沟松土放气。在栽苗时，可以用克线磷、涕灭威等杀线剂穴施或浇灌。

14.4.3　马铃薯金线虫防治

1. 发生规律

马铃薯金线虫病以胞囊在土壤中越冬。次年春胞囊内的卵在适宜条件下开始孵化，1 龄幼虫在卵壳内生活，至 2 龄期幼虫破卵而出，作为侵染期幼虫侵入马铃薯根内，在根的组织里连续 3 次蜕皮，发育为成虫。雌成虫膨大，突破组织外露，仅头颈部可附于根部，雄成虫离开根并与雌虫交配。雌虫受精后体积增大呈近球形，颜色变深，体壁变厚，并长成新的胞囊，此后雌虫胀破胞囊外露，内含卵数十粒至数百粒。雌虫刚钻出时为白色，以后 4~6 周为金黄色阶段，别于其他线虫。除危害马铃薯外，还危害番茄。病土、附带有胞囊的种薯、器具，均可远距离传播线虫。

马铃薯金线虫喜于较低的土壤温度、通气良好的土质以及相对潮湿的条件。幼虫在 10℃时开始活动，16℃时根部受侵染严重，发育适温为 25℃，但在 25℃以上时该线虫发展受到抑制，发生量急剧衰减，故冷凉地区病害严重。土质上中等黏土、排水良好和通气的沙壤土、含水 50%~70% 的泥炭土等适合该线虫活动。该线虫抗逆性强，在干燥条件下，卵经 9~25 年不死。

2. 防治措施

（1）严格进行检疫，防止带胞囊种薯、苗木、花卉鳞茎及土壤传播。供外运的种薯尽可能不带土，若带土要注意镜检泥土中是否有雌虫或胞囊。

（2）检验检疫。由于马铃薯被胞囊线虫危害后，地上部分所表现的症状不是特异性的，其他一些原因也可能造成同样的症状，所以准确可靠的检验检测必须在土壤或植株根上找到胞囊或雌虫或 2 龄幼虫，然后根据它们的形态特征进行鉴定。根上的胞囊通常肉眼可见。胞囊在不同发育期颜色不同，初期为白色，以后变为黄色到褐色。土壤中胞囊可以用漂浮法或过筛法分离，2 龄幼虫可以用贝曼漏斗法、离心法或过筛法分离。

（3）在该病发生地区实行马铃薯与非茄科作物 10 年以上的轮作。

（4）药剂防治。每亩用 10% 克线磷颗粒剂 1.5~2kg 沟施，有较好的防治效果。

第15章 马铃薯虫害综合防治

15.1 马铃薯地上害虫防治

15.1.1 马铃薯蚜虫防治

1. 发生规律

桃蚜可以营孤雌生殖与两性生殖，具有季节性的寄主转换习性，可以在冬寄主与夏寄主上往返迁移为害。在温室内及温暖的南方，该虫终年营孤雌生殖，且无明显的越冬滞育现象，年发生世代多达 30 代以上，世代重叠极为严重。在甘肃每年可发生 10 余代，据在甘肃河西武威地区的饲养观察，年发生 17~18 代，平均 9.4~10d 繁殖一代。在日平均温度较高的 6~8 月份，每 7~9d 繁殖一代，气温下降后的 9~10 月份，15d 左右繁殖一代，11 月份虽可繁殖但数量极少。一只无翅雌蚜一生可产 60~70 头若蚜。

在生活环境良好的条件下，一般产生无翅蚜，当环境或营养条件变劣，如高温、光照延长或不足，相对湿度低，植物水分不够、植株衰老、糖分增加、蛋白质减少，或种群密度大、过分拥挤时，就会产生有翅蚜。桃蚜的发育起点温度为 4.3℃，有效积温为 137℃，在 9.9℃ 下历期 24.5 天，25℃ 为 8 天，发育最适温度为 24℃，高于 28℃ 则不利于发育。

桃蚜有明显的趋嫩性、负趋光性，对黄色、橙色有强烈的趋性，对银灰色有负趋性。秋季有明显的假死性，微受惊动，立即落地。在我国北方地区春、秋呈现两个发生高峰。脱毒马铃薯网棚原种繁殖田发生重于大田。当 7 月中下旬，日平均温度达 20.8~24.1℃，最高温度接近 30℃ 时，虫口密度下降。

2. 防治措施

（1）铲除田间、地边杂草，有助于切断蚜虫中间寄主和栖息场所，消灭部分蚜虫

（2）黄板诱蚜。在有翅蚜向薯田迁飞时，利用蚜虫趋黄性，将纤维板、木板或硬纸板涂成黄色，外涂 10 号机油或凡士林等黏着物诱杀有翅蚜虫。黄板高出作物 60cm，悬挂方向以板面向东西方向为宜。每亩 30 块左右即可。使用该方法时最好群防群治，否则会诱集累积周围的虫源，加重本田危害。

（3）种植诱集带。在马铃薯大面积种植区域，可以在地块边缘种植不同生育期的十字花科作物，以诱集蚜虫，集中喷药防治，减少蚜虫对马铃薯的危害。

（4）银灰色避蚜。可以在马铃薯田块插竿拉挂 10cm 宽银灰色反光膜条驱避蚜虫，该方法对蚜虫迁飞传染病毒有较好的防治效果。

（5）药剂防治。

1）拌种　用 70% 的吡虫啉种衣剂 23g，兑水 4kg，喷洒在 100kg 的种薯上进行拌种，

阴干后播种；或用 70% 噻虫嗪干种衣剂 1.8~2.5g，加 1kg 滑石粉，拌 100 kg 种薯，阴干后播种，可以控制苗期蚜虫危害。

2）田间喷雾　在有蚜株率 5% 时施药防治。可以选用 50% 抗蚜威可湿性粉剂 2000~3000 倍液喷雾，10% 吡虫啉可湿粉剂 1000~1500 倍液喷雾，或 20% 甲氰菊酯乳油 3000 倍液喷雾，间隔 7~10d，共喷 2~3 次。

15.1.2　豆芫菁防治

1. 发生规律

豆芫菁在我国东北、华北、陕西、甘肃等省年发生 1 代，在长江流域及其以南各省每年发生 2 代。均以 5 龄幼虫（假蛹）在土中越冬。翌春继续发育至 6 龄，6 月中旬化蛹。成虫于 6 月下旬至 8 月中旬在马铃薯、豆类、蔬菜、苜蓿、杂草上出现危害并交尾产卵。9 月下旬发生数量逐渐减少。成虫白天活动，尤以中午最盛。能短距离迁飞，活泼善爬。成虫受惊时迅速散开或坠落地面，且能从腿节末端分泌含有芫菁素的黄色液体，若触及人体皮肤，能引起红肿发泡。成虫产卵于土中约 5cm 处，每穴 70~150 粒卵，呈菊花状排列，约经 24h 产毕，再且泥土堵塞穴口，每一雌虫能产卵 400~500 粒，卵期 18~21d。

豆芫菁成虫为植食害虫，但幼虫为肉食性，以蝗卵为食。幼虫孵出后分散到马铃薯、小麦田间及杂草中觅食蝗虫卵，以 4 龄幼虫食量最大，5~6 龄不需取食。若无蝗虫卵可食，则饥饿而死。一般 1 个蝗虫卵块可供 1 头幼虫使用，若有多头幼虫群集于同 1 卵块，可引起互残。

2. 防治措施

（1）越冬防治：根据豆芫菁幼虫在土中越冬的习性，重发生地块进行秋翻或冬耕，减少越冬虫蛹。

（2）人工捕杀成虫：成虫有群集危害习性，可于清晨用捕虫网捕杀。

（3）药剂防治：

喷粉：用 2% 杀螟松粉剂，或 2.5% 敌百虫粉剂，每亩用 1.5~2.5kg 喷粉。

喷雾：21% 增效氰·马乳油 3000 倍液、20% 氰戊菊酯或 2.5% 溴氰菊酯 3000 倍液、10% 溴·马乳油 1500 倍液、50% 辛硫磷乳剂 1000 倍液、2.5% 三氟氯氰菊酯乳油 3000 倍液等喷雾。

15.1.3　二十八星瓢虫防治

1. 发生规律

二十八星瓢虫在西北、华北 1 年发生 2 代，少数发生 1 代。以成虫群集在背风、向阳的石块、杂草、灌木等缝隙中越冬。翌春，越冬成虫先在野生茄科植物上取食，当马铃薯苗高 17cm 左右时，转移到马铃薯上取食。成虫早晚栖息叶背，白天活动。成虫假死性强，遇惊扰时假死坠地并分泌有特殊臭味的黄色液体，做保护自身之用。成虫、幼虫都有残食同种卵的习性。成虫多产卵于马铃薯苗基部叶片背面，10~50 粒聚集在一起。每头雌虫总产卵在 300 粒左右，最多可达 900 粒。第一代成虫寿命一般 45d 左右，产卵期长达 1~2 个月，因此马铃薯瓢虫在田间的生活史极不整齐，两个世代相互重叠。7~8 月田间可以同时同看到两代马铃薯瓢虫的不同虫态，而这时造成的危害也特别严重。第一代卵期约 6d，第二代卵期约 5d。幼虫夜间孵化，共 4 龄，初孵幼虫群集于叶背，2 龄以后开始分散危害作物，绝大多数在叶背取食，只有少数老龄幼虫趴至叶面取食。第一代幼虫发育历期约 23d，第二代约 15d。幼虫老熟后，在被害叶或附近的杂草上化蛹。化蛹时将腹部末端黏附于叶上蜕皮化蛹。

温暖湿润的气候条件有利于马铃薯瓢虫大发生。其发生最重要的因素是夏季高温。22~28℃适于成虫产卵，30℃时即使产卵也不孵化，35℃以上产卵不正常并陆续死亡。食物种类也是影响马铃薯瓢虫的重要因素之一，成虫必须取食马铃薯才能顺利地完成其生活史。

瓢虫的天敌有草蛉、胡蜂、小蜂、蜘蛛、白僵菌等。

2. 防治方法

（1）结合田间管理，摘除卵块、捕杀成虫、幼虫。马铃薯收获后及时处理残株，压低虫源基数；10 月下旬至 11 月中旬，采用人工或化学农药喷洒消灭群集的越冬成虫；在越冬代成虫发生盛期的 5 月下旬至 6 月初及第二代成虫发生盛期的 7 月底 8 月初，摘除成虫、卵块、幼虫、蛹到塑料袋内并带出田外集中消灭。

（2）药剂防治 在孵化盛期至 3 龄幼虫分散前，用 4.5% 高效氯氰菊酯乳油，1~2g/亩；2.5% 三氟氯氰菊酯乳油，25~60ml/亩；2.5% 溴氰菊酯乳油，20~40ml/亩；加水 50kg 喷雾，7~10d 喷药一次，视虫情防治 1~2 次，注意农药的交替使用。

15.1.4 马铃薯块茎蛾防治

1. 发生规律

马铃薯块茎蛾无滞育性，一年发生 4~9 代。以幼虫或蛹在枯叶或储藏的块茎内越冬。田间马铃薯以 5 月及 11 月受害较严重，室内储存块茎在 7~9 月受害严重。成虫昼伏夜出，有趋光性。卵产于叶脉处和茎基部，薯块上卵多产在芽眼、破皮、裂缝等处。幼虫孵化后四处爬散，吐丝下垂，随风飘落在邻近植株叶片上潜入叶内危害，在块茎上则从芽眼蛀入，在薯块中形成弯曲的虫道，严重时薯块被蛀空，外形皱缩、腐烂。卵期 20d；幼虫期 7~11d，老熟幼虫在干燥的表土或叶背吐丝作茧化蛹。幼虫随薯块带入仓库，成虫可以周年飞翔于仓库和田间产卵；蛹期 6~20d。该虫可以卵、幼虫、蛹随马铃薯块茎及包装物远距离传播，尤其是种薯调运传播的可能性更大。成虫飞行能力强，幼虫借风力吹送也可以短距离传播。

2. 防治措施

（1）实行检疫措施。避免从疫区调运块茎。

（2）农业防治。冬季翻耕灭茬消灭越冬幼虫；彻底清除仓库的灰尘和杂物，用纱布钉好仓库门窗；选用无虫种薯；及时培土，在田间勿让薯块露出表土，以免被成虫产卵。

（3）药剂防治：

药剂处理种薯：对有虫的种薯，用溴甲烷或二硫化碳熏蒸，也可以用 25% 喹硫磷乳油 1000 倍液喷种薯，晾干后再储存。

成虫盛发期防治：可以喷洒 10% 菊·马乳油 1500 倍液。

15.1.5　马铃薯甲虫防治

1. 发生规律

马铃薯甲虫以成虫在土壤内越冬，越冬成虫潜伏的深度为 20~60cm。4~5 月，当越冬处土温回升到 14~15℃时，成虫出土，通过爬行和飞行扩散以寻觅寄主。经过 1~2 周，成虫开始交尾、产卵。卵以卵块状产于叶背面，卵粒与叶面多呈垂直状态，每卵块含卵 12~80 粒。同一卵块的卵几乎同时孵化，卵期随温度条件而异。一般卵期 5~17d。幼虫孵化后开始取食。幼虫有 4 个龄期，幼虫期 15~34d。4 龄幼虫末期停止进食，大量幼虫在被害株 10~20cm 半径的范围内入土化蛹。幼虫在深 5~15cm 的土中化蛹，蛹期 10~24d。马铃薯甲虫发育一代需要 30~70d。

马铃薯甲虫是我国公布的《中华人民共和国进境植物检疫危险性病、虫、杂草名录》中规定的危险性害虫，并且是中俄、中南、中罗、中蒙植检植保双边协定规定的检疫性害虫，应严格实施检疫，严防其传入和扩散蔓延。

该虫的传播途径主要通过：

（1）自然传播，包括风、水流和气流携带传播，自然爬行和迁飞。

（2）人工传播，包括随货物、包装材料和运输工具携带传播。来自疫区的薯块、水果、蔬菜、原木及包装材料和运载工具，均有可能携带该虫。

马铃薯甲虫主要通过贸易往来及风、气流和水流进行传播。来自疫区的薯块、水果、蔬菜、原木及包装材料和运载工具均有可能携带该虫。我国检疫口岸曾多次在美国进口小麦中截获到死成虫。风对该虫的传播起很大作用，成虫可被大风吹到 150~350km 之外。气流和水流也有助于该虫的扩展。

2. 防治措施

（1）加强检疫　严禁疫区马铃薯块茎、植株调出疫区。对来自疫区的薯块、水果、蔬菜、原木及包装材料和运载工具按《调运检疫操作规程》实施检疫和除虫处理。对上述检疫物可以使用 2.5%敌杀死（溴氰菊酯）2000 倍液喷雾消毒。

（2）轮作倒茬　马铃薯甲虫发生严重的地块与非寄主作物轮作，如谷类、大豆、玉米，利用环境障碍使甲虫觅食困难，对控制该虫密度具有明显作用。

（3）人工捕虫　越冬成虫出土高峰期，发动群众人工捕虫。

（4）土壤处理　播种后越冬成虫出土前，用 3%呋喃丹颗粒剂 2.5kg，掺细沙 20kg，沟施处理土壤。

（5）化学防治　第一代幼虫化学防治使用菊酯类农药（2.5%嗅氰菊酯 8000 倍液或 20%氰戊菊酯乳油 8000 倍液或 2.5%氟氯氰菊酯乳油 5000 倍液）进行喷雾。第二代化学防治应选择有机磷或氨基甲酸酯类农药为好，以减轻抗药性。

（6）生物防治可以喷洒苏云金杆菌（B. t. tenebrionia 亚种）制剂 600 倍液。

15.1.6　马铃薯叶蝉防治

1. 发生规律

（1）条沙叶蝉

条沙叶蝉在北方冬麦区每年发生 3~4 代，春麦区发生 3 代，以卵越冬。越冬卵集中

179

产在麦田腐朽秸秆组织鞘缝间。翌年 3 月初开始孵化，4 月中旬麦田可见成虫，4~5 月间麦田成虫和若虫混合盛发，6 月底小麦黄熟期以成虫迁移到马铃薯、玉米大秋作物和杂草上繁殖过夏，秋季麦苗出土后，成虫又向麦田迁回取食并传播病毒病。成虫耐低温能力较强，冬季 0℃ 左右时麦田仍有成虫活动，夏季高温对其生活繁殖不利，夏季月平均温度达 28℃ 左右时，活动受到抑制。成虫有弱趋光性，善跳动，遇惊动可以作 3~5m 飞迁，一般飞翔高度在 1m 左右。

（2）大青叶蝉

大青叶蝉在我国北方 1 年发生 2~3 代，以卵在树皮内越冬。翌年 4 月孵化，于杂草、农作物及蔬菜上危害。第一代成虫出现于 5 月下旬，第二代成虫出现于 6 月末至 7 月末，第三代成虫出现于 8 月中旬至 9 月中旬。一、二代卵发育历期 9~15d，越冬代 5 个多月。第一代若虫发育历期 40~47d，第二代若虫发育历期 22~26d，第三代若虫发育历期 23~27d。成虫交配后次日产卵。产卵时以产卵器刺破寄主表皮，产卵 6~12 粒于其中，排列整齐，外观呈肾形隆起。第一、二代卵多产于禾本科杂草上，第三代多产于树木上。初孵若虫有群集性，成虫有趋光性，夏季颇强，晚秋不明显。

2. 防治措施

（1）清除田间杂草，减少初始虫源。

（2）成虫发生期进行灯光诱杀。

（3）保护利用天敌昆虫和捕食性蜘蛛。寄生性天敌昆虫主要有赤眼蜂、叶蝉缨小蜂、叶蝉柄翅卵蜂等。捕食性天敌昆虫有隐翅虫、猎蝽、步行虫、蚂蚁等，能大量捕食叶蝉，是叶蝉的自然控制因素，应大力保护，尽量避免使用广谱性药剂。

（4）适时进行药剂防治。在马铃薯、禾谷类作物田间，成（若）虫发生期选用 10% 吡虫啉可湿性粉剂 3~4g/亩；43% 新百灵（辛·氟氯氰乳油），20~28 g/亩；2.5% 三氟氯氰菊酯乳油，25~60 ml/亩；20% 氰戊菊酯，4~8g/亩，加水 40~50kg 喷雾。

15.1.7 草地螟防治

1. 发生规律

草地螟年发生 2~4 代，以老熟幼虫在土内吐丝作茧越冬。翌春 5 月化蛹及羽化。成虫飞翔力弱，喜食花蜜，卵散产于叶背主脉两侧，常 3~4 粒在一起，以距地面 2~8cm 的茎叶上最多。初孵幼虫多集中在枝梢上结网躲藏，取食叶肉，3 龄后食量剧增，幼虫共 5 龄。草地螟越冬虫茧受人为耕作影响较小，大多地处海拔 1000~1600m 的高度。

草地螟是一种间歇性暴发成灾的害虫，成虫有群集性。在飞翔、取食、产卵以及在草丛中栖息等，均以大小不等的高密度的群体出现。对多种光源有很强的趋性。龙其对黑光灯趋性更强，在成虫盛发期一支黑光灯一夜可以诱到成虫成千上万头。成虫产卵选择性很强，在气温偏高时，选择高海拔冷凉的地方，气温偏低时，选择低海拔向阳背风地，在气温适宜时选择比较湿润的地方。

2. 防治措施

草地螟防治遵循"以药剂防治幼虫为主，结合除草灭卵，挖防虫沟或打药带阻隔幼虫迁移危害"的原则。

（1）准确预报是适时防治草地螟的关键。要严格测报调查，并及时汇总分析，发布虫情预报，宣传普及防治技术，提高虫情信息入户率。

（2）除草灭卵。在卵已产下而大部分未孵化时，结合中耕除草灭卵，将除掉的杂草带出田外沤肥或挖坑埋掉。同时要除净田边地埂的杂草，以免幼虫迁入农田危害。在幼虫已孵化的田块，一定要先打药后除草，以免加快幼虫向农作物转移而加重危害。

（3）挖沟、打药带隔离，阻止幼虫迁移危害。在某些龄期较大的幼虫集中危害的田块，当药剂防治效果不好时，可以在该田块四周挖沟或打药带封锁，防治扩散危害。

（4）药剂防治。田间用药考虑到幼虫通过低龄时间短、大龄幼虫具有暴食危害的特点，药剂防治应在幼虫 3 龄之前。选用低毒、击倒力强，且较经济的农药进行防治。可以用吡虫啉、杀螟硫磷防治。防治应在卵孵化始盛期后 10d 左右进行为宜，注意有选择地使用农药，尽可能地保护天敌。

15.1.8　潜叶蝇防治

1. 发生规律

潜叶蝇在华南 1 年发生多代，无明显越冬现象。耐寒力强，但不耐高温，气温在 35℃ 以上即不能存活或以蛹越夏，故其发生危害以春秋两季及初冬较重。成虫十分活跃，白天活动，夜间静伏。成虫吸食糖蜜和叶片汁液作为补充营养，然后交配产卵。卵多产于细嫩叶片背面的边缘。产卵时先刺破表皮，然后产于其中，产卵处呈灰白色布斑点，每雌可产卵 50~100 粒。幼虫孵化后，即由叶缘向内潜食，取食叶肉造成灰白色弯曲隧道。随着幼虫龄期增大，隧道往前盘旋伸展，逐渐加宽。严重时一张叶片内有几十头幼虫危害，以致全叶发白干枯。幼虫共 3 龄，老熟幼虫在隧道末端化蛹，并在化蛹处穿破表皮羽化飞出。

2. 防治措施

（1）农业防治。收获后应及时处理残株落叶和杂草，减少越冬虫源数量。

（2）利用黄板诱杀成虫。

（3）药剂防治。幼虫危害开始时，最好选择兼具内吸和触杀作用的杀虫剂，注意交替用药。因成虫主要在叶背产卵，喷施药液要着重喷洒叶背面。

15.2　马铃薯地下害虫防治

15.2.1　蛴螬防治

1. 发生规律

蛴螬一般一到两年 1 代，小云斑鳃金龟生活史长达 5 年，卵期 25~32d。一般幼虫发育历期 304~360d，3 龄幼虫 677~719d。蛹 22~29d。成虫寿命 7~25d。幼虫和成虫在土中越冬。

雄成虫有极强的趋光性，而雌成虫则极差。成虫昼伏夜出，一般于黄昏时开始出土活动。雄成虫出土后即觅偶交配。交配场所一般多在农田或田边的草丛之中。雄成虫有较强的短距离迁飞扩散习性，迁飞距离约 3000m，飞行高度 50~100m。雌成虫不取食，体内卵发育所需营养是幼虫期所积累，靠吸收体内脂肪而发育。交配后 10~15 天产卵，产在松软湿润的土壤内，以水浇地最多，每头雌虫产卵 100 粒左右，产卵期 2~4d，雌成虫产卵后即死亡。

初孵幼虫食量都很少。1 龄幼虫秋季天气变冷后下潜越冬，次年春暖后上升到耕作层继续活动取食；2 龄幼虫食量大，对农作物危害亦加重；3 龄幼虫食量最大，因而危害也最甚。幼虫蛴螬始终在地下活动，幼虫横向活动距离较小，主要是垂直升降。主要与土壤温度、湿度关系密切。当 10cm 土温达 5℃时开始上升土表，13~18℃时活动最盛，23℃以上则往深土中移动，至秋季土温下降到其活动适宜范围时，再移向土壤上层。因此蛴螬对作物的危害主要是春秋两季最重。土壤潮湿活动加强，尤其是连续阴雨天气，春、秋季在表土层活动，夏季时多在清晨和夜间到表土层。蛴螬有假死和负趋光性，并对未腐熟的粪肥有趋性。

2. 防治措施

（1）做好预测预报工作。春季 3 月下旬，选择马铃薯待田块，用棋盘式或"Z"字形取样，每块田挖查 10 个土坑，每坑挖查 0.5m×0.5m＝0.25m²，挖深一般 50cm。分龄期记载虫口数量。老熟 3 龄幼虫（黄白色）因翌年 5~6 月化蛹不取食，应排在危害虫期之外。根据虫口密度，参考当地栽培水平作短期预报防治。

（2）农业防治。实行水、旱轮作；在生长期间适时灌水；不施未腐熟的有机肥料；精耕细作，及时镇压土壤，清除田间杂草；大面积春耕、秋耕，并跟犁拾虫等。虫害发生严重的地区，秋冬翻地可把越冬幼虫翻到地表使其风干、冻死或被天敌捕食，机械杀伤，防效明显；同时，应防止使用未腐熟有机肥，以防止招引成虫来产卵。

（3）人工捕杀，或设置黑光灯诱杀成虫。

（4）药剂处理土壤。用 50%辛硫磷乳油每亩 200~250g，加水 10 倍喷于 25~30kg 细土上拌匀制成毒土，顺垄条施，随即浅锄，或将该毒土撒于种沟或地面，随即耕翻或混入厩肥中施用。

15.2.2 蝼蛄防治

1. 发生规律

蝼蛄北方地区 2 年发生 1 代，南方地区 1 年发生 1 代。以成虫及若虫在土穴中越冬。次年清明前后上升到土表活动，在土中垒起小土堆，5~6 月是危害盛期。成虫 5 月上中旬羽化，成虫昼伏夜出，具有趋光性。卵堆产于土室中，初孵若虫具有群集性，先取食腐殖质，3~6d 后分散危害。对马粪及未腐烂的有机物有趋性，有相互残杀习性，喜食香甜味的腐烂有机质，或喜在马粪或有机肥料堆集处群集。

2. 防治方法

（1）灯光诱杀 利用该虫趋光性，在成虫盛发期，选择晴朗无风闷热的夜晚利用频振式杀虫灯或 20W 黑光灯诱杀成虫。

（2）药剂灌洞 用 80%敌敌畏乳油 30 倍液灌洞，可以灭杀洞中幼虫。

（3）毒饵诱杀 利用其趋化性，在成虫盛发期，选择晴朗无风闷热的夜晚，用炒香的麦麸、豆饼 30 份，加 1 份敌百虫，洒上清水搓匀，做成黄豆大的毒饵撒在地上，诱杀成虫及若虫。

（4）土壤处理 虫害发生重的地区，可以结合播种，用 5%辛硫磷颗粒剂拌干细土，混匀后撒于播种沟后覆土，可以兼治多种地下害虫。

15.2.3　金针虫防治

1. 发生规律

金针虫 3 年完成 1 代。以幼虫和成虫在土壤中越冬。3 月中旬至 4 月上旬为越冬成虫出土活动高峰期。4~6 月为产卵期，5 月上中旬为卵孵化盛期。幼虫危害至 6 月底下潜越夏，到 9 月中下旬又上升到表土层活动，危害秋播作物幼苗，11 月上中旬钻入深土层越冬。第二年春、秋上升危害，冬、夏季休眠，直至第三年 8~9 月老熟幼虫入土化蛹。9 月份成虫羽化后不出土，到第四年春季出土、交配、产卵。成虫昼伏夜出，有强叩头反跳能力和假死性，并对新鲜而略萎蔫的杂草有极强的趋性。雄虫善飞有趋光性，雌虫只能在地面爬行。卵散产于 3~7cm 表土层。卵孵化较集中，土壤湿度大，有利于孵化。

2. 防治方法

（1）播种前，用辛硫磷颗粒剂拌细土，均匀撒于地面，深耙 20cm。虫害发生较重时还可以用 50% 辛硫磷乳油 1000~1500 倍液等灌根。

（2）改变耕作方式，不连作，也不宜和茄科作物轮作，宜选用谷类和豆类茬种植马铃薯。

（3）春马铃薯种植时，应在入冬前深翻土壤 20~25cm，待第二年春土壤解冻后再深耕细耙播种，防治效果良好。

15.2.4　地老虎防治

1. 发生规律

以小地老虎为例，1 年发生世代数由北至南递增。从北至南 2~7 代，以第一代发生量大，危害重。以蛹或老熟幼虫在土中越冬。成虫昼伏夜出，飞翔力强。具有趋光性、趋化性和趋枯萎杨树叶习性。卵散产于杂草、落叶及土缝中。初孵幼虫昼夜取食幼嫩杂草，或植物嫩叶成孔洞、缺刻。3 龄后昼伏夜出，咬断幼苗基部或扦插植物幼芽。老熟幼虫在土壤中化蛹。在多雨潮湿的年份，地势低洼及杂草丛生的地块发生量大，危害严重。

成虫的趋光性和趋化性因虫种而不同。小地老虎、黄地老虎对黑光灯均有趋性；对糖酒醋液的趋性以小地老虎最强；黄地老虎则喜在大葱花蕊上取食作为补充营养。小地老虎成虫喜欢选择粗糙、多毛的表面产卵，有追踪小苗产卵的习性。卵多散产在刺菜、灰菜、小旋花、酸模叶蓼等杂草上和苕子、红花草等冬季绿肥上，以 3cm 以下的幼苗叶背面或嫩茎上卵量最多。当田间杂草很少时，卵多产在田内残留的枯草秆、根茬或土块上，卵在干燥和短期淹水后仍可孵化。幼虫一般为 6 龄。1~2 龄幼虫昼夜均在寄主植物的心叶处取食，将心叶咬成针孔状，叶片展开后呈筛孔或排孔状，3 龄前的幼虫多在土表或植株上活动，食量较小；3 龄后分散入土，白天潜伏土中，夜间活动危害，常将作物幼苗齐地面处咬断，造成缺苗断垄。4 龄以后食量剧增，4~6 龄幼虫食量占全幼虫期食量的 97%，此时遇食料不足时可以迁移为害。幼虫老熟停止取食后，即潜入土内分泌黏液筑成土室化蛹，蛹在土室内头部向上。

地老虎的越冬习性较复杂。大地老虎以 3~6 龄幼虫在表土或草丛中越夏和越冬。小地老虎越冬受温度因子限制：1 月份 0℃（北纬 33°附近）等温线以北不能越冬；以南地区有少量幼虫和蛹在当地越冬；关于小地老虎的迁飞性，已引起普遍重视。

小地老虎喜欢阴湿环境，黄地老虎喜欢较干旱的环境。3种地老虎都不适应夏季高温。沙土地发生较少，沙壤土、壤土和黏土都适宜于地老虎发生。捕食性天敌主要有蚂蚁、蟾蜍、步甲、虻、草蛉、鸟类、蜘蛛等；寄生性天敌主要有姬蜂、寄生蜂、寄生螨、线虫和病原细菌、病毒等。

2. 防治方法

（1）除草灭虫 在春播前进行深耕、细耙等整地工作，可以消灭部分卵和早春的杂草寄主。在作物幼苗期或幼虫1、2龄时结合松土，清除田内外杂草，均可消灭大量卵和幼虫。

（2）诱杀成虫 利用频振式杀虫灯（黑光灯）、糖醋液（糖、醋、酒、水的比例为3∶4∶1∶2，加少量敌百虫，傍晚将盆置于田间1m高处）、杨树枝或性诱剂等在成虫发生期诱杀，能诱杀大量小地老虎成虫。

（3）药剂防治 在低龄幼虫期，叶面喷施50%辛硫磷乳油1000倍液，或2.5%溴氰菊酯乳油3000倍液；防治3龄后的幼虫用青草拌90%晶体敌百虫毒饵诱杀，或用50%辛硫磷乳油1000倍液灌根。马铃薯脱毒苗被地老虎危害，可以用48%乐斯本（毒死蜱）乳油1000倍液喷湿土表。

第 16 章　马铃薯田杂草综合防除技术

16.1　马铃薯杂草发生规律

我国马铃薯各产区因种植制度不同，播种期不一致，田间杂草发生规律也不同。

发生较早，耐寒力强。在马铃薯田杂草中，有许多种杂草具有较强的耐寒能力，它们在早春气温和土壤温度较低情况下，先于作物而萌发。其中一年生杂草以种子进行繁殖的，如酸模叶蓼、卷茎蓼、扁蓄、藜、猪毛菜等早春性杂草，当旬平均温度 5~10℃ 时，已开始萌发。与此同时，越季生杂草如黄花蒿、益母草等也相继返青出苗，多年生杂草如苣荬菜、大刺儿菜、田旋花的地下芽或地上芽陆续萌动出土。全国在部分地区于 4 月下旬至 5 月中旬可出现杂草幼苗的第一高峰期。

生育期短，生长迅速。1 年生晚春性杂草的生育期，比马铃薯生育期短，但生长迅速。如稗、狗尾草、苍耳、马齿苋等，其种子萌发温度较高，一般旬平均温度在 10~15℃，才开始萌发，最适宜的萌发温度是 20~25℃。一般在 6 月上、中旬至下旬之间，生长迅速，发育较快，随着在 8 月中旬就可开花结果了，从返青至成熟仅两个月。农田杂草在生长发育上远比马铃薯优胜，具有颇强的竞争力。

繁殖力强，种族昌盛。以种子繁殖的杂草大多结实量大、结实期长，而且种子成熟落粒期不一致，这就增加了种子的数量和土壤侵染度，如扁蓄、反枝苋、藜的花果期从 6 月可以延迟到 9 月。种子成熟度不同，其休眠特性也有差异，造成同种杂草的发芽期不同，同时杂草种子寿命较长、传播方式多样，增加了防治杂草的困难。

16.2　马铃薯田杂草防除技术

1. 农业防除

（1）轮作　通过轮作降低伴生性杂草的密度，改变田间优势杂草群落，降低田间杂草种群数量。

（2）耕翻　深翻整地可以防除多年生杂草。土壤通过多次耕翻后，多年生杂草被翻埋在地下，使杂草逐渐减少或长势衰退，从而使其生长受到抑制，达到除草的目的。

（3）中耕培土　这项措施不仅除草，还有深松、储水保墒等作用。马铃薯田中耕一般在苗高 10cm 左右进行第一次，第二次在封垄前完成，能有效地防除杂草。

（4）人工除草　适于小面积或大草拔除。

2. 物理防除

利用有色地膜如黑色膜、绿色膜等覆盖具有一定的抑草作用。

3. 化学防除技术

喷施除草剂，具有省工省时、争取农时、防除彻底等优点。通常有土壤处理和茎叶处理两种方法。土壤处理是将除草剂在水中搅匀喷洒到土壤表面或拌细土撒施田间，在土壤表层形成药层，杀死出土的杂草幼苗。对于苗后土壤处理，要定向喷雾，尽量不要喷到马铃薯茎叶上。茎叶处理是使用选择性除草剂，可以同时喷在杂草和马铃薯上；使用非选择性除草剂，只能喷在杂草上，而不能喷在马铃薯上。

马铃薯田使用化学除草剂还要注意以下几点：

第一，初次使用时，要进行试验示范后再大面积使用，防止产生药害；

第二，喷施要均匀周到，雾滴细密均匀，单位面积用药量准确；

第三，土壤湿润是药效发挥的关键；

第四，施药时要做好安全防护，勿使药剂污染水源。

（1）苗前土壤封闭除草

马铃薯田化学除草以苗前土壤处理为主，可以使用的除草剂有防除禾本科杂草和部分双子叶杂草的乙草胺、异恶草酮，以及防除藜、蓼、苋、荠菜、扁蓄、马齿苋、苣荬菜、苘麻、苍耳、龙葵等阔叶杂草的嗪草酮（赛克津）等药剂。既可选择单剂也可为了扩大杀草范围选择两种不同药剂混用。

①70%嗪草酮可湿性粉剂，每公顷用 0.525~0.6kg，兑水 300~450kg，均匀喷雾于土表。

②乙草胺混嗪草酮。马铃薯播后出苗前每公顷用 70%嗪草酮可湿性粉剂 0.45~0.6kg 混 90%乙草胺乳油 1.7~1.95kg，兑水 300~450kg，均匀喷雾于土表。

③异恶草酮混嗪草酮。马铃薯播后苗前 2~3d 用药，每公顷用 48%广灭灵乳油 0.3~0.45kg 混 70%嗪草酮可湿性粉剂 0.45~0.6kg，兑水 300~450kg，均匀喷雾于土表。该配方杀草谱广，且对马铃薯安全无后作问题，但使用成本较高。

④每公顷 70%嗪草酮可湿性粉剂 0.525~0.6kg 混 50%异丙草胺乳油 0.3~0.375kg，兑水 300~450kg，均匀喷雾于土表。

（2）苗后茎叶处理除草

马铃薯田苗后防除禾本科杂草多的药剂可以选用稀禾啶、精喹禾灵、精氟吡甲禾灵、喷特、吡喃草酮、烯草酮等的一种。在禾本科杂草 3~5 叶期，每公顷用 12.5%稀禾啶乳剂 1.2~1.5kg，或 5%精喹禾灵乳油 0.9~1.2kg，或 10.8%精氟吡甲禾灵乳油 0.45~0.525kg，4%喷特乳油 0.75~0.9kg，

10%吡喃草酮乳油 0.375~0.45 千克，12%烯草酮乳油 0.525~0.6 千克，兑水 300~450 千克，均匀喷雾于土表。

第 17 章　农药的使用

17.1　农药基本知识

17.1.1　常见农药剂型的物理性状

农药是指用于预防、消灭或者控制危害农业、林业的病、虫、草和其他有害生物以及有目的的调节植物、昆虫生长的化学合成或者来源于生物、其他天然物质的一种物质或几种物质的混合物及其制剂。未经加工的农药称为原药。为了使原药很好地附着在病虫体或植物体上，以充分发挥药效，将原药进行加工，制成一定的药剂形态，这种药剂形态称为剂型。在农业生产中使用较多的农药剂型有粉剂、可湿性粉剂、乳油、颗粒剂、水剂、烟雾剂、悬浮剂等。

乳油为黄褐色或褐色油状液体，注入水中后形成乳状液，大多有气味，易燃。中性或微酸性，多数不易挥发。可湿性粉剂为非常细小的灰褐色或黄褐色的粉末状固体，加入水中后短时间内即可被水湿润形成悬浊液，大多气味较小。粉剂外观与可湿性粉剂相似，气味较小，有良好的吸附性和流动性。颗粒剂直径一般在 $250 \sim 600 \mu m$，因所加染料不同而呈现各种颜色，形状不一。

观察所提供不同剂型农药的物态、颜色和在水中的反应。取 $2 \sim 3$ 滴乳油和少量水剂农药分别放入盛有清水的试管中，前者会呈半透明或乳白色的乳状液，后者则为无色、透明状。取少量药粉轻轻撒在水面上，长时间浮在水面的为粉剂，在 1min 内粉粒吸湿下沉，搅动时可以产生大量泡沫的为可湿性粉剂。

17.1.2　农药质量的简易鉴别

1. 外观质量鉴别

在购买农药时，农药外观质量上应从以下几个方面进行初步鉴别。

（1）检查外包装　好的农药外包装坚固，商标色彩鲜明，字迹清晰，封口严实，边缘整齐。

（2）查看标签　看标签是否完整，内容、格式是否齐全、规范，成分是否标注清楚。特别注意查看是否标有三证、生产日期及有效期。

（3）外观判断　质量好的农药外观上表现以下特征：乳油（剂）为透明液体，无分层或沉淀现象；粉剂与可湿性粉剂无结块和大块颗粒，手感疏松均匀；悬浮剂放置一定时间后可能有分层和沉淀，但经摇晃后能迅速恢复原状，不再有明显沉淀；颗粒剂大小、色泽均匀，粉末状物质较少。

2. 物理性状鉴别

（1）水溶法 将少许乳油（剂）滴入水中，质量好的乳油（剂）在下沉中迅速呈絮状溶解在水中，搅拌后深溶呈淡乳白半透明或乳白色。不合格产品的乳油（剂）在下沉中迅速呈油滴状下沉，搅拌后深溶呈油水分离状，或不溶解。

取可湿性粉剂少许加入水中，搅拌后液体较透明，无杂物，放置一定时间后沉淀少。不合格可湿性粉剂溶水后较混浊，有明显杂质，放置一定时间后沉淀物较多。

（2）加热法 悬浮剂放置一定时间易沉淀结块，将药瓶放在热水中 1h，沉淀物缓慢溶化的说明药剂可以使用；若沉淀物不溶化，则说明药剂失效或过期。

（3）灼烧法 取少许粉剂置金属匙上，在火焰上加热，若有白焰冒出，该药剂可以使用，若迟迟无烟，则说明药剂失效或过期。

17.1.3 农药的类别

农药的种类很多，根据农药的用途、来源及作用进行分类。

1. 按农药的化学成分分类

（1）无机农药 农药中的有效成分属于不含碳元素的无机化合物的品种，大多数由矿物原料加工而成。如波尔多液、石硫合剂等。

（2）有机农药 农药中有效成分属于有机化合物的品种。这类农药具有药效高、见效快、用量少、用途广、可适应各种不同需要等优点，现已成为当今使用最多的一类农药。这类农药的缺点是使用不当会污染环境和植物产品，某些品种对人、畜有高毒，对有益生物和天敌无选择性。如拟除虫菊酯类、有机磷类等。

（3）生物农药 用生物活体及其代谢产物加工而成的农药。这类农药具有对人、畜毒性较低，选择性强，易降解，不易污染环境和植物产品等优点。属于这类农药的如除虫菊、苏云金杆菌制剂、白僵菌制剂、井冈霉素、阿维菌素等。

2. 按农药的用途分类

（1）杀虫剂 以昆虫为防治对象的一类农药。可以用来防治农、林、牧、卫生及仓储等害虫或有害节肢动物。杀虫剂一般可以通过胃毒、触杀、熏蒸、拒食、驱避、残留接触及内吸等作用方式杀死或控制害虫危害。

①胃毒剂 通过消化系统进入虫体内，使害虫中毒死亡的药剂，如敌百虫。这类药剂适合于防治咀嚼式口器和舐吸式口器的害虫。

②触杀剂 通过体壁进入虫体内，使害虫中毒死亡的药剂，如大多数有机磷杀虫剂、拟除虫菊酯类杀虫剂。这类药剂对各种口器的害虫均适用，但对体被蜡质分泌物的介壳虫、木虱、粉虱等效果差。

③内吸剂 药剂被植物的根、茎、叶和种子吸收进入植物体内，并在植物体内传导、留存或经过植物的代谢作用而产生毒性更强的代谢物质，当害虫取食时使其中毒死亡。如氧乐果、吡虫啉等。这类农药对刺吸式口器的害虫特别有效。

④熏蒸剂 以气体状态通过害虫的呼吸系统进入虫体，使害虫中毒死亡的药剂。如氧化铝、溴甲烷等。熏蒸剂一般在密闭的条件下使用，防治隐蔽性害虫等效果较好。

⑤特异性杀虫剂 这类杀虫剂是以其特殊的性能作用于昆虫，本身并无多大毒性。包括忌避剂、拒食剂、黏捕剂、绝育剂、引诱剂、昆虫生长调节剂等。

实际上，往往多数杀虫剂兼具几种杀虫作用，所以在选择使用农药时，应注意其主要的杀虫作用。

（2）杀菌剂　能够直接杀灭或抑制植物病原菌生长、繁殖的化合物。根据对病害的防治作用可以分为保护性杀菌剂、铲除性杀菌剂和治疗剂。

①保护剂　即保护性杀菌剂。在植物感病前就将药剂喷洒于植物体表面，以阻止病原物的侵染，从而使植物免受其害。如波尔多液、代森锰锌等。

②铲除剂　即铲除性杀菌剂。对病原菌有直接杀伤作用的药剂。如石硫合剂、五氯酚钠等。

③治疗剂　在植物感病后，喷洒药剂，以杀死或抑制病原物，使植物病害减轻或恢复健康的药剂。如三唑酮、甲基硫菌灵等。

（3）除草剂　用来杀灭农田杂草或非耕地里生长的绿色植物的一类农药。根据对植物作用的性质，分为灭生性除草剂和选择性除草剂；根据除草剂的作用方式可以分为触杀性除草剂、内吸型除草剂、激素型除草剂。

①内吸型除草剂　施用后通过内吸作用传至植物的其他部位或整个植株使之中毒死亡的药剂，如草甘膦等。

②触杀性除草剂　施用后只能杀死所接触到的植物组织的药剂，不能在植物体内传导移动，如百草枯等。

（4）杀螨剂　用来防治危害植物的蜱螨类农药，称为杀螨剂，如克螨特、螨卵酯等。

（5）杀鼠剂　专门用来防除鼠类等啮齿动物的农药。杀鼠剂大多是胃毒剂，用以配制毒饵诱杀。常用杀鼠剂对人和家畜有剧毒。

（6）杀线虫剂　用于防治植物寄生性线虫的化学药剂，如灭线磷等。

（7）杀软体动物剂　专门用来防治蜗牛、蛞蝓等软体动物的药剂，如蜗牛敌、贝螺杀等。

（8）植物生长调节剂　是一类专门用于调节和控制植物生长发育的农药，如矮壮素、赤霉素等。

17.1.4　常见农药剂型

1. 粉剂（D）

由农药原药加填充料一同经过机械粉碎混合，制成的粉状制剂。粉剂不易被水所湿润，不能分散和悬浮于水中，因此切勿兑水喷雾。粉剂一般供喷粉、拌种、制作毒饵和土壤处理用。长期储存会吸潮结块，影响分散性。其优点是使用方便，施药工效高，不受水源限制。特别适用于缺水地区、大棚温室和防治暴发性病虫害。但喷粉易污染周边环境，且不易附着在作物体表，用量大，持效期短。故目前粉剂使用受很大限制。

2. 可湿性粉剂（WP）

由原药加填充料及湿润剂，按一定比例混合，经机械粉碎混合而制成的粉状制剂。一般供喷雾使用，不可直接喷粉。可湿性粉剂防治效果比同一种农药的粉剂高，持效期长，且包装价格低廉，便于运输。但在同等有效成分下，药效不及乳油。

3. 乳油（EC 乳剂）

由原药加乳化剂、有机溶剂后互溶制成的透明油状制剂，加水后变成不透明的乳状液。适用于喷雾、涂茎、拌种和配制毒土等。其优点是使用方便，有效成分含量高，喷洒时展着性好，持效期较长，防效优于同种药剂的其他常规剂型。其缺点是污染环境，易造成植物药害和人、畜中毒。

4. 颗粒剂（G）

由原药或某种剂型加载体（陶土、细沙等）后混合制成的颗粒状制剂。颗粒剂的残效长、使用方便，可以撒于植物心叶内、播种沟内及土壤中。其优点是使用时飘移性小，不污染环境，可以控制农药释放速度，持效期长。

5. 水剂（AS）

将水溶性原药直接溶于水中制成水剂。加水稀释到所需浓度即可喷施。其优点是加工方便，成本较低，但不易在植物体表湿润展布，黏着性差，长期储存易分解失效。

6. 种衣剂（SD）

种衣剂统称为种子处理剂。它们之间最大的区别在于种衣剂中含有一定量的成膜剂，处理种子后在种子表皮形成具有一定功能和包覆强度的膜，而拌种、浸种剂只在种子外形成不牢固的吸附层。种衣剂是在拌种剂和浸种剂的基础上发展起来的。种子处理的主要目的是防止地下害虫以及苗期病虫害。

此外，还有微胶囊剂、拌种剂和浸种剂、超低容量制剂、熏蒸剂、烟剂、气雾剂、片剂等农药剂型。

17.1.5　农药标签

农药标签是粘贴或印制在农药包装袋上，直接向农户传递农药性能、使用方法等内容的技术资料。农药本身是一种特殊的商品，因此，标签必须能全面反映药剂性状及使用范围，否则，会给生产造成损失或危及人身安全。市场上的农药品种及农药生产厂家繁多，农药的标签也不很规范，给识别假劣产品带来困难。2007 年 12 月 8 日，国家农业部发布了《农药标签和说明书管理办法》的第 8 号令（自 2008 年 1 月 8 日起施行），农药登记时，对农药标签有严格的要求，其中第七条明确规定"标签应当注明农药名称、有效成分及含量、剂型、农药登记证号或农药临时登记证号、农药生产许可证号或者农药生产批准文件号、产品标准号、企业名称及联系方式、生产日期、产品批号、有效期、重量、产品性能、用途、使用技术和使用方法、毒性及标识、注意事项、中毒急救措施、储存和运输方法、农药类别、象形图及其他经农业部核准要求标注的内容"。农药标签常用的材料为铜版纸或 PVC。

农药"三证"号：是指农药登记证号或临时登记证号、农药生产许可证或农药生产批准文件号、产品标准号。农药"三证"号是农药的质量保证。国家颁布的《农药管理条例》中规定：国家实行农药登记制度；国家实行农药生产许可制度；农药生产企业应当按照农药产品质量标准、技术规程进行生产，农药产品出厂前，应当经过质量检验并附具有产品质量检验合格证。即农药三证，缺一不可。农药登记证是国家农业部发给农药生产企业的一种证件。根据国家法律，在中国生产（包括加工和分装）农药和进口农药，都必须进行登记，未经登记的农药产品不得生产、销售和使用，临时登记代码为 LS，正式（品种）登记证代码为 PD。农药生产许可证（或农药生产批准文件号）是国家化工部门颁发给农业生产企业的一种证件。由省（自治市）化工厅审查上报，国家化工部批准。

农药生产许可证代码为 XK。产品标准号是农药产品质量技术指标的基本规定，由标准行政管理部门批准并发布实施。农药标准按等级分为国际标准和国内标准，国内标准又分为国家标准（GB）、行业标准或部颁标准（HG）、企业标准（Q）三级。凡是不以上述 LS、PD、XK、Q 等英文字母打头的三证号，往往是生产者或者经销商自己编写的，不受法律保护，其质量值得怀疑。

根据我国《农药管理条例》规定，凡"三证"不全或假冒、伪造"三证号"的产品，均属非法产品，应对生产者、经营者依法查处。

特征颜色标志带：不同类别的农药采用在标签底部加一条与底边平行的、不褪色的特征颜色标志带表示。除草剂用绿色带表示；杀虫（螨类、软体动物）剂用红色带表示；杀菌（线虫）剂黑色带表示；植物生长调节剂用深黄色带表示；杀鼠剂用蓝色带表示。

17.1.6　绿色食品农药使用准则

绿色食品是指遵循可持续发展原则，按照特定生产方式生产，经专门机构认定，许可使用绿色食品标志的无污染的安全、优质、营养类食品。

AA 级绿色食品是指在生产地的环境质量符合"绿色食品产地环境技术条件"（NY/T391）的要求，在生产过程中不使用化学合成的肥料、农药、兽药、饲料添加剂、食品添加剂和其他有害于环境和健康的物质，按有机农业生产方式生产，产品质量符合绿色食品产品标准，经专门机构认定，许可使用 AA 组绿色食品标志的产品。

A 级绿色食品是指生产地的环境质量符合 NY/T391 的要求，生产过程中严格按照绿色食品生产资料使用准则和生产操作规程要求，限量使用限定的化学合成生产资料，产品质量符合绿色食品产品标准，经专门机构认定，许可使用 A 级绿色食品标志的产品。

绿色食品生产应从作物到病、虫、草等整个生态系统出发，综合应用各种防治措施，创造不利病、虫、草孳生和有利各类天敌繁衍的环境条件，保持农业生态系统的平衡和生物多样化，减少各类病、虫、草害所造成的损失。

优先采用农业措施，通过选用抗病抗虫品种，非化学药剂种子处理，培育壮苗，加强栽培管理，中耕除草，秋季深翻晒土，清洁田园，轮作倒茬、间作套种等一系列措施起到防治病、虫、草害的作用。还应尽量利用灯光、色彩诱杀害虫，机械捕捉害虫，机械和人工除草等措施，防治病、虫、草害。特殊情况下，必须使用农药时，应遵守生产 AA 级和 A 级绿色食品的农药使用准则。

1. 生产 AA 级绿色食品的农药使用准则

允许使用 AA 级绿色食品生产资料农药类产品；允许使用中等毒性以下植物源杀虫剂、杀菌剂、拒避剂和增效剂。如除虫菊素、鱼藤根、烟草水、大蒜素、苦楝、川楝、芝麻素等；释放寄生性、捕食性天敌动物，昆虫、捕食螨、蜘蛛及昆虫信息素及植物源引诱剂；使用矿物油和植物油制剂；使用矿物源农药中的硫制剂、铜制剂；经专门机构核准，允许有限度地使用深入分析微生物农药，如真菌制剂、细菌制剂、病毒制剂、放线菌、拮抗菌剂、昆虫病原线虫、原虫等；经专门机构核准，允许有限度地使用家用抗生素，如春雷霉素、多抗霉素、井冈霉素、农抗 120、中生菌素、浏阳霉素等。禁止使用有机结合成的化学杀虫剂、钉螨剂、杀菌剂、钉线虫剂、除草剂和植物生长调节剂；禁止使用生物源、矿物源农药中混配有机合成农药的各种制剂；严禁使用基因工程品种（产品）及制剂。

2. 生产 A 级绿色食品的农药使用准则

允许使用 AA 级和 A 级绿色食品生产资料农药类产品；允许使用中等毒性以下植物源农药、动物源农药和微生物源农药；在矿物源农药中允许使用硫制剂、铜制剂。有限度地使用部分有机合成农药，但要按国家相关技术需求执行，并严格执行以下规定：选用国家相关标准中列出的低毒农药和中等毒性农药；严禁使用剧毒、高毒、高残留或具有三致毒性（致癌、致畸、致突变）的农药；每种有机合成农药（含 A 级绿色食品生产资料农药类的有机合成产品）在一种作物的生长期内只允许使用一次；严格按照国家相关标准的要求控制施药量与安全隔期；有机合成农药在农产品中的最终残留应符合国家有机标准的最高残留限量（MRL）要求。严禁使用高毒高残留农药防治储藏期病虫害；严禁使用基因工程品种（产品）及制剂。

17.2 农药的配制

17.2.1 药液、毒土的配制

除少数可以直接使用的农药制剂外，一般农药都要经过配制才能使用。农药的配制就是把商品农药配制成可以施用的状态。农药配制一般要经过农药和稀释剂用量的计算、量取和混合几个步骤。

1. 计算农药制剂和稀释剂的用量

（1）农药用量表示方法

配制农药经常遇到农药的用量和农药的浓度两个问题。农药用量是指单位面积农田里防治某种有害生物所需要的药量；农药的使用浓度是指农药制剂的重量（或容积）与稀释剂的重量（或容积）之比，一般用稀释倍数表示。

①农药有效成分用量表示法 国际上已普遍采用单位面积有效成分（a·i）用量，即克有效成分/公顷（g，a·i/hm^2）表示方法。

②农药商品用量表示法 该表示法制剂浓度一般表示为 g（或 ml）/hm^2。

③稀释倍数表示法 针对常量喷雾的习惯表示法。一般不指出单位面积用药浓度，应按常量喷雾施药。

④百万分浓度 表示 100 万份药液中含农药有效成分的份数。通常表示农药加水稀释后的药液浓度，用 mg/kg 或 mg/L 表示。多用于表示植物生长调节剂的使用浓度。

⑤百分浓度表示法 通常表示制剂的含药量，有时也可以表示农药的使用浓度。

（2）农药使用浓度换算

①农药有效成分量与商品量的换算

$$农药有效成分量=农药商品用量×农药制剂浓度（\%）\tag{17-1}$$

②百万分浓度与百分浓度（%）换算

$$百万分浓度=百分浓度（\%）×10000\tag{17-2}$$

③稀释倍数换算

稀释倍数小于 100 时：

$$稀释倍数 = 原药剂浓度 \div 新配制药剂浓度 \qquad (17-3)$$
$$药剂用量 = 新配制药剂用量 \div 稀释倍数 \qquad (17-4)$$
$$稀释剂用量（加水或拌土量）= \frac{原药剂用量 \times（原药剂浓度 - 新配制药剂浓度）}{新配制药剂浓度}$$

$$(17-5)$$

稀释倍数大于 100 时：

$$稀释倍数 = 原药剂浓度 \div 新配制药剂浓度 \qquad (17-6)$$
$$稀释剂用量 = 原药剂用量 \times 稀释倍数 \qquad (17-7)$$

（3）农药制剂用量计算

①已知单位面积上的农药制剂用量，计算农药制剂用量

$$农药制剂用量（g 或 ml）= 每公顷面积农药制剂用量（g 或 ml）\times 施药面积（hm^2）$$

$$(17-8)$$

②已知单位面积上的有效成分用量，计算农药制剂用量

$$农药制剂用量（g 或 ml）= \frac{单位面积有效成分用量（g 或 ml/hm^2）}{制剂的有效成分百分含量} \times 施药面积（hm^2）$$

$$(17-9)$$

③已知农药制剂要稀释的倍数，计算农药制剂用量

$$农药制剂用量（g 或 ml）= \frac{要配制的药液量（g 或 ml）}{稀释倍数} \qquad (17-10)$$

2. 正确配制药液、毒土

（1）固体农药制剂的配制

粉剂一般不用配制可以直接喷施。但用做毒土撒施时需要用土混拌。一般选择干燥的细土与药剂混合均匀即可使用。可湿性粉剂配制时，先将药粉在小容器内加水调成糊状，再倒入药桶加足水后搅拌均匀即可。不能将药粉直接倒入盛有大量水的药桶中，否则，会降低液体的悬浮率，药液容易沉淀。

（2）液体农药制剂的配制

液体农药制剂加水酿成喷雾用的药液时，要采用"二次加水法"配制，即先往配制药液的容器内加 1/2 的水量，再加入所需的药量，最后加足水量。配制药剂的水，应选用清洁的河、溪和沟、塘的水，尽量不要用井水。

需要用乳油等液体农药制剂配制成毒土使用时，首先根据细土的量计算所需用的制剂用量，将药剂酿成 50~100 倍的高浓度溶液，用喷雾器向细土上喷雾，边喷边用铁锹向一边翻动，喷药液量至细土潮湿即可，喷完后再向一边翻动一次，待药液充分渗透到土粒后即可使用。

17.2.2　波尔多液的配制

波尔多液是由硫酸铜溶液和石灰乳液配制而成的一种天蓝色水凝胶液，其胶粒扁平呈膜状，具有很强的黏着力，不易被雨水冲刷，是黏着力特别好的保护性杀菌剂。配制波尔多液有多种配比方法，使用时主要是根据植物对硫酸铜或石灰的忍受力及防治对象选择配比。常用的配比如表 17-1 所示。

表 17-1   波尔多液各式用料配比表

原料	配比				
	等量式	倍量式	半量式	多量式	少量式
硫酸铜	1	1	1	1	1
生石灰	1	2	0.5	2.1~3	0.2~0.4
水	100~240	100~240	100~240	100~240	100~240

对易受石灰伤害的植物，如葡萄、茄科、葫芦科作物等可以用石灰半量式或少量式波尔多液。对易受铜素伤害的植物，如桃、李、杏、梨、苹果、柿、白菜、小麦等。可以用石灰倍量式或多量式波尔多液，以减轻铜离子产生的药害。

1. 选料   选用质量好的蓝色结晶硫酸铜和白色质轻的块状生石灰作原料。

2. 溶解硫酸铜、消解生石灰   将秤好的硫酸铜加入适量的水将其溶解，不能用热水催其溶解；将生石灰放入容器内（缸或桶），慢慢向生石灰上注入少量水，使其溶解，一次不能加过多的水。

3. 配制母液   用一个容器（缸或桶）加入 80% 的水，然后倒入以上已溶解的硫酸铜液，配制成硫酸铜母液备用；用另一容器（缸或桶）加入 20% 的水将已消解的生石灰调制成石灰乳母液备用。

4. 两液混合   将硫酸铜母液慢慢倒入石灰乳中，边倒边搅拌即成天蓝色的波尔多液。注意不可把石灰乳倒入到硫酸铜溶液中，以防止发生大颗粒沉淀。

该方法为注入法，也可以用并入法（也称两液法），即各用一半的水分别酿制成硫酸铜液和石灰乳液，然后同时倒入第三个容器中，边倒边搅拌即成。配制所用容器最好选用塑料桶或木桶，不要用金属容器。

配制好的波尔多液呈天蓝色胶状液体。鉴定其质量有两个指标；一是看颜色，若呈暗蓝、灰绿、灰蓝、淡绿等均不是好的波尔多液；二是看波尔多液的悬浮性，悬浮性越好，则其性质越好、越稳定、沉淀速度慢。鉴定时将配制好的波尔多液装入量筒或透明玻璃杯中，静止 40min 左右，根据沉降速度快慢和沉降体积多少来鉴定波尔多液质量的优劣。

波尔多液是一种良好的保护剂，对霜霉、叶斑等病害效果较好，但对白粉和锈病效果差。使用时直接用配制好的药液，不能再加水，药效期一般 15d 左右。波尔多液存放时间过长，其胶粒会相互聚合沉淀，因此，应现用现配，不能储存。

以班或小组为单位，按上述方法配制 3~4 种配比的波尔多液，并进行质量鉴定。

17.2.3   石硫合剂的熬制

石硫合剂是由石灰、硫磺加水熬制而成的透明酱油色溶液，具有臭鸡蛋气味，呈强碱性，对皮肤和金属有腐蚀性。有效成分是多硫化钙（主要是 $CaS \cdot S3$ 和 $CaS \cdot S4$），是较早应用的杀菌杀螨剂。

1. 选料   选用质量好的硫磺粉（细且颜色正无杂质）和生石灰（色白质轻）。

2. 原料配比   生石灰 1 份，硫磺 1.6~2 份，水 15 份。

3. 熬制方法   根据容器（瓦锅）大小，计算出水、生石灰和硫磺的用量，并秤取。

将生石灰放入锅中，加少量水使块状生石灰消解成粉状，再加入少量水搅拌成糊状。秤取的硫磺粉调制成糊状。将调制好的生石灰加热至沸腾，当确定生石灰完全消解后，再把调制成糊状的硫磺粉自锅边缘缓缓加入，边加边搅拌。然后大火煮沸 40～60min，熬制过程中不断搅拌，蒸发掉的水分应在熬制结束 15min 前用热水一次性补足。自开锅后 40min 内，药液颜色变化由淡黄色→橘黄色→枣红色→红褐色→黑褐色时停火即成。将熬制好的石硫合剂舀出，放入带釉的缸中，冷却后过滤，即得到枣红色的透明原液。

石硫合剂的有效成分是多硫化钙，而多硫化钙的含量与药液的比重呈正相关。通常熬制的石硫合剂浓度较高，但农业生产中应用的浓度很低，并且要求浓度准确。因此常用比普通比重更精密的波美比重来表示石硫合剂浓度，单位是："度"（oBe）。波美比重与普通比重的换算关系是：

$$普通比重（\gamma）=\frac{145}{145-波美比重} \tag{17-11}$$

石硫合剂浓度可以用波美比重计测定。将自行配制的石硫合剂倒入量筒中，插入波美比重计，读出其浓度。

4. 石硫合剂的稀释　石硫合剂的母液一般为 20～30oBe，而农业生产中通常用 0.2～5oBe 的药液，因此熬制的石硫合剂需经稀释才能应用。石硫合剂的稀释方法有两种，即重量稀释法和容量稀释法。实验中常用容量稀释法，农业生产中常用重量稀释法。因石硫合剂普通比重总大于 1，所以两种稀释方法有较大的差异，不容混淆。应用时可以从相关书籍中查找石硫合剂的重量稀释倍数和容量稀释倍数。

石硫合剂加水稀释公式为：

$$加水稀释重量倍数=\frac{原液波美度数-稀释液波美度}{稀释液波美度} \tag{17-12}$$

以班或小组为单位，按上述方法在室外熬制石硫合剂，并用波美比重计测量其波美度数。

17.3　农药的使用

17.3.1　农药的施用方法

1. 喷粉

利用喷粉机具喷粉，是施用药剂最简单的方法，尤其适用于干旱地区及缺水山区和保护地内，在温室大棚应用也较多。喷粉具有工效高、方法简便、防治及时等优点。其缺点是易造成环境污染。另外，飞机喷洒农药防治大面积害虫时，也采取喷粉的方法。

2. 喷雾

喷雾是利用手动、机动和电动喷雾机具将药液分散成细小的雾点，分散到作物或靶标生物上的一种施药方法。该方法适用于乳油、水剂、可湿性粉剂、悬浮剂等农药剂型。可以作茎叶和土壤表面处理。其优点是药液可以直接触及防治对象、分布均匀、见效快、方法简便等。但存在药液易飘移流失，对施药人员安全性较差等缺点。

3. 拌种

将一定量的药粉或药液与种子充分拌匀的方法称为拌种，前者为干拌，后者为湿拌。拌种可以防治地下害虫和由种子传播的病虫害。其优点是用药少、工效高、防效好、对天敌影响小。拌种用的药量一般为种子重量的 0.2%~0.5%。

4. 浸种及浸苗

把种子、种薯或种苗浸放在一定浓度的药剂中，过一定时间后再取出来，以消灭其中的病虫害，或使它们吸收一定量的有效药剂在出苗后达到治虫的目的，这种方法称为浸种或浸苗法。应根据药剂的特性、种子种类及防治对象来确定所用的药剂、药液浓度及处理时间。具有用工少、用药量少、对天敌影响小等优点。

5. 毒谷及毒饵

将药剂拌入半熟的小米或炒香的饵料中称为毒谷或毒饵。毒谷和毒饵是用来防治地下害虫及害鸟、害鼠的。毒谷、毒饵的饵料可以选用麦麸、各类饼肥、米糠、玉米芯、菜叶等。其防治效果好，但对人、畜安全性较差。

6. 熏蒸法

熏蒸法是利用熏蒸剂或易挥发的药剂产生的有毒气体来杀死害虫或病菌的方法。熏蒸一般应在密闭条件下进行。主要用于防治温室大棚、仓库、土壤和种苗上的病虫。具有防效高、作用快等优点。但室内熏蒸时要求密闭，施药条件比较严格，施药人员必须做好安全防护。

7. 烟雾法

烟雾法是利用喷烟机具把油状农药分散成烟雾状态达到杀虫、灭菌的方法。由于烟雾粒子很小，沉积分布均匀，防效高于一般的喷雾和喷粉。但对天敌影响较大。

8. 涂抹法

涂抹法是将有内吸作用的药剂直接涂抹到作物或杂草上而取得防治效果。该方法用药量低、防治费用少，但费工。

以班或小组为单位，选用上述 1~2 种施药方法，到实习基地进行一次施药实训操作。

17.3.2　合理安全使用农药

1. 合理用药提高药效

（1）正确选用药剂种类及使用方法　根据病虫发生危害特点、农药的剂型、植物种类及生育期选择合适的农药种类及使用方法，并尽可能选用高效低毒低残留农药，才能收到良好的防治效果。

（2）适时施用农药　一般防治植物病害应掌握在发病前或发病初期，防治害虫应在低龄幼虫期用药才能达到防治目的。

（3）适量施用农药　按照规定选择药剂的施用浓度和次数，避免浪费农药、成本、植物药害及病虫抗药性产生、人畜中毒等现象出现。

（4）轮换使用农药　长期单一使用农药防治病虫，容易使病虫产生抗药性，降低防治效果，增加防治难度。应合理使用不同作用机理的农药品种。

（5）混合使用农药　将 2 种以上不同作用机理的农药合理混合使用，既节约成本，又能提高防治效果，还可以延长农药品种的使用年限。但要注意药剂的理化性状。

2. 安全用药防止药害和毒害

（1）农药对植物的药害　使用农药不当对植物产生的伤害称为药害。药害可以分为急性药害和慢性药害两种。慢性药害是指在喷药后缓慢出现药害的现象；急性药害是指在喷药后很快出现药害的现象。

（2）农药对有益生物的毒害　使用农药不当伤害天敌，会引起害虫的再增猖獗；杀伤蜜蜂等授粉昆虫，对许多植物的授粉和增产不利；还会杀伤鱼类及有益水生生物。应用选择性强的药剂或相对安全的药剂并改进施药方法，选择合适的浓度及施药时期，才能保证有益生物的安全。

（3）农药对人、畜的毒性　农药对高等动物的毒性可以分为急性毒性和慢性毒性两类。急性毒性是指一次服用或吸入大量药剂后，很快表现出中毒症状的毒性。慢性毒性是指长期经常服用或接触或吸入小剂量药剂后，逐渐表现中毒症状的毒性。慢性中毒症状主要表现为"三致"，即致癌性、致畸性与致突变性。

为了防止农药对环境和农畜水产品的污染，常采取下列控制措施：禁用或限用剧毒、高残留的农药品种；规定农畜水产品中允许残留；规定施药的安全间隔期，即农药最后一次施药离收获的间隔天数。

中华人民共和国农业部令

第 8 号

《农药标签和说明书管理办法》业经 2007 年 12 月 6 日农业部第 15 次常务会议审议通过，现予发布，自 2008 年 1 月 8 日起施行。

部长　孙政才

二〇〇七年十二月八日

农药标签和说明书管理办法

第一章　总　则

第一条　为规范农药标签和说明书管理，完善农药登记制度，根据《农药管理条例》、《农药管理条例实施办法》制定本办法。

第二条　在中华人民共和国境内销售的农药产品，其标签和说明书应当符合本办法的规定。

第三条　本办法所称标签和说明书，是指农药包装物上或附于农药包装物的，以文字、图形、符号说明农药内容的一切说明物。

农药产品应当在包装物表面印制或贴有标签。产品包装尺寸过小、标签无法标注本办法规定内容的，应当附具相应的说明书。

第四条　农药标签和说明书由农业部在农药登记时审查核准。申请农药登记应当提交农药产品的标签样张。说明书与标签内容不一致的，应当同时提交说明书样张。申请者应当对标签和说明书内容的真实性、科学性、准确性负责。

农业部在作出准予农药登记决定的同时，公布该农药的标签和说明书内容。标签和说明书样张上标注核准日期，加盖"中华人民共和国农业部农药登记审批专用章"。

第五条　标签和说明书的内容应当真实、规范、准确，其文字、符号、图案应当易于辨认和阅读，不得擅自以粘贴、剪切、涂改等方式进行修改或者补充。

第六条　标签和说明书应当使用国家公布的规范化汉字，可以同时使用汉语拼音或其他文字。其他文字表述的含义应当与汉字一致。

第二章　标注内容

第七条　标签应当注明农药名称、有效成分及含量、剂型、农药登记证号或农药临时登记证号、农药生产许可证号或者农药生产批准文件号、产品标准号、企业名称及联系方式、生产日期、产品批号、有效期、重量、产品性能、用途、使用技术和使用方法、毒性及标识、注意事项、中毒急救措施、储存和运输方法、农药类别、象形图及其他经农业部核准要求标注的内容。

产品附具说明书的，说明书应当标注前款规定的全部内容；标签至少应当标注农药名称、剂型、农药登记证号或农药临时登记证号、农药生产许可证号或者农药生产批准文件号、产品标准号、重量、生产日期、产品批号、有效期、企业名称及联系方式、毒性及标识，并注明"详见说明书"字样。

杀鼠剂产品标签还应当印有或贴有规定的杀鼠剂图案和防伪标识。

分装的农药产品，其标签应当与生产企业所使用的标签一致，并同时标注分装企业名称及联系方式、分装登记证号、分装农药的生产许可证号或者农药生产批准文件号、分装日期，有效期自生产日期起计算。

第八条　农药名称应当使用通用名称或简化通用名称，直接使用的卫生农药以功能描述词语和剂型作为产品名称。农药名称命名规范和名录另行规定。

对尚未列入名录的农药制剂，申请者应当按照农药名称命名规范向农业部提出农药名称的建议，经农业部核准后方可使用。

第九条　进口农药产品直接销售的，可以不标注农药生产许可证号或者农药生产批准文件号、产品标准号。

第十条　企业名称是指生产企业的名称，联系方式包括地址、邮政编码、联系电话等。

进口农药产品应当用中文注明原产国（或地区）名称、生产者名称以及在我国办事机构或代理机构的名称、地址、邮政编码、联系电话等。

除本办法规定的机构名称外，标签不得标注其他任何机构的名称。

第十一条　生产日期应当按照年、月、日的顺序标注，年份用四位数字表示，月、日分别用两位数字表示。

第十二条　有效期以产品质量保证期限、有效日期或失效日期表示。

第十三条　重量应当使用国家法定计量单位表示。液体农药产品也可以体积表示；特殊农药产品，可根据其特性以适当方式表示。

第十四条　产品性能主要包括产品的基本性质、主要功能、作用特点等，对农药产品性能的描述不得与农药登记核准的使用范围和防治对象不符。

第十五条　用途、使用技术和使用方法主要包括适用作物或使用范围、防治对象以及施用时期、剂量、次数和方法等。

用于大田作物时，使用剂量采用每公顷使用该产品的制剂量表示，并以括号注明亩用制剂量或稀释倍数。用于树木等作物时，使用剂量采用总有效成分量的浓度值表示，并以括号注明制剂稀释倍数；种子处理剂的使用剂量采用农药与种子质量比表示。特殊用途的农药，使用剂量的表述应与农药登记批准的内容一致。

第十六条　毒性分为剧毒、高毒、中等毒、低毒、微毒五个级别，分别用"◈"标识和"剧毒"字样、"◈"标识和"高毒"字样、"◈"标识和"中等毒"字样、

"◆◇◆" 标识、"微毒"字样标注。标识应当为黑色，描述文字应当为红色。

由剧毒、高毒农药原药加工的制剂产品，其毒性级别与原药的最高毒性级别不一致时，应当同时以括号标明其所使用的原药的最高毒性级别。

第十七条 注意事项应当标注以下内容：

（一）大田用农药

1. 产品使用需要明确安全间隔期的，应当标注使用安全间隔期及农作物每个生产周期的最多施用次数；

2. 对后茬作物生产有影响的，应当标注其影响以及后茬仅能种植的作物或后茬不能种植的作物、间隔时间；

3. 对农作物容易产生药害，或者对病虫容易产生抗性的，应当标明主要原因和预防方法；

4. 对有益生物（如蜜蜂、鸟、蚕、蚯蚓、天敌及鱼、水蚤等水生生物）和环境容易产生不利影响的，应当明确说明，并标注使用时的预防措施、施用器械的清洗要求、残剩药剂和废旧包装物的处理方法；

5. 已知与其他农药等物质不能混合使用的，应当标明；

6. 开启包装物时容易出现药剂撒漏或人身伤害的，应当标明正确的开启方法；

7. 施用时应当采取的安全防护措施；

8. 该农药国家规定的禁止使用的作物或范围等。

（二）卫生用农药

对人畜、环境容易产生危害的，应当说明并标注预防措施。

第十八条 中毒急救措施应当包括中毒症状及误食、吸入、眼睛溅入、皮肤沾附农药后的急救和治疗措施等内容。

有专用解毒剂的，应当标明，并标注医疗建议。

具备条件的，可以标明中毒急救咨询电话。

第十九条 储存和运输方法应当包括储存时的光照、温度、湿度、通风等环境条件要求及装卸、运输时的注意事项，并醒目标明"远离儿童"、"不能与食品、饮料、粮食、饲料等混合储存"等警示内容。

第二十条 农药类别应当采用相应的文字和特征颜色标志带表示。

不同类别的农药采用在标签底部加一条与底边平行的、不褪色的特征颜色标志带表示。

除草剂用"除草剂"字样和绿色带表示；杀虫（螨、软体动物）剂用"杀虫剂"或"杀螨剂"、"杀软体动物剂"字样和红色带表示；杀菌（线虫）剂用"杀菌剂"或"杀线虫剂"字样和黑色带表示；植物生长调节剂用"植物生长调节剂"字样和深黄色带表示；杀鼠剂用"杀鼠剂"字样和蓝色带表示；杀虫/杀菌剂用"杀虫/杀菌剂"字样、红色和黑色带表示。农药种类的描述文字应当镶嵌在标志带上，颜色与其形成明显反差。

第二十一条 象形图应当根据产品安全使用措施的需要选择，但不得代替标签中必要的文字说明。

象形图应当根据产品实际使用的操作要求和顺序排列，包括储存象形图、操作象形图、忠告象形图、警告象形图。象形图应当用黑白两种颜色印刷，一般位于标签底部，其尺寸应当与标签的尺寸相协调。

第二十二条 原药产品标签可以不标注使用技术和使用方法。

第二十三条 直接使用的卫生用农药可以不标注特征颜色标志带和象形图。

第二十四条 标签不得标注任何带有宣传、广告色彩的文字、符号、图案，不得标注企业获奖和荣誉称号。法律、法规或规章另有规定的，从其规定。

第三章 制作、使用和管理

第二十五条 剧毒、高毒农药产品，不得使用与医药产品（如口服液）相似的包装，其他农药产品使用与医药产品相似包装的，标签应当标注明显的警示内容或象形图。

第二十六条 标签上汉字的字体高度不得小于 1.8 毫米，毒性标识应当醒目。

第二十七条 农药名称应当显著、突出，字体、字号、颜色应当一致，并符合以下要求：

（一）对于横版标签，应当在标签上部三分之一范围内中间位置显著标出；对于竖版标签，应当在标签右部三分之一范围内中间位置显著标出；

（二）不得使用草书、篆书等不易识别的字体，不得使用斜体、中空、阴影等形式对字体进行修饰；

（三）字体颜色应当与背景颜色形成强烈反差；

（四）除因包装尺寸的限制无法同行书写外，不得分行书写。

第二十八条 有效成分含量和剂型应当醒目标注在农药名称的正下方（横版标签）或正左方（竖版标签）相邻位置（直接使用的卫生用农药可以不再标注剂型名称），字体高度不得小于农药名称的二分之一。

混配制剂应当标注总有效成分含量以及各种有效成分的通用名称和含量。各有效成分的通用名称及含量应当醒目标注在农药名称的正下方（横版标签）或正左方（竖版标签），字体、字号、颜色应当一致，字体高度不得小于农药名称的二分之一。

第二十九条 标签使用商标或本规定允许使用的企业获奖和荣誉称号的，应当标注在标签的边或角；含

文字的，其单字面积不得大于农药名称的单字面积。

第三十条 标签和说明书上不得出现未经登记的使用范围和防治对象的图案、符号、文字。

第三十一条 经核准的标签和说明书，农药生产、经营者不得擅自改变标注内容。需要对标签和说明书进行修改的，应当报农业部重新核准。

农业部根据农药产品使用中出现的安全性和有效性问题，可以要求农药生产企业修改标签和说明书，并重新核准。

第三十二条 申请变更标签或说明书内容的，应当书面说明变更理由，并提交修改后的标签和说明书样张。农业部在 20 个工作日内完成审查，审查通过的予以核准公布。

申请者在领取重新核准的标签和说明书样张时，应当交回原标签和说明书样张。

第三十三条 标签和说明书重新核准三个月后，农药生产企业不得继续使用原标签和说明书。

第三十四条 违反本办法的，按照《农药管理条例》有关规定处罚。

第四章 附 则

第三十五条 本办法自 2008 年 1 月 8 日起施行。已登记的标签或说明书与本办法不符的，应当向农业部申请重新核准。自 2008 年 7 月 1 日起，农药生产企业生产的农药产品一律不得使用不符合本办法规定的标签和说明书。

农业部等十部委关于打击违法制售禁限用高毒农药规范农药使用行为的通知

农农发〔2010〕2号

农业部　最高人民法院　最高人民检察院
工业和信息化部　公安部　监察部　交通运输部
国家工商行政管理总局　国家质量监督检验检疫总局　中华全国供销合作总社
关于打击违法制售禁限用高毒农药 规范农药使用行为的通知

各省、自治区、直辖市、计划单列市及新疆生产建设兵团农业（农牧）、农垦厅（局、委、办），人民法院，人民检察院，工业和信息化主管部门，公安厅（局），监察厅（局），交通运输厅（局），工商行政管理局，质量技术监督局，供销合作社，邮政管理局：

农药是重要的农业生产资料，关系到农业生产安全和农产品质量安全。近年来，各地区各部门采取了有力措施，坚决打击制售假劣农药违法犯罪行为，教育农民科学安全使用农药，农药监管工作取得了明显成效。但一些地区农药市场秩序混乱和非法制售禁限用高毒农药的问题仍未彻底解决，给农产品质量安全带来严重隐患。各地区各部门要立即行动，切实加强农药监管，整顿和规范农药市场秩序，严厉打击违法制售禁限用高毒农药行为。现就有关事项通知如下：

一、着力强化农药安全使用指导

各地农业部门要重点加强对蔬菜、水果等鲜食农产品生产企业、农民专业合作社的技术指导，特别是进一步督促其健全和完善农产品生产记录，对生产的农产品进行自检或委托检验，防止不合格农产品上市。要充分利用基层农技推广体系和科技入户工程，大力宣传国家有关法律法规和禁限用农药危害，加大对农民合理使用农药的培训力度，根据农业生产的季节特点，指导农民科学、合理使用农药。要综合运用农业防治、物理防治、生态控制和化学防治等防控措施，大力推广绿色防控和高效、安全施药技术，推进农药"统购、统供、统配和统施"服务，防止滥用、乱用、误用农药，严格执行安全间隔期制度。

二、严格规范农药经营流通行为

各地有关部门要按照职责分工加强农药经营流通行为的监管。加强对农药经营单位所销售产品的生产许可（生产批准证书）和登记真实性、标签合法性的核查；蔬菜、水果等鲜食农产品主产区要特别重视禁限用高毒农药的监管。要加强对农药运输的监管，对国家明令禁止生产、使用的高毒农药不得运输，对合法生产、使用的高毒农药要按照危险货物运输的有关规定执行。邮政管理部门要加强对寄递服务企业的监管，督促企业严格执行《禁寄物品指导目录及处理办法》的有关规定，不得违规收寄农药产品。供销合作社农资企业和邮政企业要严格落实农药经营管理规定，把好农药进货关，推进农药连锁经营和统一采购。工商部门要加强农药经营索证索票制度监督力度。农业、工商部门要加强对农药广告的审查和监管，依法查处虚假违法农药广告。

三、组织开展高毒农药生产企业清理工作

各地工信部门要会同农业等部门对高毒农药生产企业进行清查，重点核查各企业是否具备农药生产定点资质和农药生产条件，所生产的产品是否取得农药登记证、生产许可证或农药生产批准文件，农药产品是否含有禁用成分。对不符合法定条件的，立即责令停止生产，并报请国务院有关部门按照各自职责撤销相应农药生产定点资质、生产许可证、生产批准文件、农药登记证等许可证。生产高毒农药的企业要建立健全高毒农药原料采购以及生产销售台账，掌握高毒农药生产数量和销售流向。

四、切实加强农药产品质量监管

各地有关部门要按照2010年农资打假方案的要求，加强对农药产品质量的监管。要加强对农药生产环节产品质量的监督抽查，重点抽查高毒农药生产企业，强化生产企业质量安全意识，对产品质量不符合要求、多次检查不合格的，列为重点监控对象，实施动态跟踪。要严厉查处侵犯他人注册商标专用权，假冒知名农药特有的名称、包装、装潢或使用与之近似的名称、包装、装潢的行为，及时受理消费者的申诉举报。要加大农药产品质量监督抽查力度，加强农药标签检查。对被抽查产品，要重点检测其中是否含有禁用或限用高毒农药成分。对检查中发现的违法产品，要依照有关规定收缴和销毁，对违规生产经营单位要严肃处理。

五、严厉打击违法生产经营行为

各地要集中力量查处制售假劣农药的重大恶性案件，特别要加大对农药生产"黑窝点"的打击力度，及时曝光查处的典型案例，涉嫌犯罪的要依法及时移交司法机关，坚决杜绝"以罚代刑"。行政执法机关在案件查处过程中，要主动向公安、检察机关通报情况，在移送涉嫌犯罪案件时，要接受监察、检察机关的监督。对于线索明显、事实清楚的

重大案件，公安机关要提前介入。检察机关、法院要加大对制售假劣和禁用农药违法犯罪行为的打击力度，特别是对重大恶性案件，要依法从严处理。各级司法机关要注重针对此类犯罪现象的调研，加强法律适用问题的研究，以保证准确、有效地打击犯罪。要坚持属地管理原则，建立责任追究制度，对监管不力的地方，要追究失职渎职的单位和个人的责任，对涉嫌犯罪的，要移送司法机关追究刑事责任。国务院有关部门将组成联合督导检查组，选择重点地区进行督导检查。

各地方各部门要加强工作的协调与配合，及时沟通相关信息，形成工作合力，提升整体监管效能。对跨地区、跨部门的重大案件，要联合行动，重拳出击，确保案件查办到位。要落实农药监管所需工作经费，整合各种项目资源，加强农药产品质量和农药残留检验检测能力建设。要进一步加大对高毒农药禁限用管理规定的宣传力度，增强农药生产、经营、使用者自觉守法意识，及时宣传整治工作成效，为整治工作营造良好的社会舆论氛围。

附件：
1. 禁止生产、销售和使用的农药名单
2. 在蔬菜、果树、茶叶、中草药材等作物上限制使用的农药名单

二〇一〇年四月十五日

禁止生产、销售和使用的农药名单（23 种）

六六六，滴滴涕，毒杀芬，二溴氯丙烷，杀虫脒，二溴乙烷，除草醚，艾氏剂，狄氏剂，汞制剂，砷类，铅类，敌枯双，氟乙酰胺，甘氟，毒鼠强，氟乙酸钠，毒鼠硅，甲胺磷，甲基对硫磷，对硫磷，久效磷，磷胺。

在蔬菜、果树、茶叶、中草药材等作物上限制使用的农药名单（19种）

　　禁止甲拌磷，甲基异柳磷，特丁硫磷，甲基硫环磷，治螟磷，内吸磷，克百威，涕灭威，灭线磷，硫环磷，蝇毒磷，地虫硫磷，氯唑磷，苯线磷在蔬菜、果树、茶叶、中草药材上使用。禁止氧乐果在甘蓝上使用。禁止三氯杀螨醇和氰戊菊酯在茶树上使用。禁止丁酰肼（比久）在花生上使用。禁止特丁硫磷在甘蔗上使用。除卫生用、玉米等部分旱田种子包衣剂外，禁止氟虫腈在其他方面的使用。

　　任何农药产品都应按照农药登记批准的使用范围使用，禁止超范围使用。

农 业 部
工 业 和 信 息 化 部
环 境 保 护 部 公 告
国家工商行政管理总局
国家质量监督检验检疫总局
第 1586 号

　　为保障农产品质量安全、人畜安全和环境安全，经国务院批准，决定对高毒农药采取进一步禁限用管理措施。现将有关事项公告如下：

　　一、自本公告发布之日起，停止受理苯线磷、地虫硫磷、甲基硫环磷、磷化钙、磷化镁、磷化锌、硫线磷、蝇毒磷、治螟磷、特丁硫磷、杀扑磷、甲拌磷、甲基异柳磷、克百威、灭多威、灭线磷、涕灭威、磷化铝、氧乐果、水胺硫磷、溴甲烷、硫丹等 22 种农药新增田间试验申请、登记申请及生产许可申请；停止批准含有上述农药的新增登记证和农药生产许可证（生产批准文件）。

　　二、自本公告发布之日起，撤销氧乐果、水胺硫磷在柑橘树，灭多威在柑橘树、苹果树、茶树、十字花科蔬菜，硫线磷在柑橘树、黄瓜，硫丹在苹果树、茶树，溴甲烷在草莓、黄瓜上的登记。本公告发布前已生产产品的标签可以不再更改，但不得继续在已撤销登记的作物上使用。

　　三、自 2011 年 10 月 31 日起，撤销（撤回）苯线磷、地虫硫磷、甲基硫环磷、磷化钙、磷化镁、磷化锌、硫线磷、蝇毒磷、治螟磷、特丁硫磷等 10 种农药的登记证、生产许可证（生产批准文件），停止生产；自 2013 年 10 月 31 日起，停止销售和使用。

二〇一一年六月十五日

参 考 文 献

[1] 北京农业大学．农业植物病理学［M］．北京：农业出版社，1982.

[2] 陈啸寅，马成云．植物保护［M］．北京：中国农业出版社，2008.

[3] 董风林，郭志乾，马桂艳．固原市马铃薯病虫害发生特点及综合防治对策［J］．中国马铃薯，2007（4）：238-239.

[4] 方中达．植病研究方法［M］．第3版．北京：中国农业出版社，1998.

[5] 管致和．植物保护概论．北京：中国农业大学出版社，1995.

[6] 黄秀莉．微生物学实验指导．北京：高等教育出版社，2002.

[7] 李清西，钱学聪．植物保护．北京：中国农业出版社，2002.

[8] 李涛，张圣喜．植物保护技术．北京：化学工业出版社，2009.

[9] 林茂松，文玲，方中达．马铃薯腐烂线虫与甘薯茎线虫病［J］．江苏农业学报，1999，15（3）：186-190.

[10] 农业部种植业管理司，农业部农药检定所．农药科学选购和合理使用．2008.

[11] 全国农业技术推广服务中心．马铃薯病虫防治分册．北京：中国农业出版社，2010.

[12] 全国农业技术推广服务中心．植物检疫性有害生物图鉴［M］．北京：中国农业出版社，2001.

[13] 曲广林，李仕贵，徐正君等．立枯丝核菌（水稻纹枯病菌）G蛋白亚基基因的克隆与特性分析［J］．菌物学报，2008，27（5）：718-726.

[14] 商鸿生，王凤葵．马铃薯病虫害防治．北京：金盾出版社，2001.

[15] 孙彦萍．榆中县马铃薯病虫害发生现状及综合防治措施探讨［J］．甘肃科技，2008，24（5）：141-145.

[16] 王俊峰．马铃薯病虫害的防治与检疫［J］．科技资讯，2008（26）：134.

[17] 仵均祥．农业昆虫学（北方本）．北京：中国农业出版社，2002.

[18] 伍恩宇，夏海波，于金凤．茄科蔬菜立枯丝核菌的融合群鉴定［J］．植物病理学报，2008，38（4）：429-432.

[19] 西北农业大学．农业昆虫学．北京：中国农业出版社，1995.

[20] 新疆农业科学院植物保护研究所．马铃薯甲虫的识别与防控．农业部公益性行业专项马铃薯甲虫持续防控技术示范项目组.

[21] 宗光锋，康振生．植物病理学原理．北京：中国农业出版社，2002.

[22] 张孝羲．昆虫生态及预测预报．北京：中国农业出版社，2002.

[23] 张焰．马铃薯病虫害防治技术［J］．河南农业，2009，（11）.

[24] 张楷正．立枯丝核菌拮抗菌的分离鉴定及其生理特性研究［J］．北方园艺，2010（21）：39-41.

［25］郑建秋. 现代蔬菜病虫鉴别与防治手册［M］. 北京：中国农业出版社，2005.

［26］周启红. 马铃薯常见三种病防治方法［J］. 宜宾科技，2009（2）：24-25.

［27］中国科学研究院植物保护研究所. 中国农作物病虫害（上册）［M］. 第二版. 北京：中国农业出版社，1995.

［28］朱玉斌，何建国，王玲. 原州区马铃薯重茬种植与病虫害发生情况分析［J］. 甘肃科技，2009，25（2）：155-156.

［29］张文解，王成刚. 马铃薯病虫害诊断与防治. 兰州：甘肃科学技术出版社，2010.

［30］Goodey JB. The influence of the host on the dimensions of the plant parasitic nematode, Dity lenchus destructor. A nn App l Bio l, 1952b, 39：468-474.

［31］Sturhan D, Brzesk iMW. Stem and bulb nematodes. Dity lenchus destructor spp. In：W illiam R, N ickle, Marcel Dekker（eds）. M anual of A griculturalN ematology, 1991：423-464.

［32］Thorne G. Dity lenchus destructorn. sp, the potato rot nematode, and Dity lenchus dip saci（Kuhn, 1857）Filip jev, 1936, the teasalnematode（Nematode：Tylench idae）. Proc Helm in Soc, 1945, 12(2)：27-33.

［33］Wu L Y. Morphology of Dity lenchus destructor Thorne, 1945（Nematode：Tylench idae）from a pure culture, with specialreference to reproductive system and esophagel gland. Can J Zoo l, 1958, 36（4）：569-576.

［34］Wu L Y. Comparative study of Dity lenchus destructor Thorne, 1945（N ematode：Tylench idae）from potato, bulbus iris and dahlia, with a discussion of deMan's Ratio. Can J Zoo l, 1960, 38(6)：1175-1187.

科普图片网 http：//www. cdstm. cn.

农业知识网 http：//nyzsw. blog. bandao. cn.

中国农业有害生物信息系统 http：//www. agripests. cn/index. asp.

中国植保质检网 http：//www. ppq. gov. cn.